临床儿科诊治

冯　萍　等◎主编

辽宁科学技术出版社
沈　阳

图书在版编目（CIP）数据

临床儿科诊治 / 冯萍等主编. —沈阳：辽宁科学技术出版社，2022.6

ISBN 978-7-5591-2539-2

Ⅰ. ①临… Ⅱ. ①冯… Ⅲ. ①小儿疾病-诊疗 Ⅳ. ①R72

中国版本图书馆CIP数据核字（2022）第084999号

出版发行：辽宁科学技术出版社

（地址：沈阳市和平区十一纬路25号 邮编：110003）

印 刷 者：辽宁鼎籍数码科技有限公司

经 销 者：各地新华书店

幅面尺寸：185 mm × 260 mm

印　　张：14.5

字　　数：337千字

出版时间：2022年6月第1版

印刷时间：2022年6月第1次印刷

责任编辑：郑红

封面设计：李娜

责任校对：王玉宝

书　　号：ISBN 978-7-5591-2539-2

定　　价：120.00元

联系电话：024-23284526

邮购热线：024-23284502

http://www.lnkj.com.cn

《临床儿科诊治》编委会

主　编

冯　萍　张玉军　卢和军

权佳乐　庞　冲　何　燕

副主编

毛庆花　侯　蔷

顾红星　罗铃株

编　委

金　妍

前　言

医学是一门不断发展变化的科学，新的研究和临床经验在拓展我们知识的同时，疾病的诊断与治疗发展也随之改善。近年来，随着医学的发展，儿科疾病的诊断与治疗技术也有了突飞猛进的进步。为了满足儿科临床医生对儿科疾病新理论和新技术的渴求及临床实际工作的需要，本着实用可行的原则，在内容上突出临床诊断与治疗，在参阅近年来大量国内外文献和资料的基础上，结合实际工作经验，编写了此书。

本书主要介绍常见儿科疾病，如新生儿，小儿呼吸、消化、循环、血液、泌尿等疾病展开讨论，着重介绍了临床常见病、多发病的病因、临床表现、诊断及其具体治疗措施。并根据医师临床经验，提出新治疗的观念，具有思维清晰、内容丰富新颖、逻辑性、实用性强等特点，适用于儿科医师及相关从业人员学习使用。

由于临床诊疗复杂性的特点，再加上我们的编写经验和水平有限，书中难免存在不足之处，敬请专家和读者批评指正。

编　者

目　　录

第一章　新生儿疾病 …… (1)
第一节　新生儿呼吸暂停 …… (1)
第二节　新生儿黄疸 …… (6)
第三节　新生儿窒息 …… (12)
第四节　新生儿溶血症 …… (19)
第五节　新生儿呼吸窘迫综合征 …… (23)
第六节　新生儿胎粪吸入综合征 …… (29)
第七节　新生儿败血症 …… (33)
第二章　小儿呼吸系统疾病 …… (39)
第一节　支气管肺炎 …… (39)
第二节　腺病毒肺炎 …… (43)
第三节　金黄色葡萄球菌肺炎 …… (44)
第四节　沙眼衣原体肺炎 …… (45)
第五节　肺炎衣原体肺炎 …… (48)
第六节　鹦鹉热衣原体肺炎 …… (51)
第七节　支原体肺炎 …… (54)
第八节　支气管哮喘 …… (58)
第九节　支气管扩张症 …… (63)
第十节　急性上呼吸道感染 …… (66)
第十一节　急性支气管炎 …… (69)
第三章　小儿消化系统疾病 …… (72)
第一节　胃食管反流病 …… (72)
第二节　消化性溃疡 …… (75)
第三节　小儿胃炎 …… (78)
第四节　肠套叠 …… (80)
第五节　婴幼儿腹泻病 …… (83)
第四章　小儿循环系统疾病 …… (89)
第一节　扩张型心肌病 …… (89)
第二节　肥厚型心肌病 …… (93)

第三节　限制型心肌病 …………………………………………………………（96）
第四节　动脉导管未闭 …………………………………………………………（98）
第五节　室间隔缺损……………………………………………………………（103）
第六节　法洛四联征……………………………………………………………（107）
第七节　完全性大动脉转位……………………………………………………（112）
第八节　感染性心内膜炎………………………………………………………（115）
第九节　急性心包炎……………………………………………………………（121）
第十节　小儿高血压……………………………………………………………（123）

第五章　小儿血液系统疾病 …………………………………………………（131）
第一节　营养性缺铁性贫血……………………………………………………（131）
第二节　营养性巨幼细胞性贫血………………………………………………（135）
第三节　急性溶血性贫血………………………………………………………（138）
第四节　骨髓增生异常综合征…………………………………………………（144）
第五节　血友病…………………………………………………………………（147）
第六节　急性白血病……………………………………………………………（152）

第六章　小儿内分泌系统疾病 ………………………………………………（159）
第一节　生长激素缺乏症………………………………………………………（159）
第二节　中枢性尿崩症…………………………………………………………（162）
第三节　儿童糖尿病……………………………………………………………（164）
第四节　性早熟…………………………………………………………………（168）
第五节　小儿肥胖症……………………………………………………………（174）

第七章　小儿泌尿系统疾病 …………………………………………………（180）
第一节　急性肾小球肾炎………………………………………………………（180）
第二节　IgA 肾病 ………………………………………………………………（184）
第三节　过敏性紫癜性肾炎……………………………………………………（185）
第四节　远端肾小管酸中毒（Ⅰ型） …………………………………………（188）
第五节　近端肾小管酸中毒（Ⅱ型） …………………………………………（192）
第六节　范可尼综合征…………………………………………………………（195）
第七节　Bartter 综合征 ………………………………………………………（197）
第八节　胱氨酸病………………………………………………………………（201）
第九节　胱氨酸尿症……………………………………………………………（203）
第十节　眼一脑一肾综合征……………………………………………………（206）
第十一节　低磷血症性抗维生素 D 佝偻病 …………………………………（208）
第十二节　特发性高钙尿症……………………………………………………（210）
第十三节　肾小管间质性肾炎…………………………………………………（212）
第十四节　原发性肾病综合征…………………………………………………（215）

第十五节　泌尿系统感染……………………………………………………………………………… (218)
参考文献 ………………………………………………………………………………………… (222)

第一章　新生儿疾病

第一节　新生儿呼吸暂停

早产儿呼吸暂停为呼吸停止 20s 以上伴心动过缓（心率＜100 次/分）及发绀。心动过缓及发绀常在呼吸停止 20s 后出现，当呼吸停止 30～40s 后出现苍白、肌张力低下，此时婴儿对刺激反应可消失。胎龄越小呼吸暂停的发作越多，发作持续时间并不一致，但到达 37 周时即停止发作，严重反复发作的呼吸暂停如处理不当可因脑缺氧损害造成脑室周围白质软化及耳蜗背侧神经核受损导致脑性瘫痪及高频性耳聋，故呼吸暂停必须及时发现迅速纠正。

一、病因及病理生理

早产儿呼吸暂停可分为特发性及继发性两类。

（一）特发性呼吸暂停

指无任何原发疾病而发生的呼吸暂停，发病机制可能与下列因素有关。

1. 与脑干神经元的功能有关

早产儿脑干神经细胞间树状突少，神经元细胞间突触少，呼吸控制不稳定，当神经元传入冲动少时，呼吸中枢传出冲动亦少，即引起呼吸暂停，胎龄越小，中枢越不成熟，脑干听觉诱发反应示传导时间延长，随着胎龄增加传导时间缩短，呼吸暂停发作亦随之减少。

2. 与胎龄大小及对 CO_2 的敏感性有关

胎龄越小中枢越不成熟，对 CO_2 升高的反应敏感性低，尤其低氧时化学感受器对 CO_2 的刺激反应更低易使呼吸抑制。

3. 与快速眼动相睡眠期有关

早产儿快速眼动相睡眠期占优势，此期内呼吸不规则，肋骨下陷，肋间肌抑制，潮气量降低，肺容量降低 30%，PaO_2 下降后呼吸功增加，早产儿膈肌的氧化纤维数量少易疲劳而产生呼吸暂停。

4. 与上气道呼吸肌张力有关

上气道呼吸肌，如颏舌肌，能起着吸气时保持咽部开放的作用，早产儿颏舌肌张力低下，快速眼动相期常可引起梗阻性呼吸暂停发作。

5. 与神经递质有关

早产儿神经递质儿茶酚胺量低，致使化学感受器敏感性差，易造成低通气及呼吸暂停。

（二）继发性呼吸暂停

1. 低氧血症

早产儿肺透明膜病当肺广泛萎陷时，动脉导管开放左向右分流肺血流增加肺顺应性降低时，感染性肺炎时的低氧血症均可导致呼吸暂停发作，当上述疾病出现呼吸暂停发作时常为疾病恶化的象征。

2. 中枢疾病

早产儿易发生脑室及脑室周围出血，严重时可发生呼吸暂停。严重的中枢缺氧性损害及中枢感染时均易导致呼吸暂停发作。

3. 异常高反射

由于贲门、食管反流或其他因素所致的咽部分泌物积聚，通过喉上神经可反射性抑制呼吸，吮奶时奶汁刺激迷走神经，＜32 周龄者吞咽常不协调及放置胃管刺激咽部时均可引起呼吸暂停。

4. 早产儿贫血

医源性失血，超过总血容量的10%时，因中枢灌注压降低可引起呼吸暂停发作，早产儿晚期贫血亦可导致严重呼吸暂停发作。

5. 感染

如败血症时。

6. 代谢紊乱

早产儿易倾向发生低血糖、低血钙、代谢性酸中毒等均易导致呼吸暂停发作。

7. 环境温度

相对高的控制环境温度可诱发呼吸暂停发作。

8. 体位不当

颈部过度屈曲或延伸时因上气道梗阻可引起呼吸暂停。

9. 药物抑制

镇静剂用量太大，速度太快时可引起呼吸暂停。

继发于上述病因呼吸暂停发作时又分三种类型：第一类称中枢性呼吸暂停，发作时无吸气动作。第二类为梗阻性呼吸暂停，发作时有呼吸动作但因气道阻塞无气流进入。第三类为混合性呼吸暂停，先为气流阻塞性呼吸暂停继之发生中枢性呼吸暂停。

二、临床表现

新生儿呼吸道气流停止≥20s，伴或不伴心率减慢或＜15s，伴有心率减慢。生后 24h 内发生呼吸暂停的患儿往往可能存在败血症；生后 3 天至 1 周内出现呼吸暂停的早产儿，排除其他疾病后方可考虑为原发性；出生 1 周后发生呼吸暂停的早产儿应寻找病因，排除症状性。所有足月儿发生呼吸暂停均为症状性。

三、辅助检查

（一）血常规

血细胞压积和血培养可以识别贫血、败血症。血生化检查可排除电解质紊乱和代谢紊乱。

（二）影像检查

1. X 线检查

胸部 X 线能发现肺部疾病如肺炎、肺透明膜病等，并对先天性心脏病诊断有一定帮助。腹部摄片可排除坏死性小肠结肠炎。

2. 头颅CT

有助于诊断新生儿颅内出血和中枢神经系统疾患。

3. 超声检查

头颅超声检查可排除脑室内出血。心超声检查有助于先心病诊断。

（三）多导睡眠描记

通过监护脑电图和肌肉运动，不但能区别不同类型的呼吸暂停，而且能指出呼吸暂停与睡眠时相的关系，有助于对呼吸暂停病因的诊断。

四、诊断与鉴别诊断

（一）诊断

根据上述定义即可诊断。

早产儿特发性呼吸暂停往往在生后第2～6天发生，生后第一天或一周后出现呼吸暂停发作者常有原因可以找到，在做出早产儿特发性呼吸暂停诊断时必须排除可能存在的继发因素，应从病史、体检着手考虑，出生第一天发生呼吸暂停常示肺炎、败血症或中枢缺氧缺血性损害；根据不同情况考虑行动脉血气、血糖、血钙、血电解质、血细胞比容、胸片、血培养及头颅B超检查以明确病因诊断。

（二）鉴别诊断

新生儿呼吸暂停需要和周期性呼吸相鉴别，周期性呼吸暂停的时间为5～10秒，发作时一般没有青紫，周期性呼吸不伴有心率减慢，不伴有低氧血症和酸中毒等表现。

新生儿呼吸暂停需要和睡眠呼吸暂停综合征相鉴别，睡眠呼吸暂停综合征主要表现为睡眠打鼾、张口呼吸、频繁呼吸停止睡不解乏、白天困倦、嗜睡夜间睡眠心绞痛、心律紊乱睡眠后血压升高、头痛夜间睡眠遗尿、夜尿增多。

本病还须与大片肺不张自发性气胸、上呼吸气道阻塞、急性肺栓塞和心源性肺水肿相鉴别。通过询问病史、体检和胸部X线检查等可作出鉴别。

五、治疗

早产儿频繁发作的呼吸暂停（指每小时发作2～3次以上者）当无继发因素可查得时可按下列步骤进行治疗。

（一）增加传入神经冲动，防止触发因素

1. 给予刺激增加传入冲动

发作时可先用物理刺激如弹拍足底，摇动肩胸部等，并可置振荡水袋于患儿背部，定时加以振荡刺激（给予前庭及本体感受刺激）以减少呼吸暂停发作。

2. 防止触发因素

置于低限的中性环境温度中，保持皮肤温度于36.2℃可减少发作，避免寒冷刺激面部，面罩或头罩吸氧均需加温湿化，避免咽喉部用力吸引，摆好头位勿屈颈及过度延伸头颈部，以免引起气道梗阻。

（二）给氧

反复发作有低氧倾向者在监测PaO_2情况下（可用经皮测氧分压、脉搏血氧饱和度仪及血气）可给低浓度氧，一般吸入氧浓度不超过25%，将PaO_2保持在6.65～9.31kPa。

SpO_2保持在85%～95%之间，轻度低氧引起呼吸暂停发作者给氧可减少呼吸功及（或）可减少中枢因低氧所致的抑制反应。

（三）俯卧位

可改善肺的通气功能，可减少呼吸暂停发作。

（四）皮囊加压手控通气

上述治疗无效，发作严重时需以面罩皮囊加压手控通气，使呼吸立刻恢复，并可同时加用药物治疗。

（五）药物治疗

可用甲基黄嘌呤类药物（茶碱、氨茶碱、咖啡因）。

（1）茶碱或氨茶碱（含茶碱量85%）：国内常用氨茶碱，可静脉注射或口服，剂量随妊娠周龄、生后年龄而异，推荐负荷量为4～6mg/kg，隔6～8h后用维持量每次1.4～2mg/kg，作用机制包括：①增加延髓化学感受器对CO_2的敏感性，使呼吸规则，潮气量增加。②抑制磷酸二酯酶，增加环磷酸腺苷水平，作用于多种神经介质。③增加呼吸的驱动作用。④增加膈肌收缩减少膈肌疲劳。⑤增加儿茶酚胺的作用，从而增加心脏搏出，改善组织氧合。应用茶碱或氨茶碱时如条件许可应行血浓度监测，血清浓度应保持在6～12μg/mL间，峰浓度应在用维持量3剂后测定，静脉给药者在给药后0.5～1h采血测定，口服者在用药后2h测定，药物平均半衰期为30h，生后3～4周后半衰期可缩短至20h。茶碱在体内的代谢可受某些同时应用的药物影响，并与体内某些脏器的功能有关，如红霉素可使茶碱在体内的代谢率减慢，充血性心力衰竭、严重肝脏疾病时代谢率亦可减慢，如有上述情况可延长给药间隔时间，茶碱的毒性与血浆浓度有关，新生儿期当血浓度为20μg/mL时可发生心动过速（心率可大于180次/分），继之出现激惹、不安及胃肠道症状如呕吐、腹胀及（或）喂养不耐受等；当与洋地黄类药物一起应用时可出现心动过缓，血浓度如大于50μg/mL时可出现抽搐，茶碱又可增加肾小球滤过率引起利尿、利钠，在应用过程中因对糖皮质激素及儿茶酚胺的刺激会导致高血糖及游离脂肪酸增加，茶碱亦可使脑血管收缩，增加脑血管阻力，减少脑血流，但对中枢功能的影响不大。

（2）咖啡因：常用枸橼酸咖啡因（10mg枸橼酸咖啡因中含咖啡因基质5mg），此药对中枢刺激作用较茶碱强，但不良反应较茶碱弱。治疗量与中毒量间的范围较大，较为安全。负荷量为枸橼酸咖啡因20mg/kg，口服或静脉注射，负荷量应用24h后用维持量5～10mg/kg，一日一次（或可分为一日二次），口服能完全吸收。作用机制与茶碱同，能增加中枢对呼吸的驱动作用及增加对CO_2的敏感性，有条件时应做血浓度监测，将浓度维持在10～20μg/mL，血液平均半衰期为100h，毒性小无心血管、胃肠道不良反应，降低药物代谢的因素与茶碱相同。血浓度大于50μg/mL时有激惹不安，静脉给药时亦可产生高血糖及游离脂肪酸增加。

（六）持续气道正压（CPAP）

可用鼻塞或气管插管进行，压力可置于0.196～0.392kPa，由于用CPAP后能将气体阻滞于肺内，增加功能残气量可改变肺的牵张感受器，达到稳定胸壁顺应性，消除吸气时对肋间反射的抑制，使呼吸暂停发作的次数减少。

而异，推荐负荷量为4～6mg/kg，隔6～8h后用维持量每次1. 4～2mg/kg，作用机制包括：①增加延髓化学感受器对CO_2的敏感性，使呼吸规则，潮气量增加。②抑制磷酸二酯酶，增加环磷酸腺苷水平，作用于多种神经递质。③增加呼吸的驱动作用。④增加膈肌收缩减少膈肌疲劳。⑤增加儿茶酚胺的作用，从而增加心脏搏出，改善组织氧合。应用茶碱或氨茶碱时如条件许可应行血浓度监测，血清浓度应保持在6～12μg/mL间，峰浓度应在用维持量3剂后测定，静脉给药者在给药后0. 5～1h采血测定，口服者在用药后2h测定，药物平均半衰期为30h，生后3～4周后半衰期可缩短至20h。茶碱在体内的代谢可受某些同时应用的药物影响，并与体内某些脏器的功能有关，如红霉素可使茶碱在体内的代谢率减慢，充血性心力衰竭、严重肝脏疾病时代谢率也可减慢，如有上述情况可延长给药间隔时间，茶碱的毒性与血浆浓度有关，新生儿期当血浓度为20μg/mL时可发生心动过速（心率可大于180次/分），继之出现激惹、不安及胃肠道症状如呕吐、腹胀及（或）喂养不耐受等；当与洋地黄类药物一起应用时可出现心动过缓，血浓度如大于50μg/mL时可出现抽搐，茶碱又可增加肾小球滤过率引起利尿、利钠，在应用过程中因对糖皮质激素及儿茶酚胺的刺激会导致高血糖及游离脂肪酸增加，茶碱亦可使脑血管收缩，增加脑血管阻力，减少脑血流，但对中枢功能的影响不大。

（2）咖啡因：常用枸橼酸咖啡因（10mg枸橼酸咖啡因中含咖啡因基质5mg），此药对中枢刺激作用较茶碱强，但不良反应较茶碱弱。治疗量与中毒量间的范围较大，较为安全。负荷量为枸橼酸咖啡因20mg/kg，口服或静脉注射，负荷量应用24h后用维持量5～10mg/kg，一日一次（或可分为一日二次），口服能完全吸收。作用机制与茶碱同，能增加中枢对呼吸的驱动作用及增加对CO_2的敏感性，有条件时应做血浓度监测，将浓度维持在10～20μg/mL，血液平均半衰期为100h，毒性小无心血管、胃肠道不良反应，降低药物代谢的因素与茶碱相同。血浓度大于50μg/mL时有激惹不安，静脉给药时亦可产生高血糖及游离脂肪酸增加。

（六）持续气道正压（CPAP）

可用鼻塞或气管插管进行，压力可置于0. 196～0. 392kPa，由于用CPAP后能将气体阻滞于肺内，增加功能残气量可改变肺的牵张感受器，达到稳定胸壁顺应性，消除吸气时对肋间反射的抑制，使呼吸暂停发作的次数减少。

（七）机械通气

上述治疗无效者，严重反复发作持续较长时间者可用机械通气，无肺部疾病者呼吸机初调值：吸气峰压1. 47～1. 76kPa，吸气时间0. 75～1s，呼吸率20～25次/分吸入氧浓度0. 25左右（一般与应用呼吸机前一致）。

（八）病因治疗

如短期内医源性失血量达总血液10%时应及时输血。

生后1个月左右一般情况良好的早产产儿吸暂停曾缓解后再次出现时，必须检查血红蛋白或细胞比容以排除贫血引起的呼吸暂停，有贫血时输血治疗可使呼吸暂停迅速停止。

（九）警惕婴儿猝死综合征

对于一般情况良好体重已达2kg左右待出院早产儿如再次出现呼吸暂停又无病因可查得

时可重新应用氨茶碱治疗，条件许可对于这类患儿应作脑干听觉诱发反应测定，如脑干功能异常除继续应用氨茶碱外，应警惕婴儿猝死综合征的发生，出院时应教会其父母亲或家属作正确的心肺复苏。

第二节 新生儿黄疸

黄疸是新生儿最常见的临床问题，新生儿黄疸是指新生儿血清胆红素浓度增高而引起巩膜、皮肤、黏膜及组织黄染的现象，又称新生儿高胆红素血症。分为生理性黄疸和病理性黄疸两大类，严重者可致中枢神经系统损伤，发生胆红素脑病，引起死亡或严重后遗症。

胆红素主要来源于衰老红细胞的降解，血红素在血红素加氧酶（HO）的催化下氧化成胆绿素Ⅸα，然后再迅速被胆绿素还原酶还原成胆红素Ⅸα，同时产生等量的一氧化碳（CO），CO和循环中血红蛋白结合形成碳氧血红蛋白（COHb）。因此测定呼出气中CO（ETCO）和循环中COHb有助于评估胆红素的产生速率和预测胆红素的潜在毒性。新生儿胆红素代谢特点为胆红素生成相对较多，肝酶活性相对低下和肝脏清除胆红素能力差。因此，60%足月儿和80%早产儿在生后第1周可出现肉眼可见的黄疸，称之为“生理性黄疸”。

一、病因及病理生理

（一）生理性黄疸

新生儿生理性黄疸是指单纯因胆红素代谢特点引起的暂时性黄疸。黄疸多在出生后第2～3天出现，第4～6天达高峰，足月儿在生后2周消退，早产儿在3～4周消退。每日血清胆红素升高＜85μmo/L（5mg/dL）或每小时＜0.5mg/dL。血清总胆红素值尚未达到相应日龄及相应危险因素下的光疗干预标准。

早产儿生后早期存在多种高危因素，不同出生胎龄、出生体重的早产儿黄疸水平差异巨大。因此早产儿，尤其是超未成熟儿的生理性黄疸界定非常困难，临床意义也不大，若在此人群中规定“生理性”黄疸的上限将会有误导的可能。此外，应该指出在有些所谓“生理性”黄疸的新生儿血清总胆红素（TSB）水平也可发生胆红素脑病，尤其是低出生体重儿或危重新生儿。

（二）病理性黄疸

多年来一直将TSB水平205μmol/L（12mg/dL）或220.5μmol/L（12.9mg/dL）和256.5μmol/L（15mg/dL）分别作为足月儿和早产儿“生理性”黄疸的上限。然而随着母乳喂养的推广，近年的资料提示血清TSB 291～308μmol/L（17～18mg/dL）也可能包括了部分生理性黄疸的新生儿。除TSB水平外，生后24小时以内出现的黄疸；每天TSB上升幅度＞85μmol/L（5mg/dL）或每小时上升幅度＞8.5μmol/L（0.5mg/dL）；结合胆红素＞25.6～34μmol/L（1.5～2mg/dL）；以及黄疸持续不消退（持续时间，足月儿＞2周，早产儿＞4周）；血清结合胆红素＞34μmol/L（2mg/dL）；黄疸退而复现也应考虑为病理性黄疸，需进一步查找病因。

1．未结合胆红素升高的病因

(1) 胆红素负荷增加：①新生儿溶血病。②红细胞酶或结构缺陷：G－6－PD缺陷也是新生儿高胆红素血症的常见原因，多见于我国广东、广西和四川地区。临床表现取决于环境因素和遗传的基因型，当新生儿存在缺氧、酸中毒、低血糖、感染、接触樟脑丸或应用某些药物等，均可诱发溶血而发生严重的黄疸。其他如丙酮酸激酶缺陷和红细胞膜或结构异常也可引起新生儿期溶血和高胆红素血症。③红细胞破坏过多：头颅血肿、颅内出血或其他隐匿的内出血都可使红细胞破坏增加。新生儿红细胞增多症也可引起新生儿黄疸加深。④肠肝循环增加：肠梗阻或胎粪排出延迟可增加胆红素自肠道重吸收，而使黄疸加重。⑤感染：细菌感染是新生儿高胆的一个重要原因，它除可引起红细胞的破坏加速外，还可抑制UGT的活性，从而降低了胆红素的转化和排泄。

(2) 胆红素清除减少：①母乳性黄疸：母乳性黄疸可分早发型和晚发型，真正的母乳性黄疸是指晚发型，而早发型又称母乳喂养性黄疸，这是两种不同的情况。母乳喂养性黄疸是由于母乳摄入不足，肠肝循环增加，导致TSB水平增高。黄疸出现于生后3～4天，早期开奶和增加哺乳次数可促进肠道动力和减少胆红素的吸收，有助于预防母乳喂养性黄疸的发生。晚发型母乳性黄疸通常发生在第1周后期，至2周左右达到高峰（342～427．5μmol/L，20～25mg/dL），然后逐渐下降，若继续喂养，黄疸可历时3～12周消退，而中止喂养，TSB可在24～72小时明显下降。一般认为母乳性黄疸预后良好，但对TSB值较高的患者尤其是早产儿仍应注意观察、积极干预和随访。临床流行病学资料显示，母乳性黄疸有家族史，是否与胆红素代谢相关的基因突变有关，尚不明确。②Gilbert综合征：常染色体显性遗传或隐性遗传，UGT1A1基因突变类型有多种，包括（TA）7、Gly71Arg、Pro229Glu、Arg367Gly等。不同种族存在类型的差异，欧美多为（TA）7型，亚洲多为Gly71Arg型。人群中发生率为6%～9%。主要是UGT活性减低或有胆红素摄取功能障碍。本病特点为良性、慢性或复发性的发病过程，不伴有肝损害和溶血情况。临床表现为较轻的黄疸、血胆红素＜85μmol/L（5mg/dL）或稍高。如果UCT活性低下或同时有摄取功能的双重障碍时，则黄疸表现稍重。本病新生儿期不易诊断，诊断年龄多在年长儿或青春期，追问病史均有新生儿期不明原因黄疸病史。本病酶诱导剂治疗有效，预后良好。③Crigler－Najjar综合征：简称C－N综合征，为遗传性UGT活性缺乏，分CN－Ⅰ型、CN－Ⅱ型。CN－Ⅰ型为常染色体隐性遗传，患者由于缺乏UGT，生后2～3天即出现严重黄疸而需换血，以后需要长期光疗。随着患者日渐长大，皮肤增厚和色素增加，体表面积占身体比例减少，可使光疗效果减弱。根治疗法需肝移植或基因治疗。CN－Ⅱ型较常见，亦名Arias综合征，系部分UGT活性缺陷，属常染色体显性遗传，病情较Ⅰ型轻，TSB在137～340μmol/L（8～20mg/dL），可表现为新生儿期较轻的黄疸，肝酶诱导剂治疗有效，服苯巴比妥5mg/kg，每晚1次，2～4周后血胆红素可下降。但也可发生严重的高胆红素和核黄疸。④Lucey－Driscoll综合征：亦称家族性暂时性高胆红素血症，有明显家族史，可发生在多个同胞中。多数于生后48小时内可发生严重黄疸，TSB可达340．2μmol/L（20mg/dL）或更高。如不及时换血治疗，可发生胆红素脑病。病因是母亲孕中期和后期血清中存在一种尚未被证实的UGT抑制素，通过胎盘到达胎儿体内，有抑制 UGT 的作用。UGT 抑制素于生后 2 周内逐渐消失，黄疸也随之消退。⑤其他：黄疸可是半乳糖血症的表现之一，但常同时伴有其他症状，如呕吐、肝脾肿大等。延长的“生理性”黄疸也可是先天性甲状腺功能低下的一个症状，甲状腺素缺乏可延迟肝酶和胆红素转运系统成熟。10%～25%的幽门狭窄有血清未结合胆红素增高，机制尚不清楚，可能系肠道激素抑制 UGT 的活性。另外，某些药物可抑制肝脏 UGT 活性，而加重“生理性”黄疸。

2. 结合胆红素升高的病因

新生儿结合胆红素升高虽不多见，但病因很多，有感染性（病毒、寄生虫、细菌等）代谢性（半乳糖血症、果糖不耐症）、α_1－抗胰蛋白酶缺乏症及胆道畸形等。由于各种病因的处理不同，应尽可能早期明确诊断，以改善预后。

二、临床表现

（一）生理性黄疸

轻者呈浅黄色局限于面颈部，或波及躯干，巩膜亦可黄染 2～3 日后消退，至第 5～6 日皮色恢复正常；重者黄疸同样先头后足可遍及全身，呕吐物及脑脊液等也能黄染时间长达 1 周以上，特别是个别早产儿可持续至 4 周，其粪仍系黄色，尿中无胆红素。

1. 黄疸色泽

轻者呈浅花色，重者颜色较深，但皮肤红润黄里透红。

2. 黄疸部位

多见于躯干、巩膜及四肢近端一般不过肘膝。

3. 新生儿

一般情况好，无贫血，肝脾不肿大肝功能正常，不发生核黄疸。

4. 早产儿

生理性黄疸较足月儿多见，可略延迟 1～2 天出现，黄疸程度较重消退也较迟，可延至 2～4 周。

（二）病理性黄疸

常有以下特点：①出现早，生后 24 小时内出现；②程度重，足月儿大于 12. 9mg/dl，早产儿大于 15mg/dl；③进展快，血清胆红素每天上升超过 5mg/dl；④持续时间长，或退而复现。

1. 黄疸程度

除面部、躯干外，还可累及四肢及手、足心均黄染。

2. 黄疸颜色

未结合胆红素升高为主，呈桔黄或金黄色；结合胆红素升高为主，呈暗绿色或阴黄。

3. 伴随表现

溶血性黄疸多伴有贫血、肝脾大、出血点、水肿、心衰。感染性黄疸多伴发热、感染中毒症状及体征。梗阻性黄疸多伴肝肿大，大便色发白，尿色黄。

4. 全身症状

重症黄疸时可发生，表现反应差、精神萎靡、厌食。肌张力低，继而易激惹、高声尖叫、呼吸困难、惊厥或角弓反张、肌张力增高等。

三、辅助检查

(一) 胆红素检测

胆红素检测是新生儿黄疸诊断的重要指标，可采取静脉血或微量血方法测定血清胆红素浓度（TSB)。经皮测胆红素仪为无创的检测方法，操作便捷，经皮胆红素值（TcB）与微量血胆红素值相关性良好，由于此法受测定部位皮肤厚薄与肤色的影响，可能会误导黄疸情况，可作为筛查用，一旦达到一定的界限值，需检测血清血胆红素。

(二) 其他辅助检查

1. 红细胞、血红蛋白、网织红细胞、有核红细胞

在新生儿黄疸时必须常规检查，有助于新生儿溶血病的筛查。有溶血病时红细胞计数和血红蛋白减低，网织红细胞增多。

2. 血型

包括父、母及新生儿的血型（ABO 和 Rh 系统），特别是可疑新生儿溶血病时，非常重要。必要时进一步作血清特异型抗体检查以助确诊。

3. 红细胞脆性试验

怀疑黄疸由于溶血引起，但又排除血型不合溶血病，可做本试验。若脆性增高，考虑遗传性球形红细胞增多症，自身免疫性溶血症等。若脆性降低，可见于地中海贫血等血红蛋白病。

4. 高铁血红蛋白还原率

正常＞75％，G－6PD（6－磷酸葡萄糖脱氢酶）缺陷者此值减低，须进一步查 G－6PD 活性测定，以明确诊断。

5. 血、尿、脑脊液培养，血清特异性抗体，C 反应蛋白及血沉检查

疑为感染所致黄疸，应做血、尿、脑脊液培养，血清特异性抗体，C 反应蛋白及血沉检查。血常规白细胞计数增高或降低，有中毒颗粒及核左移。

6. 肝功能检查

测血总胆红素和结合胆红素，谷丙转氨酶是反映肝细胞损害较为敏感的方法，碱性磷酸酶在肝内胆道梗阻或有炎症时均可升高。

7. 超声

腹部 B 超为无损伤性诊断技术，特别适用于新生儿。胆道系统疾病时，如胆管囊肿、胆管扩张、胆结石、胆道闭锁，胆囊缺如等都可显示病变情况。

8. 听、视功能电生理检查

包括脑干听觉诱发电位（BAEP）可用于评价听觉传导神经通道功能状态，早期预测胆红素毒性所致脑损伤，有助于暂时性或亚临床胆红素神经性中毒症的诊断。

三、诊断与鉴别诊断

(一) 诊断

以黄疸的出现时间、程度、性质来区分生理性黄疸和病理性黄疸。

1. 黄疸的出现时间

生后24小时以内出现黄疸的绝大多数是新生儿急性溶血，特别是由于血型不合所致的溶血症；第2～3天出现黄疸者以生理性黄疸为多见；第3～7天出现黄疸者败血症较常见，一周后出现黄疸消退后又出现，应考虑败血症、新生儿肝炎、胆汁黏稠综合征、先天性胆道闭锁等。

2. 黄疸的程度

足月儿血清胆红素超过220.6μmol/L，早产儿超过255μmol/L称为高胆红素血症。生理性黄疸多为浅杏黄色皮肤，病理性黄疸多为橘黄或绿黄色，梗阻性多为深黄色，而感染中毒为灰黄或暗黄色。

3. 黄疸的性质

未结合胆红素增高多见于生理性黄疸和溶血性黄疸。结合胆红素增高时多见于胆汁黏稠综合征和先天性胆道闭锁。在肝炎和败血症，未结合和结合胆红素均可增高。

（二）鉴别诊断

应与新生儿溶血症、新生儿败血症、母乳性黄疸、生理性黄疸、G－6－PD缺乏、新生儿肝炎、完全性肝内梗阻、胆道闭锁等疾病相鉴别。

五、治疗

（一）光照疗法

1. 光疗指征

（1）凡以未结合胆红素增高为主的高胆，总胆红素值在205～256μmol/L以上、结合胆红素在34.2～68.4μmol/L以下者均可进行光疗。

（2）早期（生后36小时内）出现的黄疸，且进展较快者，可不必等总胆红素达205～256μmol/L，对低出生体重儿伴黄疸者指征更应放宽。

（3）若产前已知胎儿为溶血症尤为Rh溶血者，生后黄疸一旦出现即可光疗。

（4）高胆儿在换血前作准备工作时应争取时间进行光疗，换血后仍应继续进行，以减少换血后胆红素的回升。对体温过高、有出血倾向，及以结合胆红素增高为主者，则不宜光疗。

2. 光疗方法

光疗以波长为450～460nm的光线作用最强。通常多采用蓝光（波长主峰在425～475nm），包括单或双面蓝光箱、蓝光毯、蓝光被，还有发光二极管光疗（窄波长，高效率，避免ZnPP光敏效应），其他光源如白光、绿光或蓝绿光也有效，有认为绿光（波长510nm）比较安全，可减轻对DNA的损伤。白光则利于保暖，且对医务人员眼睛刺激小。

3. 光疗照射时间和剂量

光疗总瓦数为200～400W，可按情况决定连续照射或间断照射。一般认为连续照射比间断照射好，连续照射一般要48～72小时或更长，可根据胆红素下降情况而定。间歇照射法有的采用4小时中照1小时，也有的照射6～12小时后停止2～4小时后再照。

4. 黄疸消退

光辐射的能量不同，皮肤黄疸消退的程度也不一致，通常躯干部位皮肤的黄疸消退较快。

5. 光疗的不良反应

(1) 发热或低体温：以发热最为常见，同时出现心率及呼吸加快，天热更易产生此种现象，故要注意通风降温措施。相反在冬季或有些低出生体重儿，光疗时由于保暖不够，又可引起低体温，此时要注意保暖。

(2) 腹泻：亦常见，大便稀薄呈绿色，每日4～5次。腹泻最早可出现于光疗4小时后，但光疗结束后不久即可停止。

(3) 皮疹：有时于面部、躯干及下肢可见到红斑性皮疹或瘀点，光疗结束后消失。

(4) 青铜症：少见。当血清结合胆红素高于68.4μmol/L且肝功能有损害者，光疗后可使皮肤呈青铜色，光疗停止后，青铜症可逐渐消退，但较慢。

(5) 其他：有时于光疗开始后半小时内可见到屏气现象；光疗可使红细胞破坏增加及血小板减少；对G－6PD缺陷者，光疗偶可使溶血加重；强光对眼有危害（充血、角膜溃疡等）；光疗时水分丢失增加，易引起脱水；光疗时核黄素的分解增多而致体内核黄素减少；光疗亦可影响维生素D的合成而降低血钙；有研究认为光疗可使DNA损伤，其意义有待探讨。

(二) 换血疗法

换血疗法是治疗新生儿高胆红素血症的最迅速而有效的方法。主要用于重症母婴血型不合溶血病，也可用于严重的败血症、弥散性血管内凝血、新生儿红细胞增多症、严重的肺透明膜病、药物过量中毒、代谢产物引起的中毒以及各种经胎盘获得的抗体所引起的免疫性疾病等。溶血时换血可换出血中过多的胆红素及移去血中的抗体和致敏红细胞，并纠正贫血，但有一定的危险性，故必须正确掌握其适应证。

1. 换血指征

(1) 产前疑有新生儿溶血病，出生时脐带血血红蛋白低于120g/L，伴水肿、肝脾肿大及充血性心力衰竭者。

(2) 脐血胆红素超过正常值，而血清未结合胆红素在24小时内上升速度超过85μmol/L，溶血进展迅速，周围血网织红细胞明显增高，有核红细胞占有核细胞的15%以上者。

(3) 早产儿及前一胎有严重黄疸者，血清胆红素＞342μmol/L者需适当放宽换血指征，如足月儿且一般情况良好，未结合胆红素＞427.5μmol/L才考虑换血。

(4) 凡有早期核黄疸症状者，则不论血清胆红素浓度高低都应考虑换血。

2. 血液的选择

(1) 在Rh血型不合时，应采用与母亲相同的Rh血型，而ABO血型方面则用与新生儿同型或O型血。在Rh（抗D）溶血病无Rh阴性血时，亦可用无抗D抗体的Rh阳性血。

(2) 在ABO血型不合溶血病者，采用AB型血浆加O型红细胞混合后的血液。

(3) 对其他原因引起的高胆，可用与患者血型相同的血或O型血。

(4) 对伴有明显贫血和心力衰竭的患者，可用血浆减半的浓缩血来纠正贫血及心力衰竭。

(5) 血液应选用新鲜血，库血储存时间不要超过3天，因若储存较久，血中游离的钾离子增高，可引起致命的高钾血症。

3. 换血量及抗凝剂的选择

换血量约为新生儿血液总量的1.5～2倍。（新生儿血容量为80mL/kg左右），最好用肝素抗凝（每100mL血加肝素3～4mg）。换血后用鱼精蛋白中和肝素（鱼精蛋1mg可以中和肝素1mg），用量相当于进入体内的肝素量的一半（因另一半的肝素已随血换出或被肝脏代谢）。肝素血的血糖水平很低，每换100mL血可通过脐静脉给予50%葡萄糖5～10mL，防止发生低血糖症。如无肝素血可用枸橼酸右旋葡萄糖保养液（ACD）血，但须注意：①ACD占血量的1/5，使血液稀释；②可能致低血钙；③低血糖的发生。

（三）药物治疗

1. 降低血胆红素

①酶诱导剂：需用药2～3天才呈现疗效，故应及早用药。常用的有苯巴比妥5mg/（kg·d），口服，分2～3次；或尼可刹米100mg/（kg·d），口服，分3次；两药同服可增加疗效；②减少胆红素的吸收：a. 活性炭1g/次，少量水调，每日3次口服；b. 琼脂125～250mg/次，每日3次口服；c. 蒙脱石制剂如Smecta、肯特令0.3g/次，20～30mL水调和，每日3次口服；③减少胆红素形成：国外报道应用锡原卟啉（SnPP）与锡中卟啉（SnMP）治疗取得疗效。SnPP是一种血红素氧合酶抑制剂，可减少胆红素的形成，SnMP抑制血红素氧合酶能力是SnPP的5～10倍，不良反应仅SnPP的1/10。方法为生后5.5小时用药1次，SnPP0.5μmol/kg（0.25mL/kg），用第1次药后24小时再给0.75μmol/kg，如血清胆红素＞171μmol/kg（10mL/kg）者隔24小时再给0.75μmol/kg，可降低血清胆红素20%。

2. 减少游离未结合胆红素

（1）清蛋白：结合游离胆红素而减轻毒性，lg/kg，稀释到5%滴注，心衰者禁用；或输血浆，10m/（kg·d）。

（2）纠正酸中毒：碳酸氢钠剂量可根据血气结果计算：剩余碱×kg（体重）×0.3＝所需碳酸氢钠毫当量数。保持足够的能量和液量，也可减轻酸中毒。

3. 其他

①青紫或呼吸困难者应供氧；②若黄疸为感染所致应及时使用抗菌药物控制感染。

4. 胆汁淤积

晚期出现，可用25%硫酸镁2～3mL稀释一倍喂服，每日3次；复方利胆片1/3片1次，每日3次。现有学者认为茵栀黄等中药可与胆红素竞争清蛋白结合位点，故不太主张用。

第三节　新生儿窒息

新生儿窒息是指由于产前、产时或产后的各种病因，使胎儿发生宫内窘迫或娩出过程中发生呼吸、循环障碍，导致生后1分钟内无自主呼吸或未能建立规律呼吸，以低氧血症、高碳酸血症和酸中毒为主要病理生理改变的疾病。新生儿窒息是导致新生儿死亡和儿童伤残的重要原因之一，有些患者留有不同程度的神经系统后遗症。

一、病因及病理生理

（一）病因

新生儿窒息与胎儿在子宫内环境及分娩过程密切相关。凡影响母体和胎儿间血液循环和气体交换的原因都会造成胎儿缺氧而引起窒息。

1. 孕妇疾病

（1）缺氧：呼吸功能不全、严重贫血及CO中毒等。

（2）胎盘功能障碍：心力衰竭、血管收缩（如妊娠期高血压疾病）、低血压等。此外，年龄≥35岁或<16岁及多胎妊娠等窒息发生率较高。

2. 胎盘异常

前置胎盘、胎盘早期剥离和胎盘钙化、老化等。

3. 脐带异常

脐带受压、脱垂、绕颈、打结、过短和牵拉等。

4. 胎儿因素

（1）早产儿、小于胎龄儿、巨大儿等。

（2）畸形：如后鼻孔闭锁、肺膨胀不全、先天性心脏病等。

（3）宫内感染致神经系统、呼吸系统受损。

（4）呼吸道阻塞：如胎粪吸入等。

5. 分娩因素

难产，产钳、胎头吸引，产程中使用麻醉药、镇痛药及催产药等。

（二）病理生理

正常新生儿通常于生后2秒开始呼吸，5秒后啼哭，10秒到1分钟出现规律呼吸。新生儿窒息其本质为缺氧。

1. 缺氧后的细胞损伤

（1）可逆性细胞损伤：缺氧首先是线粒体内氧化磷酸化发生障碍，ATP产生减少，使葡萄糖无氧酵解增强、细胞水肿及细胞内钙超载。若此阶段能恢复血流灌注和供氧，上述变化可完全恢复，一般无后遗症。

（2）不可逆性细胞损伤：长时间或严重缺氧导致线粒体形态异常和功能变化，细胞膜损伤及溶酶体破裂。此阶段即使恢复血流灌注和供氧，上述变化亦不可完全恢复，存活者多有后遗症。

（3）血流再灌注损伤：复苏后，由于血流再灌注可导致细胞内钙超载和氧自由基增加，从而引起细胞损伤的进一步加重。

2. 窒息的发展过程

（1）原发性呼吸暂停：缺氧初期，机体出现代偿性血流灌注重新分配。由于儿茶酚胺分泌增加和其选择性血管收缩作用，使肺、肾、消化道、肌肉及皮肤等器官的血流量减少，而脑、心及肾上腺的血流量增加。此时由于缺氧而导致的呼吸停止，即原发性呼吸暂停，表现为呼吸暂时停止、心率先增快后减慢，血压升高，伴有发绀，但肌张力存在。若病因解除，经清理呼吸道和刺激即可恢复自主呼吸。

(2) 继发性呼吸暂停：若缺氧持续存在，在原发性呼吸暂停后出现几次喘息样呼吸，继而出现呼吸停止，即继发性呼吸暂停。此时表现为呼吸停止，心率和血压持续下降，周身皮肤苍白，肌张力消失。此阶段对通过清理呼吸道和刺激无反应，通常需正压通气方可恢复自主呼吸。

临床上有时难以区分原发性和继发性呼吸暂停，为不延误抢救，均可按继发性呼吸暂停处理。

二、临床表现

(一) 胎儿宫内窘迫

早期有胎动增加，胎心率≥160 次 1 分；晚期则胎心率＜100 次 1 分，胎动减少（＜20 次/12 小时），甚至消失；羊水常混有胎粪。

(二) 窒息程度判定

Apgar 评分是临床评价出生窒息程度的简易方法。

1. 评价时间

分别于生后 1 分钟、5 分钟和 10 分钟进行。

2. 内容

包括皮肤颜色、心率、对刺激的反应、肌张力和呼吸。

3. 评价标准

每项 0～2 分，满分共 10 分。1 分钟 Apgar 评分 8～10 为正常，4～7 分为轻度窒息，0～3分为重度窒息。

1 分钟评分反映窒息严重程度，5 分钟及 10 分钟评分除反映窒息严重程度外，还可反映窒息复苏的效果及帮助判断预后。应客观、快速及准确进行评估；胎龄小的早产儿成熟度低，虽无窒息，但评分较低；孕母应用镇静药等，评分可较实际低。

(三) 并发症

由于窒息程度及复苏效果的不同，发生器官损害的种类及严重程度各异。

1. 中枢神经系统

缺氧缺血性脑病和颅内出血。

2. 呼吸系统

肺炎、胎粪吸入综合征、呼吸窘迫综合征及肺出血等。

3. 心血管系统

缺氧缺血性心肌损害、持续性肺动脉高压等。

4. 泌尿系统

肾功能不全、急性肾小管坏死及肾静脉血栓形成等。

5. 代谢

低血糖或高血糖，低血钙及低钠血症等。

6. 消化系统

应激性溃疡和坏死小肠结肠炎等。

三、辅助检查

(一) 血气分析

血气分析可测定脐动脉血气或出生后1小时内动脉血血气。主要表现为低氧血症、高碳酸血症、代谢性酸中毒。早期 PaO_2＜6.5kPa（50mmHg），$PaCO_2$＞8kPa（60mmHg），pH＜7.20，BE＜－5.0mmol/L。

(二) 血清电解质测定

窒息患者可发生电解质和血糖紊乱，特别是血钙和血糖，应测定血清钾、钠、氯、钙、磷、镁和血糖。

(三) 肝肾功能检测

由于窒息患者可能导致急性肝肾损伤，应监测肝肾功能。

(四) 心肌酶和心电图检查

窒息可导致心肌损伤，必要时可检测心肌酶及其同工酶、肌钙蛋白。心电图P－R间期延长，QRS波增宽，波幅降低，T波升高，ST段下降。

(五) X线检查

胸部X线可表现为边缘不清、大小不等的斑状阴影，灶性肺气肿，类似肺炎改变及胸腔积液等。

(六) 头颅影像学检查

B超或CT/MRI能发现颅内出血的部位和范围及是否存在HIE。

四、诊断与鉴别诊断

(一) 诊断

新生儿窒息发生的本质是母体和胎儿间血液循环和气体交换障碍，导致胎儿抑制和低氧血症伴或不伴高碳酸血症、代谢性酸中毒。因此仅凭单一的Apgar评分诊断窒息存在一定的局限性和主观性，需要结合临床病史和实验室检查的证据进行诊断。美国妇产科和儿科学会的定义为：脐动脉血提示严重的代谢性或混合型酸中毒（Ph＜7.0）；5分钟Apgar0～3分；存在新生儿脑病症状；多器官失代偿受累（肾脏、肺、肝脏、心脏、消化道等）表现。目前国内对“新生儿窒息”的诊断仍然仅靠Apgar评分，1分钟Apgar8～10分定义为正常，4～7分为轻度窒息，0～3分为重度窒息。随着监测手段和评估方法的改进，仅靠Apgar诊断新生儿窒息的局限性越来越明显，因此建议改为与国外一致的诊断标准即5分钟Apgar 0～3分。

(二) 鉴别诊断

1. 与一些常见的新生儿疾病相鉴别

(1) 与新生儿食管闭锁相鉴别：新生儿食管闭锁日前多用Gross五型进行分类，病发时婴儿也会口腔分泌物增多的症状，喂水喂奶后会出现呛咳、紫绀和窒息时，用硬软适中的导管，经鼻或口腔插入食管，若导管自动返回时，可能为该病，但明确诊断必须用碘油作食管造影。

（2）与新生儿膈疝相鉴别：新生儿膈疝婴儿出生后即有呼吸困难及持续和阵发性紫绀，同时还伴有顽固性呕吐。体检时胸部左侧呼吸运动减弱，叩诊左侧呈鼓音或浊音，听诊呼吸音低远或消失，有时可听到肠鸣音，心浊音界及心尖搏动移向右侧，呈舟状腹，X线胸腹透视或照片即能诊断。

（3）与新生儿鼻后孔闭锁相鉴别。

临床表现：出生后即有严重的吸气困难、发绀，张口或啼哭时则发绀减轻或消失，闭口和吸奶时又有呼吸困难。由于患者喂奶困难以致造成体重不增或严重营养不良。

诊断方法：在维持患儿张开嘴巴的情况下，用细导管自前鼻孔插入观察能否进入咽部或用听诊器分别对准新生儿的左右鼻孔，听有否空气冲出，亦可用棉花丝放在鼻前孔，观察是否摆动，以判断鼻孔是否通气。也可用少量龙胆紫或美兰自前鼻孔注入，观察可否流至咽部。必要时用碘油滴入鼻腔后作X线检查。

（4）与新生儿湿肺相鉴别：此病多见于足月剖宫产儿，有宫内窘迫史，常于生后6小时内出现呼 吸急促和紫绀，患儿约在2天内症状消失。两肺可闻及中大湿罗音，呼吸音低，肺部X线显示肺纹理增粗，有小片状颗粒或结节状阴影，叶间胸膜或胸腔有积液。

（5）与新生儿肺透明膜病相鉴别：又称新生儿呼吸窘迫综合征，指出生后不久即出现进行性呼吸困难、青紫、呼气性呻吟、吸气性三凹征和呼吸衰竭，主要见于早产儿。

（6）与新生儿吸入综合征相鉴别：新生儿窒息鉴别诊断中重要的一项。

（7）与新生儿颌下裂、腭裂畸形相鉴：婴儿出生时见下颌小，有时伴有裂腭，舌向咽后下垂以致吸气困难。尤其仰卧位呼吸困难显著。呼吸时头向后仰，肋骨凹陷，吸气伴有喘鸣和阵发性青紫。有时患儿还伴有其他畸形。如先天性心脏病、马蹄足、并指（趾）、白内障或智力迟缓。

2. 与先天性疾病相鉴别

（1）与先天性喉蹼相鉴别：出生后哭声微弱，声音嘶哑或失声。吸气时伴有喉鸣及胸部软组织内陷。有时吸气与呼气均有困难，确诊依靠喉镜检查，可直接见喉蹼。

（2）与先天性心脏病相鉴别：轻者无症状，查体时发现，重者可有活动后呼吸困难、紫绀、晕厥等，年长儿可有生长发育迟缓。

（3）遗传性SP－B缺乏症：又称为“先天性肺表面活性物质蛋白缺乏症”，临床上表现为足月出生的小儿出现进行性呼吸困难，经任何治疗干预无效。

五、治疗

窒息复苏是产、儿科医护人员必须掌握的技术，需严格培训合格才能上岗。为指导新生儿复苏，美国儿科学会和心脏协会制订了新生儿复苏指南，每5年修订1次；我国也在原卫生部的主导下，建立了新生儿复苏项目。

（一）复苏准备

1. 每次分娩时有1名熟练掌握新生儿复苏技术的医护人员在场，其职责是照顾新生儿。
2. 复苏1名严重窒息儿需要儿科医师和助产士（师）各1名。
3. 多胎分娩的每名新生儿都应有专人负责。
4. 复苏小组每个成员需有明确的分工，均应具备熟练的复苏技能。

5. 新生儿复苏设备和药品齐全，单独存放，处于备用状态，且要定期核查。

(二) 复苏的基本程序

复苏的基本程序就是评估－决策－措施在整个复苏过程中不断地重复。评估主要基于3个体征：心率、呼吸、右上肢氧饱和度。通过评估这3个体征中的每一项来确定每一步骤是否有效，其中，心率对于决定进入下一步骤尤为重要。

(三) 复苏步骤

1. 快速评估

出生后立即用几秒钟的时间快速评估4项指标：①足月吗？②羊水清吗？③有哭声或呼吸吗？④肌张力好吗？以上4项中有1项为“否”，则进行以下初步复苏。

2. 初步复苏步骤

（1）保暖：将新生儿放在辐射保暖台上或因地制宜采取保温措施，如用预热的毯子裹住新生儿以减少热量散失等。对体重＜1 500g的极低出生体重，有条件的医疗单位可将其头部以下躯体和四肢放在清洁的塑料袋内，或盖以塑料薄膜置于辐射保暖台上，摆好体位后继续初步复苏的其他步骤。因高温会引发呼吸抑制，也应避免。

（2）体位：置新生儿头轻度仰伸位（鼻吸气位）。

（3）吸引：肩娩出前助产者用手挤出新生儿口、咽、鼻中的分泌物。娩出后，用吸球或吸管清理分泌物，先口咽后鼻腔。过度吸引可能导致喉痉挛和迷走神经性心动过缓，并使自主呼吸出现延迟。应限制吸管的深度和吸引时间（10秒），吸引器的负压不应超过100mmHg。

（4）羊水胎粪污染时处理：当羊水有胎粪污染时：无论胎粪是稠或稀，新生儿一娩出先评估有无活力；有活力时（自主呼吸良好或哭声响，HR＞100次1分，肌张力正常）继续初步复苏；如无活力，采用胎粪吸引管进行气管内吸引。

（5）擦干：快速擦干全身，拿掉湿毛巾。

（6）刺激：用手拍打或轻弹新生儿足底或摩擦背部2次，以诱发自主呼吸。如这些努力无效，表明新生儿处于继发性呼吸暂停需要正压通气。

（7）有关用氧的推荐：产房应具备空氧混合仪及脉搏氧饱和度监测仪。无论足月儿或早产儿，正压通气均要在氧饱和度的监测指导下进行。足月儿可用空气复苏，早产儿开始给30%的氧，并根据氧饱和度调整给氧浓度，使氧饱和度达到目标值。如果有效通气90秒心率不增加或氧饱和度增加不满意，应考虑将氧浓度提高到100%。脉搏氧饱和度监测仪的传感器应放在导管前位置（右上肢）。

3. 正压通气

新生儿复苏成功的关键在于建立充分的正压通气。

（1）指征：①呼吸暂停或喘息样呼吸；②心率100次/分。

（2）正压通气方法：①气囊面罩正压通气。②T－组合复苏器（T－piece复苏器）：T－组合复苏器是一种由气流控制和压力限制的机械装置。对早产儿的复苏更能提高效率和安全性。应预先设定吸气峰压20～25cmH_2O、呼气末正压5cmH_2O、最大气道压（安全压）30～40cmH_2O。

4. 喉镜下经口气管插管

气管插管的指征：①需要气管内吸引清除胎粪；②气囊面罩正压通气无效或需要延长；③胸外按压；④经气管注入药物；⑤特殊复苏情况，如先天性膈疝或超低出生低体重儿。

5. 胸外按压

（1）指征：充分正压通气 30 秒后心率<60 次/分，在正压通气同时须进行胸外按压。

（2）方法：在新生儿两乳头连线中点的下方，即胸骨体下 1/3 进行按压。按压地方法有拇指法和双指法两种。按压的深度约为前后胸直径的 1/3，产生可触及脉搏的效果。胸外按压和正压通气需默契配合，二者的比例应为 3∶1，即 90 次/分按压和 30 次/分呼吸。30 秒重新评估心率，如心率仍<60 次/分，除继续胸外按压外，考虑使用肾上腺素。

（6）药物：新生儿复苏时，很少需要用药。新生儿心动过缓通常是因为肺部充盈不充分或严重缺氧，而纠正心动过缓的最重要步骤是充分的正压通气。

1）肾上腺素：①指征：心搏停止或在 30 秒的正压通气和胸外按压后，心率持续<60 次/分。②剂量：静脉 0. 1～0. 3mL/kg 的 1∶10 000 溶液；气管注入 0. 5～1mL/kg 的 1∶10 000 溶液，必要时 3～5 分钟重复 1 次。③用药方法：首选脐静脉注入，有条件的医院可经脐静脉导管给药。如脐静脉插管操作过程尚未完成时，可首先气管内注入肾上腺素 1∶10 000，一次0. 5～1mL/kg，若需重复给药则应选择静脉途径；无条件开展脐静脉置管的单位，根据指征仍可采用气管内注入。

2）扩容剂：①指征：低血容量、怀疑失血或休克的新生儿对其他复苏措施无反应时，考虑扩充血容量。②扩容剂的选择：可选择等渗晶体溶液，推荐使用生理盐水。大量失血则需要输入与患者交叉配血阴性的同型血或 O 型红细胞悬液。③方法：首次剂量为 10mL/kg，经外周静脉或脐静脉缓慢推入（>10 分钟）。在进一步的临床评估和观察反应后可重复注入 1 次。给窒息新生儿和早产儿不恰当的扩容会导致血容量超负荷或发生并发症，如颅内出血。

新生儿复苏时一般不推荐使用碳酸氢钠。如按复苏流程规范复苏，患者情况无改善，应积极寻找原因。应特别注意正压人工呼吸是否合适。同事注意鉴别其他原因导致的复苏困难。

（四）复苏后监护

新生儿窒息复苏又称心肺脑复苏，脑细胞存活具有时间依赖和不可逆的特点，而窒息缺氧是一个动态的连续过程。因此，存在窒息的预防、窒息时复苏和复苏后监护的链式管理过程。为确保复苏成功和把可能的靶器官损伤降到最低点，应严格遵循新生儿复苏－复苏后稳定（NRP－STABLE）项目的内容，积极做好复苏成功后的处理，也是决定最终复苏成功和远期预后的重要因素。

复苏后的新生儿可能有多器官损害的危险，应继续监护，包括：①体温管理；②生命体征监测；③早期发现并发症。复苏后立即进行血气分析，有助于估计窒息的程度。及时对脑、心、肺、肾及胃肠等器官功能进行监测，早期发现异常并适当干预，以减少窒息造成的死亡和伤残。一旦完成复苏，为避免血糖异常，应定期监测血糖，低血糖者静脉给予葡萄糖。对 36 孕周以上出生、患有进行性加重的中、重度 HIE 患者，建议采用低温治疗。

第四节　新生儿溶血症

新生儿溶血病（HDN）包括同族免疫性溶血、红细胞膜缺陷和红细胞酶缺陷等，其中以同族免疫性溶血最常见。同族免疫性溶血以ABO血型不合最常见，其次为Rh血型不合，MN（少见血型）血型不合较罕见。

一、病因及病理生理

胎儿由父亲遗传获得母体所不具有的血型抗原，在胎儿红细胞通过胎盘进入母体后、该血型抗原即刺激母体产生相应的IgG血型抗体，当这种抗体进入胎儿血循环与其红细胞上的相应抗原结合，即使红细胞在单核－吞噬细胞系统内遭致破坏，引起胎儿血管外溶血。大量溶血造成严重贫血，甚至导致心力衰竭；因胎儿严重贫血、低蛋白血症和心力衰竭而致全身水肿；贫血使髓外造血组织代偿性增生、出现肝脾大；娩出时黄疸往往不明显，但很快出现并迅速加重。溶血产生的大量未结合胆红素透过血脑屏障使脑神经核黄染，产生神经系统症状，出现胆红素脑病。A、B、O溶血病主要发生在母亲为O型而胎儿为A型或B型时；如母为AB型，或婴儿为“O”则均不会发生新生儿溶血病。因AB血型物质广泛存在于自然界某些植物、寄生虫及细菌中，O型母亲通常在第一胎妊娠前即可受到自然界具有A、B血型物质的刺激而产生抗A、抗B抗体（IgG），故40％～50％ABO溶血病发生在第一胎。

Rh血型系统在红细胞上有6种抗原；C、D、E、c、d、e，但d始终未能发现；依抗原性强弱排列，依次为D＞E＞C＞c＞e。Rh溶血病是因为：母亲红细胞缺乏D抗原（Rh阴性），而胎儿红细胞具有D抗原（Rh阳性），母体所产生的D IgG抗体在进人儿体后即产生免疫性溶血。但Rh阳性（具D抗原）母亲如缺乏Rh系统其他抗原（E、C等）而胎儿具有这类抗原时，也可产生Rh溶血病。Rh溶血病中以RhD溶血病最常见，其次为RhE溶血病。Rh溶血病一般较少发生在未输过血母亲的首次妊娠中，这是因为Rh抗原仅存在于Rh猿和人的红细胞上，此抗原初次致敏约需0．5～1ml血液，但在首次妊娠时母血中只有少量（0．05～0．1ml）胎儿血，不足以使其母亲致敏；或即使引起致敏，也属原发反应，抗体既少又弱；开始产生的抗体基本是IgM，不能通过胎盘，到以后产生IgG时，胎儿已经娩出而不致受累。Rh溶血病症状随胎次增多而加重，这是由于在首次分娩时有超过0．5～1ml胎儿血进入母循环，而且第二次致敏仅需0．01～0．1ml胎血，并很快产生大量IgG抗体所致。很少数未输过血的Rh阴性母亲在首次妊娠时也会发生Rh溶血病，这可能是因为Rh阴性（d/d）孕妇的母亲为Rh阳性，使孕妇本人在出生时已接受了其Rh阳性母亲的抗原而致敏，若其首次妊娠胎儿为Rh阳性（D/d），在孕期即可使其再次致敏，很快产生抗D的IgG通过胎盘便引起胎儿发生RhD溶血病。

二、临床表现

症状轻重与溶血程度基本一致。多数ABO溶血病患者主要表现为黄疸、贫血，Rh溶血病症状较重，严重者甚至死胎。

（一）黄疸

大多数 Rh 溶血病患者生后 24 小时内出现黄疸并迅速加重，而多数 ABO 溶血病的患者黄疸在第 2～3 天出现。血清胆红素以非结合型为主，但如溶血严重，造成胆汁淤积，结合胆红素也可升高。

（二）贫血

程度不一、重症 Rh 溶血，生后即可有严重贫血或伴有心力衰竭。部分患者由于免疫抗体持续存在，也可于生后 3～6 周发生晚期贫血，甚至持续数月。

（三）肝大

Rh 溶血病患者多有不同程度的肝脾增大，ABO 溶血病患者则不明显。

（四）并发症

胆红素脑病为新生儿溶血病最严重的并发症，多发生于出生后 1 周内，最早生后 1～2 天出现神经系统表现。当非结合胆红素水平过高，透过血脑屏障，可造成中枢神经系统功能障碍，如不经治疗干预，可造成永久性损害。胆红素常造成基底神经节、海马、下丘脑神经核和小脑神经元坏死；尸体解剖可见相应的神经核黄染，故又称为核黄疸。

目前将胆红素脑病分为急性胆红素脑病和慢性胆红素脑病。急性胆红素脑病是指生后 1 周出现的胆红素毒性的急性期表现，持续时间不超过新生儿期；慢性胆红素脑病，又称为核黄疸，是指胆红素毒性所致的慢性、永久性临床后遗症。

一般于重度黄疸高峰后 12～48 小时出现症状，通常将胆红素脑病分为 4 期：警告期、痉挛期、恢复期和后遗症期，现多将前 3 期称为“急性胆红素脑病”，第 4 期称为“慢性胆红素脑病”（或核黄疸）。

第 1 期（警告期）：表现为嗜睡、反应低下、吮吸无力、拥抱反射减弱、肌张力减低等，偶有尖叫和呕吐。持续 12～24 小时。

第 2 期（痉挛期）：出现抽搐、角弓反张和发热（多与抽搐同时发生）。轻者仅有双眼凝视，重者出现肌张力增高、呼吸暂停、双手紧握、双臂伸直内旋，可出现角弓反张。此期持续 12～48 小时。

第 3 期（恢复期）：吃奶及反应好转，抽搐次数减少，角弓反张逐渐消失，肌张力逐渐恢复。此期约持续 2 周。

第 4 期（后遗症期）：出现典型的核黄疸后遗症表现。可有：①手足徐动：经常出现不自主、无目的和不协调的动作，早则生后 18 个月出现，也可晚至 8～9 岁出现。②眼球运动障碍：眼球向上转动障碍，形成落日眼。③听觉障碍：是胆红素神经毒性的最典型表现，耳聋，对高频音失听。④牙釉质发育不良：牙呈绿色或深褐色。此外，也可留有脑性瘫痪、智能落后、抽搐、抬头无力和流涎等后遗症。

三、辅助检查

（一）母子血型检查

检查母婴 ABO 和 Rh 血型，证实有血型不合存在。

（二）检查有无溶血

溶血时红细胞和血红蛋白减少，早期新生儿血红蛋白＜145g/L，可诊断为贫血；网织红细胞增高（>6%）；血涂片有核红细胞增多（>10/100 个白细胞）；血清总胆红素和非结合胆红素明显增加。

（三）致敏红细胞和血型抗体测定

1. 改良直接抗人球蛋白试验

即改良 Coombs 试验，为确诊试验。是用“最适稀释度”的抗人球蛋白血清与充分洗涤后的受检红细胞盐水悬液混合，如有红细胞凝聚为阳性，表明红细胞已致敏。Rh 溶血病其阳性率高，而 ABO 溶血病仅少数阳性。

2. 抗体释放试验

通过加热使患者血中致敏红细胞的血型抗体释放于释放液中，将与患者相同的成人红细胞（ABO 系统）或 O 型标准红细胞（Rh 系统）加入释放液中致敏，再加入抗人球蛋白血清，如有红细胞凝聚为阳性。是检测致敏红细胞的敏感试验，也为确诊试验。Rh 和 ABO 溶血病一般均为阳性。

3. 游离抗体试验

在患者血清中加入与其相同血型的成人红细胞（ABO 系统）或 O 型标准红细胞（Rh 系统）致敏，再加入抗人球蛋白血清，如有红细胞凝聚为阳性。表明血清中存在游离的 ABO 或 Rh 血型抗体，并可能与红细胞结合引起溶血。此项试验有助于估计是否继续溶血、换血后的效果，但不是确诊试验。

（四）其他

1. 脑干听觉诱发电位（BAEP）

脑干听觉诱发电位是指起源于耳蜗听神经和脑干听觉结构的生物电反应，对早期预测核黄疸及筛选感音神经性听力丧失非常有益。新生儿期固定出现的是Ⅰ、Ⅲ、Ⅴ波，且Ⅰ、Ⅲ、Ⅴ波在整个刺激强度范围内比较稳定，所以常以此 3 个波的波峰潜伏期及峰间潜伏期来代表神经系统的损害程度。血清胆红素对中枢神经系统的毒性作用可以通过观察 BAEP 的Ⅰ、Ⅲ、Ⅴ波的波峰潜伏期及Ⅰ～Ⅲ、Ⅲ～Ⅴ的峰间潜伏期的延长来判断。

2. 头部 MRI 扫描

对胆红素脑病的早期诊断有重要价值，双侧苍白球的对称性 T_1 加权高信号是急性期胆红素脑病的特异性改变，但有研究发现，此改变与患者长期预后无关。因数周或数月后上述 T_1 加权的高信号逐渐消失，恢复正常或稍低信号，若相应部位呈现 T_2 加权高信号，即慢性期胆红素脑病的 MRI 改变，则提示预后不良。

四、诊断与鉴别诊断

（一）诊断

1. 产前诊断

凡既往有不明原因的死胎、流产、新生儿重度黄疸史的孕妇及其丈夫均应进行 ABO、Rh 血型测定，不合者进行孕妇血清中抗体动态监测。孕妇血清中 IgG 抗 A 或抗 B>1∶64，提示有可能发生 ABO 溶血病。Rh 阴性孕妇在妊娠 16 周时应检测血中 Rh 血型抗体作为基础值，以后每 2～4 周监测 1 次，当抗体效价上升，提示可能发生 Rh 溶血病。

2. 生后诊断

新生儿娩出后黄疸出现早，且进行性加重，有母婴血型不合，改良 Coombs 试验和抗体释放试验中有一项阳性者即可确诊。

（二）鉴别诊断

1. 先天性肾病

有全身水肿、低蛋白血症和蛋白尿，但无病理性黄疸和肝大。

2. 新生儿贫血

双胞胎的胎一胎间输血，或胎一母间输血可引起新生儿贫血，但无重度黄疸、血型不合及溶血三项试验阳性。

3. 生理性黄疸

ABO 溶血病可仅表现为黄疸，易与生理性黄疸混淆，血型不合及溶血三项试验可资鉴别。

五、治疗

（一）产前治疗

1. 提前分娩

既往有输血、死胎、流产和分娩史的 Rh 阴性孕妇，本次妊娠 Rh 抗体效价逐渐升至 1∶32 或 1∶64 以上，用分光光度计测定羊水胆红素增高，比胎肺已成熟（羊水 LS＞2）时，可考虑提前分娩。

2. 血浆置换

对血 Rh 抗体效价明显增高（＞1∶64），但又不宜提前分娩的孕妇，可对其进行血浆置换，以换出抗体，减少胎儿溶血，但该方法临床已极少应用。

3. 宫内输血

对胎儿水肿或胎儿 Hb＜80g/L，而胎肺尚未成熟者，可直接将与孕妇血清不凝集的浓缩红细胞在 B 超引导下经脐血管穿刺后直接注入，以纠正贫血。

4. 其他

孕妇于预产期前 1～2 周口服苯巴比妥，可诱导胎儿 UDPGT 活性增加，以减轻新生儿黄疸。对胎儿受累较重者，也有报道通过母亲或胎儿注射 IVIG，抑制血型抗体所致的胎儿红细胞破坏。

（二）新生儿治疗

新生儿溶血需要进行光照治疗、换血治疗和必要的药物治疗。同时需要防止低血糖、低血钙、低体温、纠正缺氧、贫血、水肿、电解质紊乱和心力衰竭等。

1. 光照疗法

光照疗法是降低血清未结合胆红素简单而有效的方法。当血清总胆红素水平增高时，根据胎龄、患儿是否存在高危因素及生后日龄，当达到光疗标准时即可进行。光疗过程中密切监测胆红素水平的变化，一般 6～12 小时监测一次。对于＞35 周新生儿，一般当血清总胆红素＜13～14mg/dL（222～239μmol/L）可停光疗。

2. 药物治疗

(1) 供给清蛋白：当血清胆红素接近需换血的水平，且血清蛋白水平<25g/L，可输血浆每次10～20m/kg或清蛋白1g/kg，以增加其与未结合胆红素的联结，减少胆红素脑病的发生。

(2) 纠正代谢性酸中毒：应用5%碳酸氢钠提高血pH，以利于未结合胆红素与内蛋白的联结。

(3) 肝酶诱导剂：能诱导UDPGT酶活性、增加肝脏结合和分泌胆红素的能力。常用苯巴比妥每日5mg/kg，分2～3次口服，共4～5日。

(4) 静脉用免疫球蛋白：可阻断网状内皮系统Fc受体，抑制吞噬细胞破坏已被抗体致敏的红细胞，用法为0.5～1g/kg，于2～4小时内静脉滴入，早期应用临床效果较好，必要时可重复应用。

3. 换血疗法

应用换血疗法可换出部分血中游离抗体和致敏红细胞，减轻溶血；换出血中大量胆红素，防止发生胆红素脑病；纠正贫血，改善携氧，防止心力衰竭。大部分Rh溶血病和个别严重的ABO溶血病需换血治疗。

指征：①出生胎龄35周以上的早产儿和足月儿，在准备换血的同时先给予患儿强光疗4～6小时，若血清总胆红素（TSB）水平未下降甚至持续上升，或对于免疫性溶血患儿在光疗后TSB下降幅度未达到2～3mg/dL（34～50μmol/L）立即给予换血；②严重溶血，出生时脐血胆红素>4.5mg/dL（76mmol/L），血红蛋白<110g/L，伴有水肿、肝脾大和心力衰竭；③已有急性胆红素脑病的临床表现者不论胆红素水平是否达到换血标准，或TSB在准备换血期间已明显下降，都应换血。

方法：①血源：Rh溶血病应选用Rh系统与母亲同型、ABO系统与患儿同型的血液，紧急或找不到血源时也可选用O型血；母O型、子A或B型的ABO溶血病，最好用AB型血浆和O型红细胞的混合血；有明显贫血和心力衰竭者，可用血浆减半的浓缩血。②换血量：一般为患儿血量的2倍（150～180mL/kg），大约可换出85%的致敏红细胞和60%的胆红素及抗体。③途径：一般选用脐静脉或其他较大静脉进行换血，也可选用脐动、静脉进行同步换血。

第五节　新生儿呼吸窘迫综合征

新生儿呼吸窘迫综合征（RDS）是因肺表面活性物质（PS）缺乏所致，多见于早产儿和择期剖宫产新生儿，生后数小时出现进行性呼吸困难、青紫和呼吸衰竭。由于该病在病理上有肺透明膜形成，又称肺透明膜病（HMD）。多见于早产儿，胎龄越小发病率越高。

一、病因与病理生理

（一）病因

RDS为PS缺乏所致，PS是由Ⅱ型肺泡上皮细胞合成并分泌的一种磷脂蛋白复合物，其中磷脂约占80%，蛋白质约占13%，其他还含有少量中性脂类和糖。PS的磷脂中，磷脂酰胆碱即卵磷脂（PC），是起表面活性作用的重要物质，孕18～20周开始产生，继之缓慢上升，35～36周迅速增加达肺成熟水平。其次是磷脂酰甘油（PG），孕26～30周前浓度很低，而后与PC平行升高，36周达高峰，随之下降，足月时约为高峰值的1/2。除卵磷脂、磷脂酰甘油外，尚有其他磷脂，其中鞘磷脂的含量较恒定，只在孕28～30周出现小高峰，故羊水或气管吸引物中卵磷脂/鞘磷脂（LS）比值可作为评价胎儿或新生，儿肺成熟度的重要指标。此外，PS中还含有表面活性物质蛋白（SP），包括SP－A、SP－B、SP－C和SP－D等，可与磷脂结合，增加其表面活性作用。中性脂类主要包括胆固醇、甘油三酯及自由脂肪酸等，目前其功能还未清楚，糖类主要有甘露糖和海藻糖等，与PS蛋白质结合。PS覆盖在肺泡表面，其主要功能是降低其表面张力，防止呼气末肺泡萎陷，以保持功能残气量（FRC），维持肺顺应性，稳定肺泡内压和减少液体自毛细血管向肺泡渗出。此外，PS中SP－A及SP－DO可能参与呼吸道的免疫调节作用。导致PS缺乏的因素都可能促使发生RDS，其中早产和剖宫产是RDS的主要病因和危险因素。

1. 早产儿

RDS主要发生在早产儿，这与早产儿肺发育未成熟，PS合成分泌不足直接有关。对于肺发育尚未成熟的早产儿，胎龄愈小，PS量也愈低，使肺泡表面张力增加，呼气末FRC降低，肺泡趋于萎陷。RDS患者肺功能异常主要表现为肺顺应性下降，气道阻力增加，通气/血流降低，气体弥散障碍及呼吸功增加，从而导致缺氧、代谢性酸中毒及通气功能障碍所致的呼吸性酸中毒；由于缺氧及酸中毒使肺毛细血管通透性增高，液体漏出，使肺间质水肿和纤维蛋白沉着于肺泡表面形成嗜伊红透明膜，进一步加重气体弥散障碍，加重缺氧和酸中毒，并抑制PS合成，形成恶性循环。此外，严重缺氧及混合性酸中毒也可导致PPHN的发生。

2. 剖宫产

在分娩未发动之前行择期剖宫产，因未经过正常宫缩，儿茶酚胺和肾上腺皮质激素的应激反应较弱，PS合成分泌较少。同时，剖宫产新生儿肺液转运障碍，影响PS功能。近年社会因素或产科问题择期剖宫产较多，一些足月儿或晚期早产儿也发生RDS。

3. 糖尿病母亲

糖尿病母亲婴儿（IDM）也易发生此病，是因血中高浓度胰岛素能拮抗肾上腺皮质激素对PS合成的促进作用，因此，糖尿病母亲新生儿PS合成分泌受影响，IDM的RDS发生率比正常增加5～6倍。

4. 围生期窒息

缺氧、酸中毒、低灌注可导致急性肺损伤，抑制肺Ⅱ型上皮细胞产生PS。

5. 重度Rh溶血病

患者胰岛细胞代偿性增生，胰岛素分泌过多抑制PS分泌。

6. SP－A基因变异

早产儿易发生RDS可能与SP－A等位基因变异有关，SP－A等位基因6A2和1A是RDS的易感基因，等位基因6A3和1A5为保护基因。RDS患者6A2和1A基因过度表达，

6A3 和 1A5 基因表达下调。

7. SP—B 基因缺陷

已有报道因患者 SP—B 基因缺陷，不能表达 SP—B，PS 不能发挥作用，这些患者不管足月或早产，易发生 RDS。

肺表面活性物质缺乏时肺泡壁表面张力增高，肺泡逐渐萎陷，进行性肺不张，发生缺氧、酸中毒，肺小动脉痉挛，肺动脉高压，导致动脉导管和卵圆孔开放，右向左分流，缺氧加重，肺毛细血管通透性增高，血浆纤维蛋白渗出，形成肺透明膜，使缺氧酸中毒更加严重，造成恶性循环。

（二）病理生理

PS 是由肺泡Ⅱ型上皮细胞分泌，其成份为糖 5%、蛋白质 5%～10%，脂类 85%～90%，脂类中棕榈酰卵连脂是起表面活性作用的主要物质。PS 中可与磷脂结合的蛋白质称为表面活性物质蛋白包括 SP—A、SP—B，SP—C，和 SP—D，利于 PS 分布并可增加其表面活性作用 PS 于孕 18～20 周开始产生，缓慢增加，35～36 周达肺成熟水平。PS 覆盖在肺泡表面，可降低其表面张力，防止呼气膜肺泡萎陷，保持功能残气量稳定肺泡内呀，减少液体自毛细血管向肺泡渗出。早产使 PS 不足或缺乏，肺泡表面张力增加，呼气膜 FRC 明显减少，肺泡萎陷入，肺顺应性降低，吸气时作功增加并且肺泡难以充分扩张，潮气量和肺泡通气量减少，导致 CO_2 潴留（呼吸性酸中毒），由于肺泡通气量减少，而肺泡血流相对正常，通气/血流值降低，引起缺氧、进而导致代谢性酸中毒。缺氧及混合性酸中毒使肺毛细血管通透性增高，液体漏出，肺间质水肿和纤维蛋白沉着于肺泡内表面形成嗜伊红透明膜，使气体弥散障碍，加重缺氧和酸中毒，进而抑制 PS 合成，形成恶性循环，重者也可发生 PPHN。

二、临床表现

（一）早产儿 RD

SRDS 的典型临床表现主要见于早产儿，生后不久（1～2 小时）出现呼吸急促，继而出现呼吸困难，呻吟，三凹征，病情呈进行性加重，至生后 6 小时症状已十分明显。然后出现呼吸不规则、呼吸暂停、青紫、呼吸衰竭。体检两肺呼吸音减弱。血气分析 $PaCO_2$ 升高，PaO_2 下降，BE 负值增加。生后 24～48 小时病情最重，病死率较高，能生存 3 天以上者肺成熟度增加，可逐渐恢复，但不少患者并发肺部感染或 PDA，使病情再度加重。轻型患者可仅有呼吸困难、呻吟，而青紫不明显，经持续气道正压呼吸（CPAP）治疗后可恢复。近年由于肺表面活性物质的预防和早期使用，RDS 的典型临床表现已比较少见。

（二）剖宫产新生儿 RDS

剖宫产新生儿 RDS 主要见于晚期早产儿和足月儿，与剖宫产的胎龄密切相关，胎龄 37 周择期剖宫产者 RDS 发生率 3.7%，38 周为 1.9%，39 周以后明显减少，为 0.9%。剖宫产新生儿 RDS 起病时间差别较大，有些患者生后 1～2 小时即发生严重呼吸困难，而有些患者生后数小时呼吸困难并不严重，胸片为湿肺表现，但生后第 2、3 天呼吸困难突然加重，胸片两肺呈白肺，发生严重呼吸衰竭。常合并重症持续肺动脉高压（PPHN），表现为严重低氧性呼吸衰竭。

（三）基因缺陷 RDS

基因缺陷 RDS 主要是 SP－B 基因缺陷，临床表现为重症呼吸衰竭，给肺表面活性物质治疗后短时间内（1～2 小时）临床表现改善，但 5～6 小时后临床表现又非常严重。需要多次或依赖肺表面活性物质的治疗，最终预后较差，多于数天内死亡，杂合子者临床表现较轻。

（四）并发症

1. 动脉导管开放（PDA）

早产儿动脉导管组织发育未成熟，常发生动脉导管开放。在 RDS 早期由于肺血管阻力较高，易出现右向左分流，在恢复期肺血管阻力下降，出现左向右分流。早产儿 RDS 患者 PDA 发生率可达 30％～50％，常发生在 RDS 恢复期。发生 PDA 时，因肺动脉血流增加导致肺水肿，出现心力衰竭、呼吸困难，病情加重。在心前区胸骨左缘第 2～3 肋间可闻及收缩期杂音，很少呈连续性杂音。

2. 持续肺动脉高压（PPHN）

由于缺氧和酸中毒，RDS 患者易并发 PPHN，发生右向左分流，使病情加重，血氧饱和度下降。早产儿 RDS 合并 PPHN 较少，病情较轻，胎龄越大发生率越多，病情越重，尤其是择期剖宫产新生儿。

3. 肺部感染

因气管插管、机械通气，易发生肺部感染，使病情加重，两肺闻湿啰音。

4. 支气管肺发育不良（BPD）

因长时间吸入高浓度氧和机械通气，造成肺损伤，肺纤维化，导致 BPD。

5. 肺出血

严重患者常发生肺出血，主要与早产、缺氧有关，常发生在病程第 2～4 天。

三、辅助检查

（一）实验室检查

1. 泡沫试验

取患者胃液或气道吸引物 1mL 加 95％酒精 1mL，振荡 15 秒，静置 15 分钟后沿管壁有多层泡沫形成则可除外 RDS，若无泡沫可考虑为 RDS，两者之间为可疑。其原理是由于 PS 利于泡沫的形成和稳定，而酒精则起抑制作用。

2. 肺成熟度的判定

测定羊水或患者气管吸引物中 L/S，若≥2 提示“肺成熟”，1. 5～2 可疑、＜1. 5“肺未成熟”；PS 中其他磷脂成分的测定也将助于诊断。

3. 血气分析

pH 和动脉氧分压（PaO_2）降低，动脉二氧化碳分压（$PaCO_2$）增高，碳酸氢根减少。

（二）X 线检查

X 线检查具有特征性表现，是目前确诊 RDS 的最佳手段。①两肺呈普遍性的透过度降低，可见弥散性均匀一致的细颗粒网状影，即毛玻璃样改变；②在弥散性不张肺泡（白色）的背景下，可见清晰充气的树枝状支气管（黑色）影，即支气管充气征；③双肺野均呈白色，肺肝界及肺心界均消失，即白肺。

RDS肺部X线检查有特征性表现，多次床旁摄片可观察动态变化。按病情程度可将胸片改变分为4级：Ⅰ级：两肺野普遍透亮度降低（充气减少），可见均匀散在的细小颗粒（肺泡萎陷）和网状阴影（细支气管过度充气）；Ⅱ级：除Ⅰ级变化加重外，可见支气管充气征（支气管过度充气），延伸至肺野中外带；Ⅲ级：病变加重，肺野透亮度更加降低，心缘、膈缘模糊；Ⅳ级：整个肺野呈白肺，支气管充气征更加明显，似秃叶树枝，胸廓扩张良好，横膈位置正常。

四、诊断与鉴别诊断

（一）诊断

根据患者的病史，临床表现并结合胸部X线检查，一般不难。主要诊断依据如下。

1. 病史

早产儿、剖宫产新生儿、糖尿病母亲新生儿、围生期缺氧等病史。

2. 临床表现

出生后进行性呼吸困难、呼吸暂停、青紫，继而发生严重呼吸衰竭。

3. 肺部X线变化

两肺野透亮度降低，出现支气管充气征，严重者两肺呈白肺。

4. 肺成熟度检查

近年由于早期使用肺表面活性物质，肺成熟度检查已很少使用。

（二）鉴别诊断

1. 湿肺

湿肺多见于足月或近足月的剖宫产儿，生后很快出现呼吸急促，但多数吃奶佳、反应好本病预后良好，多数于24小时内向行恢复。

2. B组链球菌肺炎

B组链球菌肺炎是由B组链球菌败血症所致的宫内感染性肺炎。其临床表现及X线征象有时与RDS难以鉴别。但前者母亲妊娠晚期多有感染、羊膜早破或羊水有异味史，母血或宫颈拭子培养有B组链球菌生长；患者外周血常规、C−反应蛋白、血培养等也可提示有感染证据，此外，病程与RDS不同，且抗生素治疗有效。

3. 膈疝

出生不久表现为阵发性呼吸急促及发绀，查体可见腹部凹陷，患侧胸部呼吸音减弱甚至消失，可闻及肠鸣音（易被误认为是水泡音）；X线胸片可见患侧胸部有充气的肠曲或胃泡影及肺不张，纵隔向对侧移位。

五、治疗

（一）肺表面活性物质（PS）治疗

目前PS已成为RDS的首选常规治疗，PS替代治疗可显著降低RDS的病死率和气胸发生率，同时可改善肺顺应性和通换气功能，降低呼吸机参数。国际上已有7～8种PS药品，国内有两种PS药品可供选用。使用PS治疗RDS需注意以下问题。

1. 药品选择

PS药品分为天然型和合成型，天然型PS从牛或猪肺提取，合成型PS为人工合成。天然型PS疗效明显优于合成型PS，合成型PS多用于预防或轻症患者。

2. 给药时机

PS给药时机分为产房预防、早期治疗和抢救性治疗。产房预防：是指在产房复苏后立即给药，一般为生后15～30分钟，给1次。预防指征不同国家不一样，欧洲新生儿RDS防治指南建议：对胎龄＜26周，产前未使用激素者考虑在产房使用PS预防，预防给药可使RDS发生率减少1/3～1/2。

早期治疗：是指生后2小时内，出现呼吸困难、呻吟，胸片显示两肺透亮度下降，颗粒网状影，立即给药。

抢救性治疗：是指病情非常严重，X线出现典型RDS改变才给药。根据疗效－费用分析，应该提倡早期治疗。

3. 给药剂量

PS剂量范围比较宽，迄今为止国际报道最大剂量范围为每次50～200mg/kg。但每种PS药品各自有推荐剂量，且各不相同，多数为每次100～200mg/kg，也有用70～100mg/kg。总体而言，剂量大效果好，重症患者需用较大剂量，轻症患者和预防用药剂量可以偏小，也有报道首剂用200mg/kg，续剂用100mg/kg。

4. 给药次数

对轻症患者一般给1次即可，对重症患者需要多次给药，现主张按需给药，如呼吸机参数吸入氧浓度（FiO_2）＞0.4或平均气道压（MAP）＞8cm$H_2$0，应重复给药。根据国内外经验总结，严重患者需给2～3次，但一般最多给4次，间隔时间根据需要而定，一般为6～12小时。

5. 给药方法

PS有2种剂型，须冷冻保存。干粉剂用前加生理盐水摇匀，混悬剂用前解冻摇匀，使用前将药瓶置于37℃预热数分钟，使PS磷脂更好地分散。用PS前先给患者充分吸痰，清理呼吸道，然后将PS经气管插管缓慢注入肺内，仰卧位给药。

（二）无创呼吸支持

近年提倡使用无创呼吸支持治疗新生儿RDS，包括经鼻持续气道正压通气（CPAP）双水平气道正压通气（BiPAP和SiPAP）和经鼻间隙正压通气（NIPPV）。CPAP能使肺泡在呼气末保持正压，防止肺泡萎陷，并有助于萎陷的肺泡重新张开。对轻中度RDS，通常使用INSURE技术（气管插管－给PS治疗－拔管－CPAP），主要方法是：一旦出现呻吟，给予气管插管（IN）使用PS治疗（SUR），然后拔管（E），使用CPAP维持，压力5cmH_2O。及时使用无创呼吸支持可减少机械通气的使用，降低BPD发生率。NIPPV的治疗效力比CPAP好。如使用无创呼吸支持后出现反复呼吸暂停、$PaCO_2$升高、PaO_2下降，应改用机械通气。

（三）机械通气

对严重RDS或无创呼吸支持效果不理想者，应采用机械通气，一般先使用常频机械通气，呼吸频率40～50次/分，吸气峰压15～20cmH_2O，PEEP5～6cmH_2O。如常频机械通气参数比较高，效果不理想，可改用高频机械通气，减少常频正压通气所致的肺损伤等不良反应。使用机械通气病情改善者应尽早撤离机械通气，在撤离机械通气过程中使用咖啡因，可以加速撤机，减少再次气管插管和机械通气。撤机后再改用无创呼吸支持。

（四）体外膜肺

对少数非常严重的RDS患者，高频机械通气效果仍然比较差，可使用体外膜肺（ECMO）。目前我国能开展ECMO的单位很少，有待今后逐渐发展。

（五）支持治疗

新生儿应注意保温，将婴儿置于暖箱或辐射式抢救台上，保持皮肤温度在36.5℃。监测体温、呼吸、心率、血压和动脉血气。RDS因缺氧、高碳酸血症导致酸碱、水电解质、循环功能失衡，应予及时纠正，使患者度过疾病极期。轻症可选用鼻导管、面罩、头罩，维持$PaO_2$50～80mmHg（6.7～10.6kPa）和经皮血氧饱和度（$TcSO_2$）90%～95%为宜。

液体量不宜过多，以免造成肺水肿，生后第1、2天控制在60～80mL/kg，第3～5天80～100m/kg；代谢性酸中毒可给5%$NaHCO_3$，所需量（mL）＝BExkg体重×0.5，先给半量，稀释2～3倍，静脉滴注；血压低可用多巴胺3～10μg/（kg·min）。RDS患者在败血症被排除前，建议常规使用抗生素。

（六）并发症治疗

并发PDA时先使用药物关闭。吲哚美辛：首剂0.2mg/kg，第2、3剂：日龄＜7天且出生体重＜1 250g者0.1mg/（kg·次），日龄＞7天或出生体重＞1 250g者0.2mg/（kg·次），每剂间隔24小时，口服或静脉滴注。日龄小于7天者疗效较好，吲哚美辛不良反应有肾功能损害、尿量减少、出血倾向、血钠降低、血钾升高，停药后可恢复。或使用布洛芬：首剂10mg/kg，第2、3剂5mg/kg，间隔时间24小时，口服或静脉滴注。若药物不能关闭动脉导管，并严重影响心肺功能时，应行手术结扎。并发持续肺动脉高压时，使用吸入一氧化氮（NO）治疗。

第六节　新生儿胎粪吸入综合征

新生儿胎粪吸入指胎儿宫内缺氧时将胎粪排入羊水，又将有胎粪污染的羊水吸入呼吸道，造成气道梗阻、呼吸困难等一系列症状，是足月儿及过期产儿发生呼吸衰竭的常见原因。

一、病因与病理生理

（一）病因

胎粪吸入综合征有宫内缺氧或产时窒息缺氧史，可引起反射排出胎粪，并出现真性呼吸将胎粪羊水角化细胞一齐吸入。稠厚的胎粪多量吸入可致完全性气管阻塞、肺不张、化学性肺炎、持续性肺动脉高压、肺气肿。若肺泡破裂可致间质气肿、气胸、纵隔气肿。

（二）病理生理

胎粪吸入后对肺部病理生理改变主要有四方面：气道阻塞，肺表面活性物质功能障碍，化学性肺炎和肺动脉高压。

1. 气道阻塞

胎粪完全阻塞气道会导致肺不张。部分阻 塞则会因活瓣作用导致肺萎陷和肺泡过度充气。在吸气时气道 扩张，而吸入胎粪的气道塌陷，导致呼气时阻力增加。

当肺部过 度膨胀时会导致胸膜破裂出现气胸，间质性气肿或心包积气。

2. 肺表面活性物质功能失调

胎粪刺激导致肺表面活性 物质失活，同时抑制其生成。胎粪中的一些组成物质如：游离脂 肪酸（棕榈酸、硬脂酸、油酸等）可以降低肺表面张力并将表面 活性物质剥离，导致弥漫性肺不张。

3. 化学性肺部炎症

胎粪中的酶、胆盐和脂肪刺激气道和周围组织，引起细胞因子释放 JflTNF－a，IL－1，IL－6，IL－8，IL－13。在吸人胎粪后几小时将导致弥漫性肺部炎症。所 有这些肺部改变都将导致肺内通气/血流（V/Q）比值失调。

4. 持续肺动脉高压

由于宫内慢性缺氧刺激及肺血管增 厚会出现原发或继发的新生儿持续肺高压。同时 PPHN 又进一 步加重了 MAS 的缺氧症状。

二、临床表现

1. 患儿多有宫内及产后窒息史，如母亲患妊娠期高血压疾病、胎盘早期剥离、临产前大量使用麻醉剂、镇静剂等，即凡能造成胎儿与母体间气体交换障碍的原因均可造成 MAS 出现。

2. 婴儿娩出后在口、鼻咽部甚至是在气管中可吸出胎粪颗粒，皮肤、指（趾）甲及脐带的残端呈黄绿色，有被胎粪污染的迹象。

3. Apgar 评分常＜6 分，出生后不久即出现明显呼吸困难、青紫、呻吟、呼吸急促（＞60 次/分），肺部可闻干湿性啰音。有肺气肿时，胸廓隆起，呼吸音减低。并发气胸及纵隔气肿时，患儿可突然出现呼吸困难和青紫加重，患侧呼吸音消失。重症胎粪吸入综合征亦可合并肺动脉高压，表现严重发绀，死亡率较高。

三、辅助检查

（一）实验室检查

血气分析 pH，PaO_2 降低、$PaCO_2$ 增高。若颞动脉或右桡动脉血 PaO_2 高于股动脉血 PaO_2 1. 9kPa（15mmHg）以上，表明动脉导管处有右至左分流。检查血常规、血糖、血钙、血生化，观察有无白细胞升高、低血糖、低血钙等，同时可进行气管内吸出物、血细菌培养等。

（二）胸部 X 线检查

MAS 患儿气管内有胎粪者，其中 50％胸部 X 线片有异常，气管内无胎粪者，仅 20％胸片异常。胸 X 线表现两肺 X 线透亮度增强伴有节段性肺不张，或并发气胸、纵隔气肿者病情严重，预后差；而肺内仅有弥散性浸润影但无肺不张者为吸入稀薄胎粪，很少需要呼吸机治疗。

（三）彩色多普勒超声检查

彩色多普勒超声检查可确定新生儿持续肺动脉高压（PPHN）的存在。

四、诊断与鉴别诊断

（一）诊断

1. 多为足月儿和过期产儿，常有宫内窘迫史或出生时窒息史，Apgar 评分常<6分。气管内有胎粪吸出。

2. 羊水被胎粪污染，轻者呈现黄色或绿色，重者呈深绿色或墨绿色。

3. 新生儿娩出后脐带、皮肤、指（趾）甲和口腔被胎粪污染，呈黄色。

4. 出生不久即可出现呼吸困难、青紫、呻吟，并发肺气肿者胸廓隆起呈桶状，呼吸音减低或有啰音。

5. 血气分析显示 pH 下降，PaO_2降低，$PaCO_2$增高。

（二）鉴别诊断

1. 新生儿湿肺

无羊水污染史及吸入史。症状轻、胸部 X 线片显示肺泡、叶间或胸腔积液。

2. 感染性肺炎

可有体温波动，气道分泌物培养阳性，胸部 X 线呈小灶性或斑片状阴影。

3. 新生儿呼吸窘迫综合征

以早产儿多见，无明显的羊水或胎粪污染史及吸入史。胸部 X 线呈肺野透亮度减低，且无肺气肿表现。

五、治疗

尽量清理、吸净呼吸道内吸入的胎粪颗粒，保持气道通畅，改善肺功能，维持重要脏器的功能，防治感染，预防和减少并发症。

（一）一般治疗

1. 注意保暖

保持中性环境温度，减少氧耗。

2. 供给营养

重症不能经口喂养者，可鼻饲或静脉滴注营养液、血浆、10%葡萄糖液等。

3. 适当控制液量

控制液体入量在 60～80mL/（kg·d），以免加重心、脑、肺的负担。

4. 镇静

烦躁不安者用镇静剂，如苯巴比妥钠 5～10mg/次，肌内注射。

5. 维持酸碱和电解质的平衡

在保持气道通畅和提供足量氧气的前提下，遇酸中毒时可给予适量的碳酸氢钠。轻度酸中毒可通过改善循环得以纠正。

6. 维持有效的周围循环

出现低体温、皮肤苍白和血压下降等休克表现时，及时应用生理盐水、5%清蛋白、血浆甚至全血进行扩容治疗，可同时静脉点滴多巴胺和（或）多巴酚丁胺。

（二）药物治疗

1. 继发肺感染的治疗

MAS 患儿后期常并发肺部的继发感染，应选用广谱抗生素，必要时可做气管内吸引物和血的细菌培养＋药敏试验，根据结果选取有效的抗生素。

2. PPHN 的治疗

重症患儿由于严重缺氧和混合性酸中毒，常会出现肺动脉持续高压，可采用血管舒张药物，碱化血液等方法治疗。

（1）硫酸镁治疗：硫酸镁能拮抗钙离子进入平滑肌，影响前列腺素的代谢，抑制儿茶酚胺的释放，降低平滑肌对血管的收缩。负荷量为 200mg/kg，20min 内静脉滴入，后改维持量 20～50mg/（kg·h），持续静脉滴注，有效血镁浓度为 3. 5～5. 5mmol/L，可连用 1～3d，但需监测血钙和血压。如无监测血浓度的条件，负荷量从小剂量（20～40mg/kg）开始，逐渐加量。

（2）一氧化氮吸入治疗：在常规治疗的基础上，为改善氧合可给予患儿吸入 NO，剂量开始为 20×10^6（20ppm）浓度，在 4h 后可降为（5～6）$\times10^6$维持；对早产儿吸入 NO 的浓度可设为 5×10^6或更低（1～2）$\times10^6$，一般持续 24h，也可用数日或更长时间。应用时注意持续监测吸入 NO 和 NO_2的浓度，高铁血红蛋白浓度不应超过 7%。早产儿还要注意观察有无出血倾向。

（3）血管扩张剂：①前列环素（PGI_2）：开始剂量为 0. 02μg/（kg·min），在 4～12h 内逐渐增加到 0. 06μg/（kg·min），并维持静点，连用 3～4d；②前列腺素 E_1：常用维持量为 0. 01～0. 04μg/（kg·min）。③妥拉苏林（α 受体阻滞剂）：首剂 1～2mg/kg，10min 内静推，之后以0. 2～2mg/（kg·h）维持静点。为使药物能尽量入肺，避免降低体循环压力，应选用头皮静脉点滴，同时注意血压变化，必要时加用多巴胺或多巴酚丁胺，5～10μg/（kg·min）维持静点。血容量不足时慎用，因有胃肠道出血等危险，现已少用。④L 精氨酸：是 NO 的前体，应用后使血 NO 水平增加，可帮助 NO 平稳撤离。⑤西地那非是一种口服的强效选择性单环磷酸鸟苷特异的磷酸二酯酶（cGMP－PDE－5）的抑制剂。同类药还有伐地那非和他达拉非。其药效为增加细胞内 cGMP 浓度。cGMP 的增加可对血管平滑肌起到松弛和抗增生作用。其不良反应很少，包括腹泻、头痛、鼻塞及视觉异常。

3. 肺表面活性物质（PS）的应用

此法治疗 MAS 的临床确切疗效尚有待证实。但已有报道指出，MAS 时 PS 的合成受肺内胎粪的抑制，故治疗时可给予 PS，时间最好在出生后 6h 内。经气道内注入 PS，每次 150mg/kg，每 6 小时 1 次，连用 3～4 次。大量胎粪吸入者也可用生理盐水稀释的 PS 液（浓度：5mg 磷脂/mL）15mL/kg 灌洗气道。

（三）其他治疗

1. 清理呼吸道，吸出胎粪

吸出胎粪的最佳时机是胎头刚娩出，新生儿尚未出现第 1 次呼吸时。胎头娩出后即开始吸引，首先是口、鼻咽部，而后是气管。对病情较重，出生时无活力的新生儿通过气管内插管进行吸引。在气道处理前不做正压呼吸。如胎粪黏稠可用生理盐水冲洗后再行负压吸引。此方法可有效预防后期肺动脉高压的出现。

2. 氧疗和辅助呼吸

清理气道后立即给予氧疗，病情轻者可采用鼻导管、面罩或头罩吸氧等方式，使 PaO_2 维持在 8～10. 7kPa（60～80mmHg）之间。重症患儿当出现血气分析 pH＜7. 2，PaO_2＜6. 6kPa（50mmHg），$PaCO_2$＞9. 93kPa（70mmHg）时需用辅助呼吸，但送气压力和呼气末压力不宜过高，以免引起肺气漏，具体呼吸机各参数可根据病情相应设定。如以肺不张为主要表现时，可适当调高吸气峰压、延长吸气时间；对肺气肿者，吸气峰压宜稍低. 使用可维持正常血气的最小峰压即可，并适当延长呼气时间。

3. 气胸的治疗

若患儿在原有呼吸困难的基础上突然出现病情恶化时，应重复 X 线胸片检查，若并发气胸或纵隔积气时，轻者可等待其自然吸收，严重者影响呼吸时，应立即穿刺抽气或行胸腔闭式引流排出气体。

第七节　新生儿败血症

新生儿败血症是指各种致病菌侵入新生儿血液循环并在血液中生长繁殖，产生大量毒素使患儿出现严重感染中毒症状的全身感染性疾病。引起新生儿败血症的病原菌种类很多，但致病力强弱不同，最重要的病原菌是大肠埃希菌及金黄色葡萄球菌。宫内或分娩时感染的病原菌以革兰氏阴性杆菌居多，出生后感染病原菌则以革兰阳性球菌占优势。感染途径包括宫内感染、产时和产后感染。本病是新生儿常见的危急重症，亦是新生儿死亡的主要原因之一。

一、病因与病理生理

（一）病原菌

新生儿败血症主要是由大肠杆菌、金黄色葡萄球菌、表皮葡萄菌、克雷白杆菌及 B 组链球菌感染所致。事实上，病原菌因不同地区和年代而异，我国多年来一直以金黄色葡萄球菌和大肠杆菌感染多见。而 B 族溶血性链球菌（GBS）和李斯特菌为发达国家新生儿感染常见的致病菌，但国内极少见。

随着呼吸机、广谱抗生素的应用以及极低出生体重儿存活率的提高等原因，使得机会致病菌：表皮葡萄球菌、绿脓杆菌、克雷伯杆菌、肠杆菌、变形杆菌、不动杆菌、沙雷菌、微球菌等；厌氧菌：脆弱类杆菌、产气荚膜梭菌以及耐药菌株所致的感染有增加趋势。而空肠弯曲菌、幽门螺杆菌等已成为新的致病菌。

（二）免疫功能

细菌入侵后是否发展成为败血症，由细菌的毒力、数量、入侵方式、入侵时间、新生儿当时的免疫状态等因素的所决定。

1. 非特异性免疫功能

（1）屏障功能差：皮肤角质层薄、黏膜柔嫩、脐残端的创面；胃液酸度低、胆酸少使消化液的杀菌力弱，加上肠黏膜通透性大；血脑屏障功能薄弱楼以上因素都有利于细菌进入。

（2）淋巴结发育不全：当淋巴结发育不全时，可缺乏吞噬细胞的过滤作用，不能将感染局限在局部淋巴结。

（3）经典补体途径及替代补体途径的部分成分（C3、C5、调理素等）含量低，机体对细菌抗原的调理作用差。

（4）中性粒细胞趋化性和粘附性低，备解素、纤维素结合蛋白、溶菌酶含量低，吞噬和杀菌能力不足，影响中性粒细胞吞噬和杀菌能力。

（5）单核细胞产生粒细胞－集落刺激因子、白细胞介素等细胞隐私的能力低下。

2. 特异性免疫功能

（1）新生儿体内 IgG 主要来自母体，胎龄越小，其含量越低，因此早产儿更易感染。

（2）IgM 和 IgG 分子量较大，不能通过胎盘，新生儿体内含量低，因此易感染革兰阴性菌，也易患消化道及呼吸道感染。

（3）T 细胞不嫩产生足量的细胞因子，对外特异性抗原的应答差。

（4）巨噬细胞、自然杀伤细胞活性低。

（三）感染途径

1. 宫内感染

妈妈在孕期有感染（如败血症等）时，细菌可经胎盘血行感染胎儿。

2. 产时感染

产程延长、难产、胎膜早破时，细菌可由产道上行进入羊膜腔，胎儿可因吸入或吞下污染的羊水而患肺炎、胃肠炎、中耳炎等，进一部发展成为败血症。也可因消毒不严、助产不当、复苏损伤等使细菌直接从皮肤、粘膜破损处进入血中。

3. 产后感染

最常见，细菌可从皮肤、粘膜、呼吸道、消化道、泌尿道等途径侵入血循环，脐部是细菌最易侵入的门户。

二、临床表现

常为非特异性症状，早期精神食欲欠佳、哭声弱、体温不稳定；病情发展快且重，短期内即可出现不吃、不哭、不动、面色差、精神萎靡、嗜睡。体壮儿常发热，体弱儿、早产儿常体温不升。有如下特殊表现时提示败血症：①黄疸迅速加重或退而复现，可为败血症的唯一表现。②呼吸窘迫。③出血倾向及贫血迅速加重。④休克、低血压。⑤较晚出现的肝脾肿大。⑥其他：呕吐、中毒性肠麻痹、硬肿、惊厥。

三、辅助检查

(一) 外周血常规

患儿白细胞总数增高，也可正常，严重者可明显降低。一般认为，白细胞总数<5×10^9/L，或出生3日后白细胞总数>20×10^9/L，杆状核白细胞（I）和中性粒细胞（T）的比值I/T≥0.16时，对败血症的诊断意义较大。如白细胞内有中毒颗粒则更有助于诊断。重症患儿因细菌毒素破坏红细胞。出现红细胞数及血红蛋白值降低，并可有血小板减少。

(二) 病原学检查

可作为诊断依据，并指导治疗。

1. 细菌培养

①血培养检查阳性，尤其是双份血培养或连续2次血培养均得同一细菌或1次血培养阳性，但从尿液脑脊液、浆膜腔液或非暴露病灶处分离出或涂片找到同一细菌可作为确诊的依据。②疑有尿路感染时，在耻骨联合，上穿刺抽取尿液检菌及进行培养。如非穿刺尿液白细胞>0.2×10^9/L，细菌数>1.0×10^5/L可诊断为尿路感染。③对于疑有宫内细菌感染的新生儿，可在出生后2h内做鼻、咽、耳窝分泌物及胃液培养。胃液涂片有细菌或白细胞超过4个，Hp为阳性，但若在出生12h后才做胃液培养，如阳性则多属于污染菌。④可做皮肤、脐部感染病灶，眼或外耳道分泌物培养及涂片检查病原菌，对诊断有一定参考价值。如得到与已知培养相同的细菌，则可能为引起败血症的原发病灶。但需注意其检测结果也有可能与血培养不一致。⑤对于疑有合并化脓性脑膜炎的患儿，应进行腰穿检查，脑脊液呈化脓性表现，细菌培养可呈阳性。必须注意如果患儿曾用过抗生素治疗，其脑脊液培养可能为阴性，但脑脊液涂片检查细菌时有可能找到细菌，所以在做培养的同时，必须做涂片找细菌。此项检查不仅有助于确定败血症的病原，增加检查阳性率，也可以反映病情的严重程度。

2. 病原菌抗原检测

①采用对流免疫电泳（CIE）、酶联免疫吸附试验（ELISA）、乳胶颗粒凝集（LA）等方法用于血、脑脊液和尿中致病菌抗原检测。②基因诊断方法，应用质粒分析、限制性内切酶分析（REA）、核酸杂交、聚合酶链式反应（PCR）等方法用于鉴别病原菌的生物型和血清型，有利于寻找感染源。

3. 红细胞沉降率及C反应蛋白测定

血沉及C反应蛋白检查有助于诊断，亦可用于观察疗效及判断预后。新生儿采用微量血沉检查，一般认为血沉≥15mm/h常提示有严重感染。如果患儿有诱发败血症的病因，并有其临床表现，而无肺炎等其他感染性疾患，血清C反应蛋白阳性或≥15μg/mL，可临床诊断为败血症。在治疗过程中复查C反应蛋白，如较前迅速降低，则提示治疗有效。如降低不明显甚至继续增高，表示疗效差，预后不佳。因此，动态观察C反应蛋白的变化并结合临床综合分析，不仅有助于新生儿败血症的早期快速诊断，而且对于疗效观察和预后判断有指导价值。

4. 血清胆红素检查

可作为败血症诊断的辅助指标。由于细菌毒素对红细胞膜的直接作用和对肝脏以及胆红素代谢的影响，大多数患儿血清总胆红素升高，以直接胆红素升高为主，或虽以间接胆红素升高明显，但直接胆红素>25.65μmol/L。如感染控制后，红细胞不再过多破坏，肝细胞肿胀消退，血清胆红素应逐渐下降。

5. 鲎试验

用于检测血和体液中细菌内毒素，阳性提示有革兰阴性细菌感染。

四、诊断与鉴别诊断

（一）诊断

（1）母亲多有胎膜早破、产程延长、产前或产时感染发热等病史。或患儿常有脐部感染或其他皮肤黏膜破损等感染灶。

（2）临床症状无特异性，患儿可有不吃、不哭、不动、发热或体温不升、面色苍白、反应低下、体重不增等。可伴黄疸、肝脾肿大、皮肤黏膜瘀点、瘀斑、呼吸急促或暂停、心律失常等。

（3）晚期可并发化脓性脑膜炎、肺炎、坏死性小肠结肠炎、呼吸窘迫、肺出血、休克、DIC等。

（4）血白细胞明显升高或降低，I/T≥0.16，C反应蛋白升高。病灶渗出物、脑脊液、尿等培养阳性或检出细菌抗原。

（5）血培养阳性。

具备，上述第（1）～（4）项可临床诊断本病，同时具备第（5）项可确诊。

（二）鉴别诊断

1. 颅内出血

出现神经系统症状或合并有脑膜炎时，应与颅内出血相鉴别。颅内出血有产伤或窒息史，大多发病早，生后1～2d起病，脑脊液可为均匀血性或有皱缩红细胞而无炎性变化。

2. 呼吸道疾病

表现呼吸急促、青紫等呼吸系统症状时，应与肺炎、肺不张、肺透明膜病等呼吸系统疾病相鉴别。可根据肺部体征及X线胸片结果进行鉴别。

3. 消化道疾病

有呕吐、腹胀时应与新生儿腹泻鉴别。单纯腹泻一般状态好，无发热及中毒表现。

五、治疗

认真清除局部感染灶，积极选用有效的抗生素抗感染治疗，加强护理和对症处理，维持重要脏器功能，防治并发症。

（一）一般常规治疗

注意保暖或降温、维持体温的恒定，加强口腔、脐部等皮肤黏膜的护理、消毒，清除局部病灶，供应足量的液体和营养物质，纠正酸中毒及缺氧，维持水和电解质平衡。

（二）常规用药

主要指抗生素治疗。早诊断、早用药；选用杀菌能力强、并易透过血脑屏障的抗生素，病原菌未明确前根据临床经验和治疗后的效果选用1～2种抗生素，明确病原菌后根据药敏试验选择1种药物；疗程应足，一般需7～14d，有并发症出现时疗程可适当延长至3周以上；原则上应静脉用药；遇患儿为出生后不久的新生儿、早产儿或为肝肾功能不成熟的患儿，用药次数和剂量要适当减少。

1. 病原菌未明确前用药

可选用氨苄西林，剂量为100mg/（kg·d），分2次静脉滴注，疑似为脑膜炎者剂量可加倍。

2. 病原菌明确后用药

（1）针对革兰阳性菌的抗生素。

青霉素类抗生素：适用于链球菌属（包括B族溶血性链球菌、肺炎链球菌、D族溶血性链球菌如粪链球菌等）败血症，可应用青霉素5万～15万单位/（kg·d），分2～3次静脉滴注；若耐药可换用青霉素，剂量改为10万～20万单位/（kg·d），分2～4次静脉滴注；对于葡萄球菌属（包括金黄色葡萄球菌和凝固酶阴性的葡萄球菌）败血症，因青霉素普遍耐药，常选用耐酶的青霉素，如苯唑西林或氯唑西林，具体应用为体重＜1 200g和1 200～2 000g（日龄在7日内）的新生儿，剂量为50mg/（kg·d），分2次静脉滴注；对体重1 200～2 000g（日龄大于7日）和＞2 000g（日龄在7日内）的患儿，剂量为50～100mg/（kg·d），分3次给药；对＞2 000g（日龄大于7日）的患儿，剂量50～100mg/（kg·d），分4次同前给药。

第一、二代头孢菌素类抗生素：适用于部分革兰阳性菌，如葡萄球菌败血症，常用药物有头孢唑啉（头孢菌素），剂量为20～25mg/（kg·次），每日2次，较大儿可为每日3次，静脉滴注，但该药不易透过血脑屏障；或用头孢呋辛，剂量为25～50mg/（kg·次），每日2～3次。

万古霉素：主要适用于耐甲氧西林金黄色葡萄球菌败血症，为二线用药，剂量为10～15mg/（kg·次），每日2～3次静脉滴注。

替考拉宁：同样适用于耐甲氧西林金黄色葡萄球菌败血症，剂量为8mg/（kg·d），每日1次静脉滴注。

（2）针对革兰阴性菌的抗生素。

第三、四代头孢菌素类抗生素：适用于大肠埃希菌、沙门杆菌败血症及院内感染败血症，常用药物有头孢噻肟，剂量为50mg/（kg·次），每日2～3次静脉滴注。因该类药易透过血脑屏障，对绿脓杆菌败血症并发化脓性脑膜炎者，可选用头孢曲松，剂量为50～75mg/（kg·次），每日1次静脉滴注，或头孢他啶50mg/（kg·次），每日2～3次静脉滴注。对多重耐药菌，如阴沟肠杆菌等所致的严重败血症，还可选用第四代头孢菌素类抗生素，如头孢吡肟、头孢匹罗、头孢唑兰等。

氧哌嗪青霉素（哌拉西林）：常用于大肠埃希菌败血症，易透过血脑屏障，且对革兰阳性菌也有一定的杀菌效果，剂量为50～100mg/（kg·次），每日2～3次静脉滴注。

（3）针对厌氧菌的抗生素：对厌氧菌败血症常选用甲硝唑，剂量为7. 5～15mg/（kg·次），每日2次，较小儿每2日1次，静脉滴注。

（4）针对其他病原菌的抗生素：导致新生儿败血症的病原菌还有衣原体、支原体、立克次体和螺旋体等，可选用大环内酯类抗生素，如红霉素10～15mg/（kg·d），分2～3次静脉滴注。

（三）其他治疗

1. 对症治疗

（1）清除感染灶：应用3%过氧化氢、2%碘酊及75%乙醇消毒脐部，每日2～3次；皮肤感染灶经以上消毒后可再涂抹抗生素软膏；口腔黏膜消毒可应用3%过氧化氢清洗，每日2次。

（2）扩容：对休克者，可应用含钠溶液或右旋糖酐补充血容量，并及时加用多巴胺等血管活性药物。

（3）降颅压、止痉：有脑水肿者，可选用利尿剂，或甘露醇；有抽搐者，可应用地西泮、苯巴比妥钠等镇静剂。

（4）退黄：及时进行光疗。

（5）补充血小板：血小板明显减低，有出血危险时，可输注血小板1～2U/5kg。

2. 支持治疗

（1）增强免疫功能：对早产儿及严重感染者，可静脉滴注免疫球蛋白200～500mg/(kg·d)，连用3～5d。

（2）输血：小量多次输入全血或血浆，每次10mL/kg，可增强机体的抵抗能力。

3. 换血治疗

对药物治疗无效的败血症患儿可考虑换血治疗，应用新鲜全血，换血量为120～160mL/kg。换血后可出现电解质紊乱、感染、移植性抗宿主反应等并发症，故应用时需慎重。

第二章　小儿呼吸系统疾病

第一节　支气管肺炎

支气管肺炎是婴幼儿期最常见的肺炎，全年均可发病，以冬春寒冷季节多发，华南地区夏季发病为数亦不少。先天性心脏病、营养不良、佝偻病患儿及居住条件差、缺少户外活动或空气污染较严重地区的小儿均较易发生支气管肺炎。

一、病因及病理生理

（一）病因

支气管肺炎的病原微生物为细菌和病毒。细菌感染中大部分为肺炎链球菌感染，其他如葡萄球菌、溶血性链球菌、流感嗜血杆菌、大肠埃希菌、绿脓杆菌亦可致病，但杆菌类较为少见；病毒感染主要为腺病毒、呼吸道合胞病毒、流感病毒、副流感病毒的感染。此外，亦可继发于麻疹、百日咳等急性传染病。

（二）病理生理

由于病原体产生的毒素为机体所吸收，因而存在全身性毒血症。

1. 肺泡间质炎症使通气和换气功能均受到影响，导致缺氧和二氧化碳潴留。若肺部炎症广泛，机体的代偿功能不能缓解缺氧和二氧化碳潴留，则病情加重，血氧分压及氧饱和度下降，二氧化碳潴留加剧，出现呼吸功能衰竭。

2. 心肌对缺氧敏感，缺氧及病原体毒素两者作用可导致心肌劳损及中毒性心肌炎，使心肌收缩力减弱，又因缺氧、二氧化碳潴留引起肺小动脉收缩，右心排出阻力增加，可导致心力衰竭。

3. 中枢神经系统对缺氧十分敏感，缺氧和二氧化碳潴留致脑血管扩张、血管通透性增高，脑组织水肿、颅内压增高，表现有神态改变和精神症状，重症者可出现中枢性呼吸衰竭。

4. 缺氧可使胃肠道血管通透性增加，病原体毒素又可影响胃肠道功能，出现消化道症状，重症者可有消化道出血。

5. 肺炎早期由于缺氧，反射性地增加通气，可出现呼吸性碱中毒。机体有氧代谢障碍，酸性代谢产物堆积，加之高热，摄入水分和食物不足，均可导致代谢性酸中毒。二氧化碳潴留、血中 H^{+} 浓度不断增加，pH 降低，产生呼吸性酸中毒。在酸中毒纠正时二氧化碳潴留改善，pH 上升，钾离子进入细胞内，血清钾下降，可出现低钾血症。

二、临床表现

肺炎为全身性疾病，各系统均有症状。病情轻重不一，病初均有急性上呼吸道感染症状。主要表现为发热、咳嗽、气急。发热多数为不规则型，热程短者数天，长者可持续 1～

2周；咳嗽频繁，婴幼儿常咳不出痰液，每在吃乳时呛咳，易引起乳汁误吸而加重病情；气急、呼吸频率增加至每分钟40～60次以上，鼻翼翕动、呻吟并有三凹征，口唇、鼻唇周围及指、趾端发绀，新生儿常口吐泡沫。肺部听诊早期仅为呼吸音粗糙，继而可闻及中、细湿啰音，哭闹时及吸气末期较为明显。病灶融合、肺实变时出现管状呼吸音。若一侧呼吸音降低伴有叩诊浊音时应考虑胸腔积液。体弱婴儿及新生儿的临床表现不典型，可无发热、咳嗽，早期肺部体征亦不明显，但常有呛乳及呼吸频率增快，鼻唇区轻度发绀。重症患儿可表现呼吸浅速，继而呼吸节律不齐，潮式呼吸或叹息样、抽泣样呼吸，呼吸暂停，发绀加剧等呼吸衰竭的症状。

（一）循环系统

轻症出现心率增快，重症者心率增快可达140～160次/分以上，心音低钝，面色苍白且发灰，呼吸困难和发绀加剧。若患儿明显烦躁不安，肝脏短期内进行性增大，上述症状不能以体温升高或肺部病变进展解释，应考虑心功能不全。此外，重症肺炎尚有中毒性心肌炎、心肌损害的表现，或由于微循环障碍引起弥散性血管内凝血（DIC）的症状。

（二）中枢神经系统

轻者可表现烦躁不安或精神萎靡，重者由于存在脑水肿及中毒性脑病，可发生痉挛、嗜睡、昏迷，重度缺氧和二氧化碳潴留可导致眼球结膜及视神经盘水肿、呼吸不规则、呼吸暂停等中枢性呼吸衰竭的表现。

（三）消化系统

轻者胃纳减退、轻微呕吐和腹泻，重症者出现中毒性肠麻痹、腹胀，听诊肠鸣音消失，伴有消化道出血症状（呕吐咖啡样物并有黑便）。

三、辅助检查

血白细胞总数及中性粒细胞百分比增高提示细菌性肺炎，病毒性肺炎时白细胞计数大多正常。

（一）病原学检查

疑为细菌性肺炎，早期可做血培养，同时吸取鼻咽腔分泌物做细菌培养，若有胸腔积液可做穿刺液培养，这有助于细菌病原体的确定。疑病毒性肺炎可取鼻咽腔洗液做免疫荧光检查、免疫酶检测，病毒分离或双份血清抗体测定以确定病原体。

（二）血气分析

对气急显著伴有轻度中毒症状的患儿，均应做血气分析。病程中还需进行监测，有助于及时给予适当处理，并及早发现呼吸衰竭的患儿。肺炎患儿常见的变化为低氧血症、呼吸性酸中毒或混合性酸中毒。

（三）X线检查

多见于双肺内带及心膈角区、脊柱两旁小斑片状密度增深影，其边缘模糊，中间密度较深，病灶互相融合成片，其中可见透亮、规则的支气管充气影，伴有广泛或局限性肺气肿。间质改变则表现两肺各叶纤细条状密度增深影，行径僵直，线条可互相交错或呈两条平行而中间透亮影称为双轨征；肺门区可见厚壁透亮的环状影为袖口征，并有间质气肿，在病变区内可见分布不均的小圆形薄壁透亮区。

四、诊断与鉴别诊断

根据临床表现有发热、咳嗽、气急，体格检查肺部闻及中、细水泡音即可做出诊断，还可根据病程、热程、全身症状以及有无心功能不全、呼吸衰竭、神经系统的症状来判别病情轻重，结合X线摄片结果及辅助检查资料初步做出病因诊断。免疫荧光抗体快速诊断法可及时做出腺病毒、呼吸道合胞病毒等病原学诊断。

支气管肺炎应与肺结核及支气管异物相鉴别。肺结核及肺炎临床表现有相似之处. 均有发热、咳嗽，粟粒性肺结核患者尚有气促、轻微发绀，但一般起病不如肺炎急，且肺部啰音不明显，X线摄片有结核的特征性表现，结核菌素试验及结核接触史亦有助于鉴别。气道异物患儿有呛咳史，有继发感染或病程迁延时也可有发热及气促，X线摄片在异物堵塞部位出现肺不张及肺气肿，若有不透光异物影则可明确诊断。此外，尚需与较少见的肺含铁血黄素沉着症等相鉴别。

五、治疗

(一) 护理

患儿应置于温暖舒适的环境中，室温保持在20℃左右，湿度以60%为佳，并保持室内空气流通。做好呼吸道护理，清除鼻腔分泌物、吸出痰液，每天2次做超声雾化使痰液稀释便于吸出，以防气道堵塞影响通气。配置营养适当的饮食并补充足够的维生素和液体，经常给患儿翻身、拍背、变换体位或抱起活动以利分泌物排出及炎症吸收。

(二) 抗生素治疗

根据临床诊断考虑引起肺炎的可能病原体，选择敏感的抗菌药物进行治疗。抗生素主要用于细菌性肺炎或疑为病毒性肺炎但难以排除细菌感染者。根据病情轻重和患儿的年龄决定给药途径，对病情较轻的肺炎链球菌性肺炎和溶血性链球菌性肺炎、病原体未明的肺炎可选用青霉素肌内注射，对年龄小而病情较重的婴幼儿应选用两种抗生素静脉用药。疑为金黄色葡萄球菌感染的患儿选用青霉素 P_2、头孢菌素、红霉素，革兰氏阴性杆菌感染选用第三代头孢菌素或庆大霉素、阿米卡星、氨苄西林，绿脓杆菌肺炎选用羧苄西林、阿米卡星或头孢类抗生素，支原体肺炎选用大环内酯类抗生素。一般宜在热降、症状好转、肺炎体征基本消失或X线摄片、胸透病变明显好转后2～7d才能停药。病毒性肺炎应用抗生素治疗无效，但合并或继发细菌感染需应用抗生素治疗。

(三) 对症处理

1. 氧疗

无明显气促和发绀的轻症患儿可不予氧疗，但需保持安静。烦躁不安、气促明显伴有口唇发绀的患儿应给予氧气吸入，经鼻导管或面罩、头罩给氧，一般氧浓度不宜超过40%，氧流量1～2L/min。

2. 心力衰竭的治疗

对重症肺炎出现心力衰竭时，除即给吸氧、镇静剂及适当应用利尿剂外，应给快速洋地黄制剂，可选用：①地高辛口服饱和量＜2岁为0. 04～0. 05mg/kg，＞2岁为0. 03～0. 04mg/kg，新生儿、早产儿为0. 02～0. 03mg/kg；静脉注射量为口服量的2/3～3/4。首次用饱和量的1/3～1/2量，余量分2～3次给予，每4～8h 1次。对先天性心脏病及心力衰竭严重者，在末次给药后12h可使用维持量，为饱和量的1/5～1/4，分2次用，每12h 1次。应用洋地黄制剂时应慎用钙剂。②毛花苷C（西地兰），剂量为每次0.01～0.015mg/kg，加入10%葡萄糖液5～10mL中静脉推注，必要时间隔2～3h可重复使用，一般用1～2次后改用地高辛静脉饱和量法，24h饱和。此外，亦可选用毒毛花苷K（毒毛旋花子苷K）、饱和量0.007～0.01mg/kg，加入10%葡萄糖10～20mL中缓慢静脉注射。

3. 降温与镇静

对高热患儿应用物理降温，头部冷敷，冰袋或酒精擦浴。对乙酰氨基酚10～15mg/kg或布洛芬5～10mg/kg口服，亦可用安乃近5～10mg/kg肌内注射或口服，烦躁不安者应用镇静剂，氯丙嗪（冬眠灵）和异丙嗪（非那根）各0.5～1.0mg/kg，或用苯巴比妥（鲁米那）5mg/kg，肌内注射，也可用地西泮（安定）每次0.2～0.3mg/kg（呼吸衰竭者应慎用）。

4. 祛痰平喘

婴幼儿咳嗽及排痰能力较差，除及时清除鼻腔分泌物及吸出痰液外，可用祛痰剂稀释痰液，用沐舒坦口服或痰易净雾化吸入，亦可选用中药。对咳嗽伴气喘者应用氨茶碱、复方氯喘、爱纳灵等解除支气管痉挛。

5. 其他

对因低钾血症引起腹胀患儿应纠正低钾，必要时可应用胃肠减压。

（四）肾上腺皮质激素的应用

一般肺炎不需应用肾上腺皮质激素，尤其疑为金黄色葡萄球菌感染时不应使用，以防止感染播散。重症肺炎、有明显中毒症状或喘憋较甚者，可短期使用，选用地塞米松或氢化可的松，疗程不超过3～5d。

（五）维持液体和电解质平衡

肺炎患儿应适当补液，按每天60～80mL/kg计算，发热、气促或入液量少的患儿应适当增加入液量，采用生理维持液（1∶4）均匀静脉滴注，适当限制钠盐。肺炎伴腹泻有重度脱水者应按纠正脱水计算量的3/4补液，速度宜稍慢。对电解质失衡的患儿亦应适当补充。

（六）脑水肿的治疗

纠正缺氧，使用脱水剂减轻脑水肿，减低颅压。可采用20%甘露醇每次1.0～1.5g/kg，每4～6h静脉注射，或短程使用地塞米松每天5～10mg，一般疗程不超过3d。

（七）支持治疗

对重症肺炎、营养不良、体弱患儿应用少量血或血浆做支持疗法。

（八）物理疗法

病程迁延不愈者使用理疗，帮助炎症吸收。局部使用微波、超短波或红外线照射，每天1次，7～10d为1个疗程，或根据肺部炎症部位不同采用不同的体位拍击背部亦有利于痰液引流和分泌物排出。

（九）并发症的治疗

并发脓胸及脓气胸时应给予适当抗生素，供给足够的营养，加强支持治疗，胸腔穿刺排脓，脓液多或稠厚时应作闭合引流。并发气胸时应做闭合引流，发生高压气胸情况紧急时可在第二肋间乳线处直接用空针抽出气体以免危及生命。

第二节　腺病毒肺炎

腺病毒肺炎是小儿发病率较高的病毒性肺炎之一，其特点为重症患者多，病程长，部分患儿可留有后遗症。腺病毒上呼吸道感染及肺炎可在集体儿童机构中流行，出生 6 个月至 2 岁易发本病，我国北方发病率高于南方，病情亦较南方为重。

一、病因及病理生理

(一) 病因

病原体为腺病毒，我国流行的腺病毒肺炎多数由 3 型及 7 型引起，但 11、5、9、10、21 型亦有报道。临床上 7 型重于 3 型。

(二) 病理生理

腺病毒肺炎病变广泛，表现为灶性或融合性、坏死性肺浸润和支气管炎，两肺均可有大片实变坏死，以两下叶为主，实变以外的肺组织可有明显气肿。支气管、毛细支气管及肺泡有单核细胞及淋巴细胞浸润，上皮细胞损伤，管壁有坏死、出血，肺泡上皮细胞显著增生，细胞核内有包涵体。

二、临床表现

潜伏期为 3～8d，起病急骤，体温在 1～2d 内升高至 39～40℃，呈不规则高热，轻症者 7～10d 退热，重者持续 2～3 周。咳嗽频繁，多为干咳；同时出现不同程度的呼吸困难及阵发性喘憋。疾病早期即可呈现面色灰白、精神萎靡、嗜睡，伴有纳呆、恶心、呕吐、腹泻等症状，疾病到第 1～2 周可并发心力衰竭，重症者晚期可出现昏迷及惊厥。

肺部体征常在高热 4～7d 后才出现，病变部位出现湿啰音，有肺实变者出现呼吸音减低，叩诊呈浊音，明显实变期闻及管状呼吸音。肺部体征一般在病程第 3～4 周渐渐减少或消失，重症者至第 4～6 周才消失，少数病例可有胸膜炎表现，出现胸膜摩擦音。

部分患儿皮肤出现淡红色斑丘疹，肝、脾肿大，DIC 时表现皮肤、黏膜、消化道出血症状。

三、辅助检查

早期胸部 X 线摄片无变化，一般在 2～6d 出现，轻者为肺纹理增粗或斑片状炎症影，重症可见大片状融合影，累及节段或整个肺叶，以两下肺为多见，轻者 3～6 周，重者 4～12 周病变才逐渐消失。部分患儿可留有支气管扩张、肺不张、肺气肿、肺纤维化等后遗症。

周围血常规在病变初期白细胞总数大多减少或正常，以淋巴细胞为主，后期有继发感染时白细胞及中性粒细胞可增多。

四、诊断与鉴别诊断

主要根据典型的临床表现、抗生素治疗无效、肺部 X 线摄片显示典型病变来诊断。病原学确诊要依据鼻咽洗液病毒检测、双份血清抗体测定，目前采用免疫荧光法及免疫酶技术作快速诊断有助于及时确诊。

五、治疗

对腺病毒肺炎尚无特效治疗方法，以综合治疗为主。对症治疗、支持疗法有镇静、退热、吸氧、雾化吸入，纠正心力衰竭，维持水、电解质平衡。若发生呼吸衰竭应及早进行气管插管，并使用人工呼吸机。有继发感染时应适当使用抗生素，早期患者可使用利巴韦林（三氮唑核苷）。

腺病毒肺炎病死率为5%～15%，部分患者易遗留迁延性肺炎、肺不张、支气管扩张等后遗症。

第三节　金黄色葡萄球菌肺炎

金黄色葡萄球菌肺炎是儿科临床常见的细菌性肺炎之一，病情重，易发生并发症。由于耐药菌株的出现，治疗亦较为困难。全年均可发病，以冬春季为多。近年来发病率有下降。

一、病因及病理生理

（一）病因

病原菌为金黄色葡萄球菌，具有很强的毒力，能产生溶血毒素、血浆凝固酶、去氧核糖核酸分解酶、杀白细胞素。病原菌由人体体表或黏膜进入体内，由于上述毒素和酶的作用，使其不易被杀灭，并随血液循环播散至全身，肺脏极易被累及。尚可有其他迁徙病灶，亦可由呼吸道感染后直接累及肺脏导致肺部炎症。

（二）病理生理

金黄色葡萄球菌肺炎好发于胸膜下组织，以广泛的出血坏死及多个脓肿形成特点。细支气管及其周围肺泡发生的坏死使气道内气体进入坏死区周围肺间质和肺泡，由于脓性分泌物充塞细支气管，成为活瓣样堵塞，使张力渐增加而形成肺大泡（肺气囊肿）。邻近胸膜的脓肿破裂出现脓胸、气胸或脓气胸。

二、临床表现

本病多见于婴幼儿，病初有急性上呼吸道感染的症状，或有皮肤化脓性感染。数日后突然高热，呈弛张型，新生儿或体弱婴儿可低热或无热。病情发展迅速，有较明显的中毒症状，面色苍白，烦躁不安或嗜睡，呼吸急促，咳嗽频繁伴气喘，伴有消化道症状如纳呆、腹泻、腹胀，重者可发生惊厥或休克。

患儿有发绀、心率增快。肺部体征出现较早，早期有呼吸音减低或散在湿啰音，并发脓胸、脓气胸时表现呼吸音减低，叩诊浊音，语颤减弱。伴有全身感染时因播散的部位不同而出现相应的体征。部分患者皮肤有红色斑丘疹或猩红热样皮疹。

三、辅助检查

实验室检查白细胞总数及中性粒细胞均增高，部分婴幼儿白细胞总数可偏低，但中性粒细胞百分比仍高。痰液、气管吸出物及脓液细菌培养获得阳性结果，有助于诊断。

X线摄片早期仅为肺纹理增多，一侧或两侧出现大小不等、斑片状密度增深影，边缘模糊。随着病情进展可迅速出现肺大泡、肺脓肿、胸腔积脓、气胸、脓气胸。重者可有纵隔积气、皮下积气、支气管胸膜瘘。病变持续时间较支气管肺炎为长。

四、诊断与鉴别诊断

根据病史起病急骤、有中毒症状及肺部X线检查显示，一般均可做出诊断，脓液培养阳性可确诊病原菌。临床上需与肺炎链球菌、溶血性链球菌及其他革兰氏阴性杆菌引起的肺部化脓性病变相鉴别，主要依据病情和病程及病原菌培养阳性结果。

五、治疗

金黄色葡萄球菌肺炎一般的治疗原则与支气管肺炎相同，但由于病情均较重，耐药菌株增多，应选用适当的抗生素积极控制感染并辅以支持疗法。及早、足量使用敏感的抗生素，采用静脉滴注以维持适当的血浓度，选用青霉素P_{12}或头孢菌素如头孢唑啉加用氨基糖苷类药物，用药后应观察3～5d，无效再改用其他药物。对耐甲氧西林或耐其他药物的菌株（MRSA）宜选用万古霉素。经治疗症状改善者，需在热降、胸片显示病变吸收后再巩固治疗1～2周才能停药。

并发脓胸需进行胸腔闭合引流，并发气胸当积气量少者可严密观察，积气量多或发生高压气胸应即进行穿刺排出气体或闭合引流。肺大泡常随病情好转而吸收，一般不需外科治疗。

第四节　沙眼衣原体肺炎

沙眼衣原体（CT）用免疫荧光法可分为12个血清型，即A～K加B_6型，A、B、B_6、C型称眼型，主要引起沙眼，D～K型称眼－泌尿生殖型，可引起成人及新生儿包涵体结膜炎（副沙眼）、男性及女性生殖器官炎症、非细菌性膀胱炎、胃肠炎、心肌炎及新生儿肺炎、中耳炎、鼻咽炎和女婴阴道炎。

一、病因

所有沙眼衣原体感染均可趋向于持续性、慢性和不显性的形式。CT主要是人类沙眼和生殖系统感染的病原，偶可引起新生儿、小婴儿和成人免疫抑制者的肺部感染。分娩时胎儿通过CT感染的宫颈可出现新生儿包涵体性结膜炎和新生儿肺炎。CT主要经直接接触感染，使易感的无纤毛立方柱状或移行的上皮细胞（如结膜、后鼻咽部、尿道、子宫内膜和直肠黏膜）发生感染。常引起上皮细胞的淋巴细胞浸润性急性炎症反应。一次感染不能产生防止再感染的免疫力。

二、临床表现

活动性CT感染妇女分娩的婴儿有10%～20%出现肺炎。出生时CT可直接感染鼻咽部，以后下行至肺引起肺炎，也可由感染结膜的CT经鼻泪管下行到鼻咽部，再到下呼吸道。大多数CT感染表现为轻度上呼吸道症状，而症状类似流行性感冒，而肺炎症状相对较轻，某些患者表现为急性起病伴一过性的肺炎症状和体征，但大多数起病缓慢。上呼吸道症状可自行消退，咳嗽伴下呼吸道症状感染体征可在首发症状后数日或数周出现，使本病有一个双病程的表现。CT肺炎有非常特征性的表现，常见于6个月以内的婴儿，往往发生在1～3个月龄，通常在生后2～4周发病。但目前已经发现有生后2周即发病者。常起病隐匿，大多数无发热，起始症状通常是鼻炎，伴鼻腔黏液分泌物和鼻塞。随后发展为断续的咳嗽、也可表现为持续性咳嗽、呼吸急促，听诊可闻及湿啰音，喘息较少见。一些CT肺炎病例主要表现为呼吸增快和阵发性单声咳嗽。有时呼吸增快为唯一线索，约半数患儿可有急性包涵体结膜炎，可同时有中耳炎、心肌炎和胸腔积液。

与成熟儿比较，极低出生体重儿的CT肺炎更严重，甚至是致死性的，需要长期辅以机械通气，易产生慢性肺部疾病，从免疫力低下的CT下呼吸道感染患者体内，可在感染后相当一段时间仍能分离到CT，现发现毛细支气管炎患者CT感染比例较多，CT是启动抑或加重了毛细支气管炎症状尚待研究。已发现新生儿CT感染后，在学龄期发展为哮喘。对婴幼儿CT感染7～8年再进行肺功能测试，发现大多数表现为阻塞性肺功能异常。CT与慢性肺部疾病间的关系有待阐明。

三、辅助检查

（一）实验室检查

CT肺炎患儿外周血的白细胞总数正常或升高，嗜酸性粒细胞计数增多，超过400/μl。

CT感染的诊断为从结膜或鼻咽部等病损部位取材涂片或刮片（取材要带柱状上皮细胞，而不是分泌物）发现CT或通过血清学检查确诊。新生儿沙眼衣原体肺炎可同时取眼结膜刮屑物培养和（或）涂片直接荧光法检测沙眼衣原体。经吉姆萨染色能确定患者有否特殊的胞质内包涵体，其阳性率分别为：婴儿中可高达90%，成人包涵体结膜炎为50%，但在活动性沙眼患者中仅有10%～30%。对轻症患者做细胞检查无帮助。

早在20世纪60年代已经开展了CT的组织细胞培养，采用组织培养进行病原分离是衣原体感染诊断的金标准。一般都是将传代细胞悬液接种在底部放有玻片的培养瓶中，待细胞长成单层后，将待分离的标本种人。经在CO_2温箱中孵育并进行适当干预后再用异硫氰酸荧光素标记的CT特异性单克隆抗体进行鉴定。常用来观察细胞内形成特异的包涵体及其数目、CT感染细胞占细胞总数的百分率或折算成使50%的组织细胞出现感染病变的CT量（TCID50）等指标。研究发现，因为取材木杆中的可溶性物质可能对细胞培养有毒性作用。用以取样的拭子应该是塑料或金属杆，如果在24小时内不可能将标本接种在细胞上，应保存在4℃或置－70℃储存待用。用有抗生素的培养基作为衣原体转运培养基能最大限度地提高衣原体的阳性率和减少其他细菌过度生长。培养CT最常用的细胞为用亚胺环已酮处理的McCoy或Hela细胞。离心法能促进衣原体吸附到细胞上。培养48～72小时用CT种特异性免疫荧光单克隆抗体和姬姆萨或碘染色可查到胞浆内包涵体。

血清抗体水平的测定是目前应用最广泛的诊断衣原体感染的依据。

1. *衣原体微量免疫荧光法*（MIF）

衣原体微量免疫荧光法（MIF）是衣原体最敏感的血清学检测方法，最常作为回顾性诊断。该试验先用鸡胚或组织细胞培养衣原体，并进一步纯化抗原，将浓缩的抗原悬液加在一块载玻片上，按特定模式用抗原进行微量滴样。将患者的血清进行系列倍比稀释后加在抗原上，然后用间接免疫荧光方法测定每一种衣原体的特异抗原抗体反应。通用的诊断标准是：①急性期和恢复期的两次血清抗体滴度相差4倍，或单次血清标本的IgM抗体滴度≥1∶16和（或）单次血清标本的IgG抗体滴度>1∶512为急性衣原体感染。②IgM滴度>1∶16且1∶16<IgG<1∶512为既往有衣原体感染。③单次或双次血清抗体滴度<1∶16为从未感染过衣原体。

2. 补体结合试验

可检测患者血清中的衣原体补体结合抗体，恢复期血清抗体效价较急性期增高4倍以上有确诊意义。

3. 酶联免疫吸附法（ELISA）

可用于血清中CT抗体的检测，由于衣原体种间有交叉反应，不主张单独应用该方法检测血清标本。

微量免疫荧光法（MIF）检查衣原体类抗体是目前国际上标准的且最常用的衣原体血清学诊断方法，由于可检测出患儿血清中存在的高水平的非母体IgM抗体，尤其适用于新生儿和婴儿沙眼衣原体肺炎的诊断。由于不同的衣原体种间可能存在着血清学交叉反应，血清标本应同时检测三种衣原体的抗体并比较抗体滴度，以滴度最高的作为感染的衣原体种，但是不能广泛采用这种检查法。新生儿肺炎患者IgM增高，而结膜炎患儿则无IgM抗体增高。

分子生物学方法正成为诊断CT感染的主要技术手段之一，采用荧光定量聚合酶链反应技术和巢式聚合酶链反应技术是诊断CT感染的新途径，可早期快速、特异地检测出标本中的CT核酸。

（二）影像学表现

胸片和肺CT表现为肺气肿伴间质或肺泡浸润影，多为间质浸润和肺过度充气，也可见支气管肺炎或网状、结节样阴影，偶见肺不张。

四、诊断与鉴别诊断

（一）诊断

根据患儿的年龄、相对特异的临床症状以及X线非特异性征象，并有赖于从结膜或鼻咽部等分离到CT或通过血清学检查等实验室手段确定诊断。

（二）鉴别诊断

（1）RSV肺炎：多见于婴幼儿，大多数病例伴有中高热，持续4～10日，初期咳嗽、鼻塞，常出现气促、呼吸困难和喘憋，肺部听诊多有细小或粗、中啰音。少数重症病例可并发心力衰竭。胸片多数有小点片状阴影，可有不同程度的肺气肿。

（2）粟粒性肺结核：多见于婴幼儿初染后6个月内，特别是3个月内，起病可急可缓，缓者只有低热和结核中毒症状，多数急性起病，症状以高热和严重中毒症状为主，常无明显的呼吸道症状，肺部缺乏阳性体征，但X线检查变化明显，可见在浓密的网状阴影上密度均匀一致的粟粒结节，婴幼儿病灶周围反应显著及易于融合，点状阴影边缘模糊，大小不一而呈雪花状，病变急剧进展可形成空洞。

（3）白色念珠菌肺炎：多发生在早产儿、新生儿、营养不良儿童、先天性免疫功能缺陷及长期应用抗生素、激素以及静脉高营养患者，常表现为低热、咳嗽、气促、发绀、精神萎靡或烦躁不安，胸部体征包括叩诊浊音和听诊呼吸音增强，可有管音和中小水泡音。X线检查有点状阴影、大片实变，少数有胸腔积液和心包积液，同时有口腔鹅口疮，皮肤或消化道等部位的真菌病。可同时与大肠埃希菌、葡萄球菌等共同致病。

五、治疗

治疗药物主要为红霉素，新生儿和婴儿的用量为红霉素每日 40mg/kg，疗程 2～3 周，或琥乙红霉素每日 40～50mg/kg，分 4 次口服，连续 14 日；如果对红霉素不能耐受，度过新生儿期的小婴儿应立即口服磺胺类药物，可用磺胺噁唑每日 100mg/kg，疗程 2～3 周；有报道应用阿莫西林、多西环素治疗，疗程 1～2 周；或有报道用氧氟沙星，疗程 1 周。但国内目前不主张此类药物用于小儿。

现发现，红霉素疗程太短或剂量太小，常使全身不适、咳嗽等症状持续数日。单用红霉素治疗的失败率是 10%～20%，一些婴儿需要第 2 个疗程的治疗。有研究发现阿奇霉素短疗程 20mg/（kg·d)，每日顿服连续 3 日与红霉素连续应用 14 日的疗效是相同的。此外，要强调呼吸道管理和对症支持治疗也很重要。

由于局部治疗不能消灭鼻咽部的衣原体，不主张对包涵体结膜炎进行局部治疗，这种婴儿仍有发生肺炎或反复发生结膜炎的危险。对 CT 引起的小婴儿结膜炎或肺炎均可用红霉素治疗 10～14 日，红霉素用量为每日 50mg/kg，分 4 次口服。

对确诊为衣原体感染患儿的母亲（及其性伴）也应进行确定诊断和治疗。

第五节　肺炎衣原体肺炎

肺炎衣原体（CP）仅有一个血清型，称 TWAR 型，是 1986 年从患急性呼吸道疾病的大学生呼吸道中分离到的。目前认为 CP 是一个主要的呼吸道病原，CP 感染与哮喘及冠心病的发生存在着一定的关系。CP 在体内的代谢与 CT 相同，在微生物学特征上与 CT 不同的是，其原体为梨形，原体内没有糖原，主要外膜蛋白上没有种特异抗原。

CP 可感染各年龄组人群，不同地区 CP 感染 CAP 的比例是不同的，在 2%～19%波动，与不同人群和选用的检测方法不同有关。大多数研究选用的是血清学方法，儿童下呼吸道感染率的报道波动在 0～18%，一个对 3～12 岁采用培养方法的 CAP 多中心研究发现的 CP 感染率为 14%，而 MP 感染率是 22%，其中小于 6 岁组 CP 感染率是 15%。大于 6 岁组 CP 感染率是 18%，有 20%的儿童同时存在 CP 和 MP 感染，有报道 CP 感染镰状细胞贫血患者 10%～20%出现急性胸部综合征，10%支气管炎症和 5%～10%儿童出现咽炎。

一、病因

CP 广泛存在于自然界，但迄今感染仅见于人类。这种微生物能在外界环境生存 20～30 小时，动物实验证明：要直接植入才能传播，空气飞沫传播不是 CP 有效的传播方式。临床研究报道发现，呼吸道分泌物传播是其主要的感染途径，无症状携带者和长期排菌状态可能促进这种传播。其潜伏期较长，传播比较缓慢，平均潜伏期为30日，最长可达3个月。感染没有明显的季节性，儿童时期其感染的性别差异不明显。现已发现，在军队、养老院等同一居住环境中出现人之间的CP传播和CP感染暴发流行。在某些家庭内CP的暴发流行中，婴幼儿往往首先发病，并占发患者数中的多数，甚至有时感染仅在幼儿间传播。初次感染多见于5～12岁小儿，但从抗体检查证明整个青少年期和成人期可以又有新的或反复感染，老年期达到顶峰，其中70%～80%血清为阳性反应。血清学流行病学调查显示学龄儿童抗体阳性率开始增加，青少年达30%～45%，提示存在无症状感染。大约在15岁前感染率无性别差异。15岁以后男性多于女性。流行周期为6个月到2～3年，有少数地方性流行报道。大概成年期感染多数是再感染，同时可能有多种感染。也有研究发现：多数家庭或集体成员中仅有一人出现CP感染，这说明不易发生传播。

在CP感染的症状期及无症状期均可由呼吸道检出CP。已经证明在症状性感染后培养阳性的时间可长达1年，无症状性感染时常见抗体反应阳性。尚不清楚症状的存在是否会影响病原的传播。

与CT仅侵犯黏膜上皮细胞不同，CP可感染包括巨噬细胞、外周血细胞、动脉血管壁内皮细胞及平滑肌在内的几种不同的细胞。CP可在外周血细胞中存活并可通过血液循环及淋巴循环到达全身各部位。CP感染后，细胞中有关炎细胞因子IL－1、IL－8、IFN－α等以及黏附因子ICAM－1表达增多，并可诱导白细胞向炎症部位趋化，既可有利于炎症反应的局部清除，同时也会造成组织的损伤。

二、临床表现

青少年和年轻成人CP感染可以为流行性，也可为散发性，CP以肺炎最常见。青少年中约10%的肺炎、5%的支气管炎、5%的鼻窦炎和1%的喉炎和CP感染有关。Saikku等在菲律宾318名5岁以下的急性下呼吸道感染患者中，发现6.4%为急性CP感染，3.2%为既往感染。Hammerschlag等对下呼吸道感染的患者，经培养确定5岁以下小儿CP感染率为24%，5～18岁为41%，最小的培养阳性者仅为14个月大。CP感染起病较缓慢，早期多为上呼吸道感染症状，类似流行性感冒，常合并咽喉炎、声音嘶哑和鼻窦炎，无特异性临床表现。1～2周后上感症状逐渐减轻而咳嗽逐渐加重，并出现下呼吸道感染征象，肺炎患者症状轻到中等，包括发热、不适、头痛，咳嗽，常有咽炎，多数表现为咽痛、发热、咳嗽，以干咳为主，可出现胸痛、头痛、不适和疲劳。听诊可闻及湿啰音并常有喘鸣音。CP肺炎临床表现相差悬殊，可从无症状到致死性肺炎。儿童和青少年感染大部分为轻型病例，多表现为上呼吸道感染和支气管炎，肺炎患者较少。

而成人则肺炎较多，尤其是在已有慢性疾病或CP（TWAR）重复感染的老年患者。CP在免疫力低下的人群可引起重症感染，甚至呼吸衰竭。

CP感染的潜伏期为15～23日，再感染的患者呼吸道症状往往较轻，且较少发展为肺炎。

与支原体感染一样，CP感染也可引起肺外的表现，如结节性红斑、甲状腺炎、脑炎和Gullain－Barre综合征等。

CP可激发哮喘患者喘息发作，囊性纤维化患者病情加重，有报道从急性中耳炎患者的渗液中分离出CP，CP往往与细菌同时致病。有2%～5%的儿童和成人可表现为无症状呼吸道感染，持续1年或1年以上。

三、辅助检查

（一）实验室检查

诊断CP感染的特异性诊断依据组织培养的病原分离和血清学检查。CP在经亚胺环己酮处理的HEP－2和HL细胞培养基上生长最佳。标本的最佳取材部位为鼻咽后部，如检查CT那样用金属丝从胸腔积液中也分离到该病原。有报道经胰酶和（或）乙二胺四乙酸钠（EDTA）处理后的标本CP培养的阳性率高。已有从胸腔积液中分离到CP的报道。

用荧光抗体染色可能直接查出临床标本中的衣原体，但不是非常敏感和特异。用EIA法可检测一些临床标本中的衣原体抗原，因EIAs采用的是多克隆抗体或属特异单克隆抗体，可同时检测CP和CT。而微量免疫荧光法（MIF），可使用CP单一抗原，而不出现同时检测其他衣原体种。急性CP感染的血清学诊断标准为：患者MIF法双份血清IgG滴度4倍或4倍以上升高或单份血清IgG滴度≥1∶512；和（或）IgM滴度≥1∶16或以上，在排除类风湿因子所致的假阳性后可诊断为近期感染；如果IgG≥1∶16但≤1∶512提示曾经感染。这一标准主要根据成人资料而定。肺炎和哮喘患者的CP感染研究显示有50%测不到MIF抗体。不主张单独应用IgG进行诊断。IgG滴度1∶16或以上仅提示既往感染。IgA或其他抗体水平需双份血清进行回顾分析才能进行诊断，不能提示既往持续感染。

MIF和补体结合试验方法敏感性在各种方法不一致，CDC建议应严格掌握诊断标准。

由于与培养的结果不一致，不主张血清酶联免疫方法进行CP感染诊断，有关CP儿童肺炎和哮喘儿童CP感染的研究发现，有50%儿童培养证实为CP感染，而并无血清学抗体发现。而且，单纯应用血清学方法不能进行临床微生物评价。

采用各种聚合酶链反应技术（PCR）如荧光定量PCR和Nested PCR等可早期快速并特异地进行CP感染的诊断，已有不少关于其应用并与培养和血清学方法进行对比的研究，有研究报道以16SrRNA特异靶序列为目的基因的荧光定量PCR方法诊断CP感染具有较好的特异性，操作较为简单，且能将标本中的病原体核酸量化，但目前尚无此PCR商品药盒。

（二）影像学表现

开始主要表现为单侧肺泡浸润，位于肺段和亚段，可见于两肺的任何部位，下叶及肺的周边部多见。以后可进展为双侧间质和肺泡浸润。胸部X线表现多较临床症状重。胸片示肺叶浸润影，并可有胸腔积液。

四、诊断及鉴别诊断

临床表现上不能与MP等引起的非典型肺炎区分开来，听诊可发现啰音和喘鸣音，胸部影像常较患儿的临床表现重，可表现为轻度、广泛的或小叶浸润，可出现胸腔积液，可出现白细胞稍高和核左移，也可无明显的变化。培养是诊断CP感染的特异方法，最佳的取材部位是咽后壁标本，也可从痰、咽拭子、支气管灌洗液、胸腔积液等标本中取材进行培养。

CP感染的表现与MP不好区分，CP肺炎患者常表现为轻到中度的全身症状，如发热、乏力、头痛、咳嗽、持续咽炎，也可出现胸腔积液和肺气肿，重症患者常出现肺气肿。

MP肺炎：多见于学龄儿童及青少年，婴幼儿也不少见，潜伏期2～3周，症状轻重不等，主要特点是持续剧烈咳嗽，婴幼儿可出现喘息，全身中毒症状相对较轻，可伴发多系统、多器官损害，X线所见远较体征显著，外周血白细胞数大多数正常或增高，血沉增快，血清特异性抗体测定有诊断价值。

五、治疗

与肺炎支原体肺炎相似，但不同之处在于治疗的时间要长，以防止复发和清除存在于呼吸道的病原体。体外药物敏感试验显示四环素、红霉素及一些新的大环丙酯类（阿奇霉素和克拉红霉素）和喹诺酮类（氟嗪酸）抗生素有活性。对磺胺类耐药。首选治疗为红霉素，新生儿和婴儿的用量为红霉素每日40mg/kg，疗程2～3周，一般用药24～48小时体温下降，症状开始缓解。有报道单纯应用一个疗程，部分病例仍可复发，如果无禁忌，可进行第二疗程治疗。也可采用克拉霉素和阿奇霉素治疗，其中阿奇霉素的疗效要优于克拉霉素，用法为克拉霉素疗程21日，阿奇霉素疗程5日，也可应用利福平、罗红霉素、多西环素进行治疗。

有研究发现，选用红霉素治疗2周，甚至四环素或多西环素治疗30日者仍有复发病例。可能需要2周以上长期的治疗，初步资料显示CP肺炎患儿服用红霉素悬液40～50mg/(kg·24h)，连续10～14日，可清除鼻咽部病原的有效率达80%以上。克拉霉素每日10mg/kg，分2次口服，连续10日，或阿奇霉素每日10mg/kg，口服1日，第2～5日阿奇霉素每日5mg/kg，对肺炎患者的鼻咽部病原的清除率达80%以上。

第六节　鹦鹉热衣原体肺炎

鹦鹉热衣原体（CPs），CPs和CT沙眼衣原体仅有10%的DNA同源。可通过CPs包涵体不含糖原、包涵体形态和对磺胺类药物的敏感性与CT沙眼衣原体相鉴别。CPs有多个不同的种，可感染大多数的鸟类和包括人在内的哺乳动物，目前认为CPs菌株至少有5个生物变种，单克隆抗体测定显示鸟生物变种至少有4个血清型，其中鹦鹉和火鸡血清型是美国鸟类感染的最重要血清型。

一、病因

虽然原先命名为鹦鹉热，实际上所有的鸟类，包括家鸟和野鸟均是CPs的天然宿主。对人类威胁最大的是家禽加工厂（特别是火鸡加工厂）、饲养鸽子和笼中宠鸟。近几年在美国通过对家禽喂含四环素的饲料和对进口鸟在检疫期用四环素治疗，这种感染率已经降低。这种病原体可存在于鸟排泄物、血、腹腔脏器和羽毛内。引起人类感染的主要机制大概是由于吸入干的排泄物；吸入粪便气溶胶、粪尘和含病原的动物分泌物是感染的主要途径。作为感染源的鸟类可无症状或表现拒食、羽毛竖立、无精打采和排绿水样便。受染的鸟类可以是无症状或仅有轻微症状，但在感染后仍能排菌数月。易患鹦鹉热的高危人群包括养鸟者、鸟的爱好者、宠物店的工作人员。人类感染常见于长期或密切接触者，但据报道约20%的鹦鹉热患者无鸟类接触史。但是在家禽饲养场发生鹦鹉热流行时，也有仅接触死家禽、切除死禽内脏者发病。已有报道人类发生反复感染者可持续携带病原体达10年之久。

鹦鹉热几乎只是成人的疾病，可能因为小儿接触鸟类或加工厂或在家庭内接触的可能性较少。病原体吸入呼吸道，经血液循环侵入肝、脾等单核－吞噬细胞系统，在单核吞噬细胞内繁殖后，再血行播散至肺和其他器官。肺内病变常开始于肺门区域，血管周围有炎症反应，并向周围扩散小叶性和间质性肺炎，以肺叶或肺段的下垂部位最为明显，细支气管及支气管上皮引起脱屑和坏死。早期肺泡内充满中性粒细胞及水肿渗出液，不久即被多核细胞所代替，病变部位可产生实变及少量出血，肺实变有淋巴细胞浸润，可出现肺门淋巴结肿大。有时产生胸膜炎症反应。肝脏可出现局部坏死，脾常肿大，心、肾、神经系统以及消化道均可受累产生病变。有猜测存在人与人之间的传播，但尚未证实。

二、临床表现

鹦鹉热既可以是呼吸道感染，也可以是以呼吸系统为主的全身性感染。儿童鹦鹉热的临床表现可从无症状感染到出现肺炎、多脏器感染不等。潜伏期平均为15日，一般为5～21日，也可长达4周。起病多隐匿，病情轻时如流感样，也可突然发病，出现发热、寒战、头痛、出汗和其他许多常见的全身和呼吸道症状，如不适无力、关节痛、肌痛、咯血和咽炎。发热第一周可达40℃以上，伴寒战和相对缓脉，常有乏力，肌肉关节痛，畏光，鼻出血，可出现类似伤寒的玫瑰疹，常于病程1周左右出现咳嗽，咳嗽多为干咳，咳少量黏痰或痰中带血等。肺部很少有阳性体征，偶可闻及细湿啰音和胸膜摩擦音，双肺广泛受累者可有呼吸困难和发绀。躯干部皮肤可见一过性玫瑰疹。严重肺炎可发展为谵妄、低氧血症甚至死亡。头痛剧烈，可伴有呕吐，常被疑诊为脑膜炎。

三、辅助检查

(一) 实验室检查

白细胞常不升高，可出现轻度白细胞升高，同时可有门冬氨酸氨基转移酶（谷丙转氨酶）、碱性磷酸酶和胆红素增高。

有报道25%鹦鹉热患者存在脑膜炎，其中半数脑脊液蛋白增高（400～1135mg/L），未见脑脊液中白细胞增加。

(二) 影像学表现

CPs肺炎胸片常有异常发现，肺部主要表现为不同程度的肺部浸润，如弥散性支气管肺炎或间质性肺炎，可见由肺门向外周放射的网状或斑片状浸润影，多累及下叶，但无特异性。单侧病变多见，也可双侧受累，肺内病变吸收缓慢，偶见大叶实变或粟粒样结节影及胸膜渗出。可出现胸腔积液。肺内病变吸收缓慢，有报道治疗7周后有50%的患者病灶不能完全吸收。

四、诊断与鉴别诊断

(一) 诊断

由于临床表现各异，鹦鹉热的诊断困难。与鸟类的接触史非常重要，但20%的鹦鹉热患者接触史不详。尚无人与人之间传播的证据。出现高热、严重头痛和肌痛症状的肺炎患者，结合患者有鸟接触史等阳性流行病学资料和血清学检查确定诊断。

从胸腔积液和痰中可培养出病原体，CPs与CP、CT的培养条件是相同的，由于其潜在的危险，鹦鹉热衣原体除研究性实验室外一般不能培养。

实验室检查诊断多数是靠特异性补体结合性抗体检测。特异性补体结合试验或微量免疫荧光试验阳性，恢复期（发病第2～3周）血清抗体效价比急性期增高4倍或单次效价为1∶32或以上即可确定诊断。诊断的主要方法是血清补体结合试验，是种特异性的。

补体结合（CF）抗体试验不能区别是CP还是CPs，如小儿抗体效价增高，更多可能是CP感染的血清学反应。

CDC认为鹦鹉热确诊病例需要符合临床疾病过程、鸟类接触病史，采用以下三种方法之一进行确定：呼吸道分泌物病原学培养阳性；相隔2周血CF抗体4倍上升或MIF抗体4倍以上升高；MIF单份血清IgM抗体滴度大于或等于16。

可疑病例必须在流行病学上与确诊病例密切相关，或症状出现后单份CF或MIF抗体在1∶32以上。

由于MIF也用于诊断CP感染，用MIF检测可能存在与其他衣原体种或细菌感染间的交叉反应，早期针对鹦鹉热采用四环素进行治疗，可减少抗体反应。

（二）鉴别诊断

1. MP肺炎

多见于学龄儿童及青少年，婴幼儿也不少见，潜伏期2～3周，症状轻重不等，主要特点是持续剧烈咳嗽，婴幼儿可出现喘息，全身中毒症状相对较轻，可伴发多系统、多器官损害，X线所见远较体征显著，外周血白细胞数大多数正常或增高，血沉增快，血清特异性抗体测定有诊断价值。

2. 结核病

小儿多有结核病接触史，起病隐匿或呈现慢性病程，有结核中毒症状，肺部体征相对较少，X线所见远较体征显著，不同类型结核有不同特征性影像学特点，结核菌素试验阳性、结核菌检查阳性，可较早出现全身结核播散病灶等明确诊断。

3. 真菌感染

不同的真菌感染的临床表现多样，根据患者有无免疫缺陷等基础疾患、长期应用抗生素、激素等病史、肺部影像学特征、病原学组织培养、病理等检查，经试验和诊断性治疗明确诊断。

五、治疗

CPs对四环素、氯霉素和红霉素敏感，但不主张四环素在8岁以下小儿应用。新生儿和婴儿的用量为红霉素每日40mg/kg，疗程2～3周。也有采用新型大环内酯类抗生素，应注意鹦鹉热的治疗显效较慢，发热等临床症状一般要在48～72小时方可控制，有报道红霉素和四环素这两种抗生素对青少年的用量为每日2g，用7～10日或热退后继续服用10日。复发者可进行第二个疗程，发生呼吸衰竭者，需氧疗和进一步机械呼吸治疗。

多西环素100mg bid或四环素500mg qid在体温正常后再继续服用10～14日，对危重患者可用多西环素4.4mg/（kg·d）每12小时口服1次，每日最大量是100mg。对9岁以下不能用四环素的小儿，可选用红霉素500mg Poqid。由于初次感染往往并不能产生长久的免疫力，有治疗2个月后病情仍复发的报道。

第七节 支原体肺炎

一、病因及病理生理

（一）病因

支原体是细胞外寄生菌，属暗细菌门、柔膜纲、支原体目、支原体科、支原体属。支原体广泛寄居于自然界，迄今已发现支原体有60余种，可引起动物、人、植物等感染。支原体的大小介于细菌与病毒之间，是能独立生活的病原微生物中最小者，能通过细菌滤器，需要含胆固醇的特殊培养基，在接种10日后才能出现菌落，菌落很小，病原直径为125～150nm，与黏液病毒的大小相仿，含DNA和RNA，缺乏细胞壁，呈球状、杆状、丝状等多种形态，革兰染色阴性。目前肯定对人致病的支原体有3种，即肺炎支原体（MP）、解脲支原体及人型支原体。其中肺炎支原体是人类原发性非典型肺炎的病原体。

（二）病理生理

支原体肺炎主要病理表现为间质性肺炎和细支气管炎，有些病例病变累及肺泡。局部黏膜充血、水肿、增厚，细胞膜损伤，上皮细胞纤毛脱落，有淋巴细胞、嗜酸性粒细胞、中性粒细胞、巨噬细胞浸润。

二、临床表现

潜伏期2～3周，高发年龄为5岁以上，婴幼儿也可感染，目前认为肺炎支原体感染有低龄化趋势。起病一般缓慢，主要症状为发热、咽痛和咳嗽。热度不一，可呈高热、中等度热或低热。咳嗽有特征性，病程早期以干咳为主，呈阵发性，较剧烈，类似百日咳，影响睡眠和活动。后期有痰，黏稠，偶含少量血丝。支原体感染可诱发哮喘发作，一些患儿伴有喘息。若合并中等量以，上胸腔积液，或病变广泛尤其以双肺间质性浸润为主时，可出现呼吸困难。婴幼儿的临床表现可不典型，多伴有喘鸣和呼吸困难，病情多较严重，可发生多系统损害。肺部体征少，可有呼吸音减低，病程后期可出现湿性啰音，肺部体征与症状以及影像学表现不一致，为支原体肺炎的特征。我们在临床上发现，肺炎支原体可与细菌、病毒混合感染，尤其是与肺炎链球菌、流感嗜血杆菌、EB病毒等混合感染，使病情加重。

三、辅助检查

（一）影像学表现

胸部X线表现如下：①间质病变为主：局限性或普遍性肺纹理增浓，边界模糊有时伴有网结状阴影或较淡的斑点阴影，或表现单侧或双侧肺门阴影增大，结构模糊，边界不清，可伴有肺门周围斑片阴影。②肺泡浸润为主：病变的大小形态差别较大，以节段性浸润常见，其内可夹杂着小透光区，形如支气管肺炎。也可呈肺段或大叶实变，发生于单叶或多叶，可伴有胸膜积液。③混合病变：同时有上两型表现。

由于支原体肺炎的组织学特征是急性细支气管炎，胸部CT除上述表现外，可见网格线影、小叶中心性结节、树芽征以及支气管管壁增厚、管腔扩张。树芽征表现反映了有扩大的小叶中心的细支气管，它们的管腔为黏液、液体所嵌顿。在HRCT上除这些征象外，还可见马赛克灌注、呼气时空气潴留的气道阻塞。

重症支原体肺炎可发生坏死性肺炎，胸部CT强化扫描后可显示坏死性肺炎。影像学完全恢复的时间长短不一，有的肺部病变恢复较慢，病程较长，甚至发生永久性损害。国外文献报道以及临床发现，在相当一部分既往有支原体肺炎病史的儿童中，HRCT上有提示为小气道阻塞的异常表现，包括马赛克灌注、支气管扩张、支气管管壁增厚、血管减少，呼气时空气潴留，病变多累及两叶或两叶以上，即遗留BO或单纯支气管扩张征象，其部位与全部急性期时胸片所示的浸润区位置一致，这些异常更可能发生于支原体抗体滴度较高病例。

难治性或重症支原体肺炎：根据我们的病例资料分析，肺炎支原体肺炎的临床表现、病情轻重、治疗反应以及胸部X线片表现不一。一些病例发病即使早期应用大环内酯类抗生素治疗，体温持续升高，剧烈咳嗽，胸部X线片示一个或多个肺叶高密度实变、不张或双肺广泛间质性浸润，常合并中量胸腔积液，支气管镜检查发现支气管内黏稠分泌物壅塞，或伴有坏死黏膜，病程后期亚段支气管部分或完全闭塞，致实变、肺不张难于好转，甚至出现肺坏死，易遗留闭塞性细支气管炎和局限性支气管扩张。双肺间质性改变严重者可发生肺损伤和呼吸窘迫，并可继发间质性肺炎。这些病例为难治性或重症支原体肺炎。

肺外并发症有如下几种：

神经系统疾病：在肺炎支原体感染的肺外并发症中，无论国内国外，报道最多的为神经系统疾病。发生率不明。与肺炎支原体感染相关的神经系统疾病可累及大脑、小脑、脑膜、脑血管、脑干、脑神经、脊髓、神经根、周围神经等，表现有脑膜脑炎、急性播散性脑脊髓膜炎、横断性脊髓炎、无菌性脑膜炎、周围神经炎、吉兰－巴雷综合征、脑梗死、Reye综合征等。我们在临床发现，肺炎支原体感染引起的脑炎最常见。

近期我们收治1例肺炎支原体肺炎合并胸腔积液患儿，发生右颈内动脉栓塞，导致右半侧脑组织全部梗死，国外有类似的病例报道。神经系统疾病可发生于肺炎支原体呼吸道感染之前、之中、之后，少数不伴有呼吸道感染而单独发生。多数病例先有呼吸道症状，相隔1～3周出现神经系统症状。临床表现因病变部位和程度不同而异，主要表现为发热、惊厥、头痛、呕吐、神志改变、精神症状、脑神经障碍、共济失调、瘫痪、舞蹈－手足徐动等。脑脊液检查多数正常，异常者表现为白细胞升高、蛋白升高、糖和氯化物正常，类似病毒性脑炎。脑电图可出现异常。CT和MRI多数无明显异常。病情轻重不一，轻者很快缓解，重者可遗留后遗症。

泌尿系统疾病：在与肺炎支原体感染相关的泌尿系统疾病中，最常见的为急性肾小球肾炎综合征，类似链球菌感染后急性肾小球肾炎，表现为血尿、蛋白尿、水肿、少尿、高血压，血清补体可降低。与链球菌感染后急性肾小球肾炎相比，潜伏期一般较短，血尿恢复快。文献认为与肺炎支原体感染相关的肾小球肾炎的发生率有升高趋势，预后与其病理损害有关，病理损害重，肾功能损害也重，病程迁延，最终可进展为终末期肾衰竭。病理类型可多种多样，有膜增生型、系膜增生型、微小病变型等。肺炎支原体感染也可引起IgA肾病，小管性－间质性肾炎，少数患者可引起急性肾衰竭。

心血管系统疾病：肺炎支原体感染可引起心肌炎和心包炎，甚至心功能衰竭。常见的表现为心肌酶谱升高、心律失常（如传导阻滞、室性期前收缩等）。肺炎支原体肺炎可合并川崎病或肺炎支原体感染单独引起川崎病，近年来有关肺炎支原体感染与川崎病的关系已引起国内的关注。此外，肺炎支原体肺炎可引起心内膜炎，我们曾收治肺炎支原体肺炎合并心内膜炎的患儿，心内膜出现赘生物。

血液系统：以溶血性贫血多见。另外，也可引起血小板数减少、粒细胞减少、再生障碍性贫血、凝血异常，出现脑、肢体动脉栓塞以及DIC。国外文献有多例报道肺炎支原体感染合并噬血细胞综合征、类传染性单核细胞增多症。由于目前噬血细胞综合征、传染性单核细胞增多症的发病率有增多趋势，除与病毒感染相关外，肺炎支原体感染的致病作用不容忽视。由于肺炎支原体可与EB病毒混合感染，当考虑肺炎支原体为传染性单核细胞增多症 的病因时，应慎重。

皮肤黏膜表现：皮疹多见，形态多样，有红斑、斑丘疹、水疱、麻疹样或猩红热样丘疹、荨麻疹及紫癜等，但以斑丘疹和疱疹为多见，常发生在发热期和肺炎期，持续1～2周。最严重的为stevens－johnson综合征。

关节和肌肉病变：表现为非特异性肌痛、关节痛、关节炎。非特异性肌痛多为腓肠肌疼痛。有时关节痛明显，关节炎以大中关节多见，可游走。

胃肠道系统：可出现腹痛、腹泻、呕吐、肝损害。肺炎支原体肺炎引起的肝功能损害较常见，经保肝治疗，一般能恢复，目前尚未见肝坏死的报道。也可引起上消化道出血、胰腺炎、脾大。

（二）实验室检查

目前国内外采用的MP诊断方法主要包括经典的培养法、血清学抗体检测和核酸检测方法。MP的分离培养和鉴定可客观反映MP感染的存在，作为传统的检测手段，至今仍是支原体鉴定的金标准。其缺点是费时耗力，由于MP对培养条件要求苛刻，生长缓慢，做出判定需3～4周。当标本中MP数量极少、培养基营养标准不够或操作方法不当时，均会出现假阴性。由于MP培养困难、花费时间长，多数实验室诊断均采用血清学方法，如补体结合试验（CFT或CF）、颗粒凝集试验（PAT或PA）、间接血凝试验（IHT）和不同的ELISA法等。近年多采用颗粒凝集法（PA）测定MP抗体，值得注意其所测得的抗体90％为MP IgM，但也包含了10％左右的MP IgG，PA法阳性为滴度＞1∶80。除MP IgM外还可检测MP IgA抗体，其出现较IgM稍晚，但持续时间长，特异性强，测定MP IgA可提高MP感染诊断的敏感性和特异性。

PCR的优点在于可检测经过处理用于组织学检测的组织，或已污染不能进行分离培养的组织。只需一份标本，1日内可完成检测，与血清学方法比较，可检测更早期的感染，并具有高敏感性的优势，检测标本中的支原体无须是活体。已有报道将实时PCR技术应用于MP感染诊断，该技术将PCR的灵敏性和探针杂交的特异性合二为一，是目前公认的准确性和重现性最好的核酸分子技术。

Matezou等应用此方法在痰液中检测MP，发现22％MPlgM阴性的MP感染病例。笔者认为如果将实时PCR和EIA检测MP IgM相结合，则在MP感染急性期可达到83％阳性检出率。Daxboeck等对29例MP感染致CAP患者的血清用实时PCR技术与常规PCR技术作对比研究显示：所有标本常规PCR均阴性，但实时PCR检出15例MP感染（52％阳性率），该研究不仅证明实时 PCR 的敏感性，更对传统观念做了修正，即 MP 感染存在支原体血症。

四、诊断与鉴别诊断

（一）诊断

血清 IgG 抗体呈 4 倍以上升高或降低，同时 MP 分离阳性者，有绝对诊断意义。血清 IgM 抗体阳性伴 MP 分离阳性者，也可明确 MP 感染诊断。如仅有 4 倍以上抗体改变或下降至原来的 1/4，或 IgM 阳性（滴度持续＞1∶160），推测有近期感染，应结合临床表现进行诊断。目前国内在阳性标准上并不统一，这直接影响到对 MP 流行病学的评估和资料间比较。

（二）鉴别诊断

1. 细菌性肺炎

重症支原体肺炎患儿影像学表现为大叶实变伴胸腔积液，外周血中性粒细胞升高，CRP 明显升高，与细菌性肺炎难于鉴别。支原体肺炎的肺泡炎症与间质炎症常混合存在，即在大片实变影周围或对侧有网点状、网结节状阴影，常有小叶间隔增厚、支气管血管束增粗和树芽征等间质性改变，这在细菌性肺炎少见。另外，支原体肺炎的胸腔积液检查常提示白细胞轻度升高，以淋巴细胞为主。病原学检查如支原体抗体阳性，痰液和胸腔积液细胞培养是可靠的鉴别诊断依据。

2. 肺结核

浸润性肺结核见于年长儿，临床表现为发热、咳嗽，肺部体征不多，重者可出现肺部空洞和支气管播散。支气管播散表现为小叶中心结节、树芽征、支气管壁增厚、肺不张等征象。由于浸润性肺结核和支原体肺炎的发病年龄、临床和影像表现相似，二者易混淆。鉴别点如下：浸润性肺结核出现支气管播散表现病程相对较长，起病缓慢，浸润阴影有空洞形成。支原体肺炎支原体抗体阳性，而浸润性肺结核 PPD 皮试阳性、痰液结核分枝杆菌检查阳性。支原体肺炎经大环内酯类抗生素有效。另外，因支原体肺炎可引起肺门淋巴结肿大，易误诊为原发性肺结核，但原发性肺结核除肺门淋巴结肿大外，往往伴有气管或支气管旁淋巴结肿大，并彼此融合，PPD 皮试阳性。支原体肺炎也可引起双肺类似粟粒样阴影，易误诊为急性血行播散性肺结核，但支原体肺炎粟粒阴影的大小、密度、分布不均匀，肺纹理粗乱、增多或伴网状阴影，重要的鉴别依据仍是 PPD 皮试、支原体抗体检测以及对大环内酯类抗生素的治疗反应。

五、治疗

小儿 MPP 的治疗与一般肺炎的治疗原则基本相同，宜采用综合治疗措施。包括一般治疗、对症治疗、抗生素、糖皮质激素等。

（一）抗生素

大环内酯类抗生素、四环素类抗生素、氟喹诺酮类等，均对支原体有效，但儿童主要使用的是大环内酯类抗生素。

大环内酯类药物中的红霉素仍是治疗 MP 感染的主要药物，红霉素对消除支原体肺炎的症状和体征明显，但消除 MP 效果不理想，不能消除肺炎支原体的寄居。常用为 50mg/

(kg·d)，轻者可分次口服，重症可考虑静脉给药，疗程一般主张不少于2～3周，停药过早易于复发。红霉素对胃肠道刺激大，并可引起血胆红素及转氨酶升高，以及有耐药株产生的报道。

近年来使用最多的不是红霉素而是阿奇霉素，阿奇霉素在人的细胞内浓度高而在细胞外浓度低。阿奇霉素口服后2～3小时达血药峰质量浓度，生物利用率为37%，具有极好的组织渗透性，组织水平高于血药浓度50～100倍，而血药浓度只有细胞内水平的1/10，服药24小时后巨噬细胞内阿奇霉素水平是红霉素的26倍，在中性粒细胞内为红霉素的10倍。其剂量为10mg/（kg·d)，1次/日。

文献中有许多关于治疗MPP的疗效观察文章，有学者认为红霉素优于阿奇霉素；有学者认为希舒美（阿奇霉素）可代替红霉素静脉滴注；有学者认为克拉霉素在疗程、依从性、不良反应上均优于阿奇霉素；也有学者认为与红霉素比较，阿奇霉素可作为治疗MPP的首选药物，但目前这些观察都不是随机、双盲、对照研究，疗效标准几乎都是临床症状的消失，无病原清除率的研究。

（二）肾上腺糖皮质激素的应用

目前认为在支原体肺炎的发病过程中，有支原体介导的免疫损伤参与，因此，对重症MP肺炎或肺部病变迁延而出现肺不张、支气管扩张、BO或有肺外并发症者，可应用肾上腺皮质激素治疗。根据国外文献以及临床总结，糖皮质激素在退热、促进肺部实变吸收，减少后遗症方面有一定作用。可根据病情，应用甲泼尼龙、氢化可的松、地塞米松或泼尼松。

（三）支气管镜治疗

根据临床观察，支原体肺炎病程中呼吸道分泌物黏稠，支气管镜下见黏稠分泌物阻塞支气管，常合并肺不张。因此，有条件者，可及时进行支气管镜灌洗。

（四）肺外并发症的治疗

目前认为并发症的发生与免疫机制有关。因此，除积极治疗肺炎、控制MP感染外，可根据病情使用激素，针对不同并发症采用不同的对症处理办法。

第八节　支气管哮喘

支气管哮喘简称哮喘，是多种细胞（如嗜酸性粒细胞、肥大细胞、T淋巴细胞、中性粒细胞及气道上皮细胞等）和细胞组分共同参与的气道慢性炎症性疾病，这种慢性炎症导致气道反应性增加，通常出现广泛多变的可逆性气流受限，并引起反复发作性喘息、气促、胸闷或咳嗽等症状，常在夜间和（或）清晨发作或加剧，多数患者可经治疗缓解或自行缓解。

一、病因及病理生理

（一）病因

哮喘的发病机制极为复杂，尚未完全清楚，与免疫因素，神经、精神和内分泌因素，遗传学背景和神经信号通路密切相关。主要为慢性气道炎症、气流受限及气道高反应性。以肥大细胞的激活、嗜酸性粒细胞与活化T淋巴细胞浸润、许多炎性介质产生为特点。此时有四种原因致使气流受限：急性支气管痉挛、气道壁肿胀、慢性黏液栓形成、气道壁重塑。

诱发哮喘症状的常见危险因素有：①吸入过敏原（室内：尘螨、动物毛屑及排泄物、蟑螂、真菌等；室外：花粉、真菌等）。②食入过敏原（牛奶、鱼、虾、鸡蛋和花生等）。③呼吸道感染（尤其是病毒及支原体感染）。④强烈的情绪变化。⑤运动和过度通气。⑥冷空气。⑦药物（如阿司匹林等）。⑧职业粉尘及气体。

（二）病理生理

1. 炎性细胞浸润

在气道黏膜中可见大量炎性细胞浸润，炎性细胞能合成并释放多种炎症介质，如白三烯、血小板活化因子、组胺、前列腺素等，均可引起气道炎症。

2. 气道高反应性

气道上皮损伤与脱落，纤毛细胞有不同程度的损伤，甚至坏死，气道损伤引起气道高反应性。

3. 基底膜假性增厚

气道壁增厚、黏膜水肿、胶原蛋白沉着，基底膜有免疫球蛋白、纤维粘连蛋白、Ⅲ型和Ⅳ型胶原沉着，使基底膜假性增厚。

4. 气道黏液栓形成

气道炎症使血管通透性增高，大量炎性细胞渗出造成气道黏膜充血、水肿、渗出物增多、黏液滞留，形成黏液栓。

5. 气道神经支配

局部轴索反应存在于气道，传入纤维的刺激引起神经肽类释放，可刺激气道平滑肌收缩，黏膜肿胀，黏液分泌增加。

6. 气道平滑肌缺陷

气道平滑肌存在功能性改变及缺陷，也是气道高反应性的一个原因。

二、临床表现

支气管哮喘的典型症状为咳嗽、胸闷、喘息及呼吸困难，特别是上述症状反复出现并常于夜间或清晨加重，在除外其他病因后要高度怀疑支气管哮喘。儿童慢性或反复咳嗽有时可能是支气管哮喘的唯一症状，即咳嗽变异性哮喘。

起病或急或缓，婴幼儿发病前往往有1～2日上呼吸道感染，与一般支气管炎类似。年长儿起病较急，且多在夜间。一般发病初仅有干咳，以后表现喘息，随支气管痉挛缓解，排出黏稠白色痰液，呼吸逐渐平复。有的患者咳嗽剧烈可致上腹部肌肉疼痛。发热可有可无。吸气时出现三凹征，同时颈静脉显著怒张。叩诊两肺呈过清音，并有膈肌下移，心浊音界缩小，提示已发生肺气肿。听诊吸气呼吸音减弱，呼气相延长，全肺可闻及喘息音及干性啰音。有时只有呼气延长而无喘鸣，让患者用力呼气或在呼气时压迫胸廓可诱导出潜在的喘鸣。

哮喘发作在合理应用常规缓解药物治疗后，仍有严重或进行性呼吸困难者，称为哮喘危重状态。表现为哮喘急性发作，出现咳嗽、喘息、呼吸困难、大汗淋漓和烦躁不安，甚至表现出端坐呼吸、语言不连贯、严重发绀、意识障碍及心肺功能不全的征象。部分患者由于肺通气量减少，两肺几乎听不到呼吸音，称“闭锁肺”，是支气管哮喘最危险的体征。

发作间歇期虽无呼吸困难，但仍可自觉胸部不适，多数患者症状可全部消失，肺部听不到哮鸣音。在感染或接触外界变应原时，可立即触发哮喘。

三、辅助检查

（一）肺功能检查

肺功能检查主要用于5岁以上患者。对于第一秒用力呼气量（FEV_1）≥正常预计值70%的疑似哮喘患者，可选择支气管激发试验（常用组胺或乙酰胆碱）测定气道反应性，对于FEV_1＜正常预计值70%的疑似哮喘患者，选择支气管舒张试验评估气流受限的可逆性，支气管激发试验阳性、支气管舒张试验阳性均有助于确诊哮喘。呼气峰流速（PEF）的日间变异率是诊断哮喘和反映哮喘严重程度的重要指标。如日间变异率＞20%、使用支气管扩张剂后其值增加20%可以诊断为哮喘。

（二）胸部X线检查

急性期胸部X线正常或呈间质性改变，可有肺气肿或肺不张；胸部X线还可排除肺部其他疾病，如肺炎、肺结核、气管支气管异物和先天性呼吸系统畸形等。

（三）过敏原测试

用多种吸入性过敏原或食物性过敏原提取液所做的过敏原皮肤试验是诊断变态反应的首要工具，提示患者对该变应原过敏与否。目前常用皮肤点刺试验法和皮内试验法。血清特异性IgE测定也很有价值，血清总IgE测定只能反映是否存在特应质。

（四）其他

呼出气一氧化氮（FeNO）浓度测定和诱导痰技术在儿童哮喘诊断和病情监测中发挥着一定的作用。

四、诊断与鉴别诊断

（一）儿童哮喘诊断标准

1. 反复发作喘息、咳嗽、气促、胸闷，多与接触变应原、冷空气、物理或化学性刺激、呼吸道感染以及运动等有关，常在夜间和（或）清晨发作或加剧。

2. 发作时在双肺可闻及散在或弥散性，以呼气相为主的哮鸣音，呼气相延长。

3. 上述症状和体征经抗哮喘治疗有效或自行缓解。

4. 除外其他疾病所引起的喘息、咳嗽、气促和胸闷。

5. 临床表现不典型者（如无明显喘息或哮鸣音），应至少具备以下1项：

（1）支气管激发试验或运动激发试验阳性。

（2）证实存在可逆性气流受限：①支气管舒张试验阳性：吸入速效β_2受体激动剂后15分钟FEV_1增加≥12%；②抗哮喘治疗有效：使用支气管舒张剂和口服（或吸入）糖皮质激素治疗1～2周后FEV_1增加≥12%。

（3）PEF每日变异率（连续监测1～2周）≥20%。

符合第1～4条或第4、5条者，可以诊断为哮喘。

(二) 咳嗽变异型哮喘

1. 咳嗽持续>4周，常在夜间和（或）清晨发作或加剧，以干咳为主。

2. 临床上无感染征象，或经较长时间抗生素治疗无效。

3. 抗哮喘药物诊断性治疗有效。

4. 排除其他原因引起的慢性咳嗽。

5. 支气管激发试验阳性和（或）PEF每日变异率（连续监测1～2周）≥20%。

6. 个人或一级、二级亲属有特应性疾病史，或变应原测试阳性。

以上1～4项为诊断的基本条件。

(三) 哮喘的分期

哮喘可分为急性发作期、慢性持续期和临床缓解期。急性发作期指患者出现以喘息为主的各种症状，其发作持续的时间和程度不尽相同。慢性持续期指许多患者即使没有急性发作，但在相当长的时间内总是不同频度和（或）不同程度地出现症状（喘息、咳嗽和胸闷）。临床缓解期指经过治疗或未经治疗症状和体征消失，肺功能（FEV或PEF）≥80%预计值，并维持3个月以上。

五、治疗

治疗原则为长期、持续、规范和个体化治疗。急性发作期治疗重点为抗炎、平喘，以便快速缓解症状；慢性持续期应坚持长期抗炎，降低气道反应性，防止气道重塑，避免危险因素和自我保健。

(一) 哮喘急性发作期治疗

1. β_2受体激动剂

β_2受体激动剂是目前最有效、临床应用最广的支气管舒张剂。根据起作用的快慢分为速效和缓慢起效两大类，根据维持时间的长短分为短效和长效两大类。吸入型速效β_2：受体激动剂疗效可维持4～6小时，是缓解哮喘急性症状的首选药物，严重哮喘发作时第1小时可每20分钟吸入1次，以后每2～4小时可重复吸入。药物剂量：每次沙丁胺醇2. 5～5. 0mg或特布他林5～10mg。急性发作病情相对较轻时也可选择短期口服短效β_2受体激动剂，如沙丁胺醇和特布他林等。

2. 糖皮质激素

病情较重的急性患者应给予口服泼尼松短程治疗（1～7天），每日1～2mg/kg，分2～3次。一般不主张长期使用口服糖皮质激素治疗儿童哮喘。严重哮喘发作时应静脉给予甲泼尼龙，每日2～6mg/kg，分2～3次输注，或琥珀酸氢化可的松或氢化可的松，每次5～10mg/kg。一般静脉糖皮质激素使用1～7天，症状缓解后即停止静脉用药，若需持续使用糖皮质激素，可改为口服泼尼松。ICS对儿童哮喘急性发作的治疗有一定的帮助，选用雾化吸入布地奈德悬液，每次0. 5～1mg，每6～8小时1次。但病情严重时不能以吸入治疗替代全身糖皮质激素治疗，以免延误病情。

3. 抗胆碱能药物

吸入型抗胆碱能药物，如异丙托溴铵舒张支气管的作用比β_2受体激动剂弱，起效也较慢，但长期使用不易产生耐药，不良反应少。

4. 短效茶碱

短效茶碱可作为缓解药物用于哮喘急性发作的治疗，主张将其作为哮喘综合治疗方案中的一部分，而不单独应用治疗哮喘。需注意其不良反应，长时间使用者最好监测茶碱的血药浓度。

（二）哮喘危重状态的处理

1. 氧疗

所有危重哮喘患者均存在低氧血症，需用密闭面罩或双鼻导管提供湿化氧气，初始吸氧浓度以40％为宜，流量为4～5L/min。

2. 补液、纠正酸中毒

注意维持水、电解质平衡，纠正酸碱紊乱。

3. 糖皮质激素

全身应用糖皮质激素作为儿童危重哮喘治疗的一线药物，应尽早使用。病情严重时不能以吸入治疗替代全身糖皮质激素治疗，以免延误病情。

4. 支气管舒张剂的使用

可用：①吸入型速效 β_2 受体激动剂。②氨茶碱静脉滴注。③抗胆碱能药物。④肾上腺素皮下注射，药物剂量：每次皮下注射1∶1000肾上腺素0.01mL/kg，儿童最大不超过0.3mL。必要时可每20分钟使用1次，不能超过3次。

5. 镇静剂

可用水合氯醛灌肠，慎用或禁用其他镇静剂；在插管条件下，亦可用地西泮镇静，剂量为每次0.3～0.5mg/kg。

6. 抗菌药物治疗

儿童哮喘发作主要由病毒引发，抗菌药物不作为常规应用，如同时发生下呼吸道细菌感染，则选用病原体敏感的抗菌药物。

7. 辅助机械通气指征

指征为：①持续严重的呼吸困难；②呼吸音减低或几乎听不到哮鸣音及呼吸音；③因过度通气和呼吸肌疲劳而使胸廓运动受限；④意识障碍、烦躁或抑制，甚至昏迷；⑤吸氧状态下发绀进行性加重；⑥ $PaCO_2 \geq 65mmHg$。

（三）哮喘慢性持续期治疗

1. ICS

ICS是哮喘长期控制的首选药物，也是目前最有效的抗炎药物，优点是通过吸入，药物直接作用于气道黏膜，局部抗炎作用强，全身不良反应少。通常需要长期、规范吸入1～3年甚至更长时间才能起到治疗作用。目前临床上常用的ICS有布地奈德、丙酸氟替卡松和丙酸倍氯米松。每3个月应评估病情，以决定升级治疗、维持目前治疗或降级治疗。

2. 白三烯调节剂

分为白三烯合成酶抑制剂和白三烯受体拮抗剂，该药耐受性好，不良反应少，服用方便。白三烯受体拮抗剂包括孟鲁司特和扎鲁司特。

3. 缓释茶碱

缓释茶碱用于长期控制时，主要协助ICS抗炎。每日分1～2次服用，以维持昼夜的稳定血药浓度。

4. 长效β_2受体激动剂

药物包括福莫特罗、沙美特罗、班布特罗及丙卡特罗等。

5. 肥大细胞膜稳定剂

肥大细胞膜稳定剂色甘酸钠，常用于预防运动及其他刺激诱发的哮喘。

6. 全身性糖皮质激素

在哮喘慢性持续期控制哮喘发作过程中，全身性糖皮质激素仅短期在慢性持续期分级为重度持续患者，长期使用高剂量ICS加吸入型长效β_2受体激动剂及其他控制药物疗效欠佳的情况下使用。

7. 联合治疗

对病情严重度分级为重度持续和单用ICS病情控制不佳的中度持续的哮喘提倡长期联合治疗，如ICS联合吸入型长效β_2受体激动剂、ICS联合白三烯调节剂和ICS联合缓释茶碱。

8. 特异性免疫治疗

在无法避免接触变应原或药物治疗无效时，可考虑针对过敏原的特异性免疫治疗，需要在有抢救措施的医院进行对其远期疗效和安全性尚待进一步研究和评价，且过敏原制备的标准化及纯化也有待加强及规范。特异性免疫治疗应与抗炎及平喘药物联用，坚持足够疗程。

第九节　支气管扩张症

支气管扩张在儿童并非少见，但因早期症状较轻，易被忽略，晚期又易误诊为支气管肺炎和慢性支气管炎，而且支气管造影这一确诊的手段在小儿做的较少，特别是对症状较轻者，因此真正的发病数目难以确切得知。

一、病因及病理生理

（一）病因

支气管扩张可分为先天性及后天性两大类。先天性支气管扩张较少见，可因支气管软骨发育缺陷所致，见于婴儿；或由于气管支气管肌肉及弹力纤维发育缺陷引起巨大气管支气管症，见于年长儿。后天性支气管扩张常见于麻疹、百日咳、毛细支气管炎及重症肺炎，尤以腺病毒21型、7型及3型所致严重肺炎时较为多见。近年来随着重症支原体肺炎的增多，其引起的支气管扩张有增加。由于异物堵塞、支气管淋巴结结核或肿瘤压迫所致，以及支气管结核合并肺不张长期存在所致支气管扩张，多为局限性。

（二）病理生理

一般支气管扩张部位多在双下叶，尤以左下叶为多见。支气管扩张的形态可分为两大类：①圆柱状，比较局限，见于轻症；②囊状，分布范围较广，见于重症。发生支气管扩张的肺叶均有肺不张，其他部分的肺组织可见代偿性肺气肿。支气管扩张约 1/3 患儿为双侧，单侧者多侵犯左侧。

支气管壁弹力组织、肌层及软骨均被破坏，为纤维组织所代替。管腔扩张，支气管上皮层的纤毛细胞被破坏，黏膜有溃疡形成，支气管动脉和肺动脉有阻塞性动脉内膜炎，其终末支常有扩张及吻合。有的毛细血管扩张形成动脉瘤，为咯血的根本原因。

二、临床表现

患者主要症状为咳嗽、多痰，多见于清晨起床后或变换体位时，痰量或多或少，含稠厚脓液，臭味不重。不规则的发热并非少见。病程日久者可见程度不同的咯血、贫血和营养不良。患儿易患上、下呼吸道感染，往往反复患肺炎，甚至并发肺脓肿，常限于同一病变部位。

胸部体征与肺炎近似，但轻重悬殊，有时听诊毫无所得，但大多数在肺底可闻湿啰音。如果病区范围较广，纵隔和心脏常因肺不张或纤维性病变而移位于病侧。患儿营养发育落后，胸廓畸形。杵状指、趾的出现早晚不一，最早者 1～2 个月即可发生，可在患病肺叶手术切除后自然消失。上颌窦炎比较多见。如病情继续发展，可见肝脏大和蛋白尿，也可并发淀粉样变性病及肺性肥大性骨关节病。

肺不张区域及扩张的支气管常见感染复发，其程度轻重不同，轻者仅有低热及痰量增多，重者发生肺炎和肺脓肿。

三、辅助检查

X 线检查：轻度时只有肺纹理加重，病变明显时双中下肺可见大小环状透光阴影，呈卷发状或蜂窝状，常伴肺段或肺叶不张及炎症浸润阴影，心脏及纵隔可见移位。断层 X 线片可见到支气管扩张和变形。支气管造影可示支气管呈柱状、梭状或囊状扩张，从而明确支气管扩张的形态、部位及范围。造影时应做好术前准备，预防意外窒息。术前需禁食以免呕吐，术后应给硫酸镁以排出胃中碘油，避免碘中毒。

近年来，高分辨 CT 已经代替了支气管造影，安全可靠，简单易行，其敏感性及特异性与支气管造影是相同的，已成为确诊支气管扩张的主要检查方法。胸部 MRI 作为一种准确的、无射线伤害的检查手段，有助于发现早期肺内病变，可能会逐步应用于临床。但其空间分辨率差、检查时间长、噪音大、费用高的缺点仍需要进一步改善。

四、诊断与鉴别诊断

（一）诊断

早期患者尚未发现明显症状时，诊断较为困难。如慢性感染，患儿则出现持续性咳嗽，多量痰液，以及咯血等症状，易于辨认。在肺炎、百日咳、麻疹之后，长期咳嗽、咳痰反复肺部感染者，均应考虑到有支气管扩张的可能性。患支气管淋巴结结核而伴有持久肺不张者，病变区域支气管可能扩张。在肺部 X 线片中如见支气管影增大，或肺底部贴近心影处有三角形致密影，则很可能有支气管扩张。遇上述任何一种情况时，均宜采用深度曝光摄片或支气管造影、高分辨 CT 以确定诊断。

（二）鉴别诊断

1. 慢性支气管炎多见于中年以上的患者，冬春季节出现咳嗽、咳痰或伴有喘息，多为白色黏液痰，并发感染时可有脓痰。

2. 肺脓肿有急性起病过程，畏寒、高热，当咳出大量脓痰后体温下降，全身毒血症状减轻。X线可见大片致密炎症阴影，其间有空腔及液平面，急性期经有效抗生素治疗后，可完全消退。

3. 肺结核多有低热、盗汗、全身乏力、消瘦等结核中毒症状，伴咳嗽、咳痰、咯血，痰量一般较少。啰音一般位于肺尖，胸片多为肺上部斑片状浸润阴影，痰中可找到结核杆菌或PCK法结核杆菌DNA阳性。

4. 先天性肺囊肿多于继发感染后出现咳嗽、咳痰、咯血，病情控制后胸片表现为多个边界清晰的圆形阴影，壁薄，周围肺组织无浸润。

5. 与肺癌相鉴别。

五、治疗

除重视新鲜空气、休息、营养之外，主要应消除炎症。广泛应用抗菌药物后，肺部细菌感染较易控制，但如治疗不及时，仍可伴发肺脓肿、肺气肿，大量咯血，甚至转为败血症。

（一）去除病因，排除支气管分泌物

对于各种原因造成气道梗阻者，应及时去除病因。对于支气管分泌物的排出，可用顺位排痰法，对不同的病区采取不同的顺位姿势排痰，每天进行2次，每次20分钟。如果分泌物太稠，宜服氨溴索或化痰的中西药，或先用雾化吸入法湿化呼吸道然后顺位排痰、拍背吸痰则痰液易于排出，这非常重要。

（二）抗菌药物

在急性发作期宜用中西药物控制感染。治疗的关键在于抑制病原微生物生长和介质释放。在支气管扩张急性感染时，由于气管感染的细菌群通常和慢性支气管炎患儿相同，因此，针对肺炎链球菌及流感嗜血杆菌有效的抗生素是第一选择，阿莫西林、磺胺三甲氧苄啶、新的大环内酯类药物如克拉霉素、阿奇霉素、二代头孢菌素是合理的选择。疗程不定，至少7～10天。抗生素预防感染的用药原则是：抗生素低剂量、短疗程、谱窄，一旦产生耐药，及时换药，使用非口服途径。并应根据细菌培养及抗生素敏感试验结果，调整抗生素。在施行外科疗法前后，也要应用抗菌药物治疗。

常用的中药清热、解毒剂为蒲公英、板蓝根、银花、连翘、鱼腥草、大青叶等，在缓解期，对虚弱患儿宜加用当归、黄芪、党参。

（三）丙种球蛋白

对于低丙种球蛋白血症的患儿，丙种球蛋白替代治疗能够减少畸形的呼吸道细菌感染的发生，防止支气管扩张病变的进展。在X连锁无丙种球蛋白血症和普通变异型免疫缺陷病的患儿，确诊后早期使用丙种球蛋白替代治疗，使血中的IgG水平大于5g/L，能够有效防止支气管扩张的形成。

（四）外科手术

施行手术的适应证为：①经内科治疗9～12个月以上仍然无效；②重症患儿限于一个肺叶或一侧者；③反复咯血，不易控制，切除出血不能控制的气道部分；④病区屡次复发严重感染，且药物不易控制或可能有耐药微生物如曲霉菌生长的区域；⑤对顺位排痰不合作的患

儿；⑥患儿的一般健康情况渐趋恶化。切除范围或属肺段，或为肺叶。年龄过小者可延迟到8～9岁后行手术为宜，应先做好内科治疗，为以后的手术治疗打好基础。

对于肺部病变严重而广泛、临床症状重的患儿肺移植可能是最后的治疗手段。

第十节　急性上呼吸道感染

急性上呼吸道感染是病毒、细菌等病原体侵犯鼻、咽部、腭扁桃体而引起的急性上呼吸道炎症性疾病。急性呼吸道感染通常分为急性上呼吸道感染和急性下呼吸道感染。急性上呼吸道感染是指鼻腔、咽或喉部急性炎症的总称。是小儿最常见的急性感染性疾病。常见的并发症有鼻窦炎、中耳炎、眼结膜炎、颈淋巴结炎、咽后壁脓肿、肠系膜淋巴结炎等。本病全年皆可发病，但以冬春季节高发。在幼儿期发病最多，5岁以下小儿平均每人每年发生4～6次；学龄儿童逐渐减少。

一、病因及病理生理

（一）病因

病原体以病毒为主，急性上呼吸道感染有70%～80%由病毒引起。主要有流感病毒(甲、乙、丙)、副流感病毒、呼吸道合胞病毒、腺病毒、鼻病毒、埃可病毒、柯萨奇病毒、麻疹病毒、风疹病毒。致病病毒的传播一般通过飞沫传染及直接接触，偶尔通过肠道。可以流行或散发。传染期在轻症只限于最初几天，重症则较长，继发细菌感染后则更延长。人体对上述病毒的免疫力一般较短，仅1～2个月或稍长，但也有长达数年者。病毒感染后，上呼吸道黏膜失去抵抗力，细菌可乘虚而入，并发混合感染。细菌感染可直接或继病毒感染之后发生，以溶血性链球菌为多见，其次为流感嗜血杆菌、肺炎球菌和葡萄球菌等，偶见革兰阴性杆菌。此外，肺炎支原体也可引起上呼吸道感染。感染的主要表现为鼻炎、咽喉炎或扁桃腺炎。

营养不良、缺乏锻炼或过度疲劳以及有过敏体质的小儿，因身体防御能力降低，容易发生上呼吸道感染。当有受凉、淋雨、过度疲劳等诱发因素，使全身或呼吸道局部防御功能降低时，原已存在于上呼吸道或从外界侵入的病毒或细菌可迅速繁殖，引起发病，尤其是老幼体弱或有慢性呼吸道疾病如鼻窦炎、扁桃体炎者，更易患病。

（二）病理生理

鼻腔及咽粘膜充血、水肿、上皮细胞破坏，少量单核细胞浸润，有浆液性及粘液性炎性渗出。继发细菌感染后，有中性粒细胞浸润，大量脓性分泌物。

本病全年皆可发病，冬春季节多发，可通过含有病毒的飞沫或被污染的用具传播，多数为散发性，但常在气候突变时流行。由于病毒的类型较多，人体对各种病毒感染后产生的免疫力较弱且短暂，并无交叉免疫，同时在健康人群中有病毒携带者，故一个人一年内可有多次发病。

细菌感染，起病较急，全身症状及局部症状均较重，有畏寒、有寒颤、发热、头痛、四肢及腰背酸痛、咽痛、乏力等；咽部明显充血，扁桃体肿大，常伴有颈部淋巴结肿大及压痛医学教育网搜集整理。

二、临床表现

本病症状轻重不一，与年龄、病原和机体抵抗力不同有关，年长儿症状较轻，而婴幼儿较重。

（一）一般类型

婴幼儿局部症状不显著而全身症状重，多骤然起病，高热、咳嗽、食欲差，可伴呕吐、腹泻、烦躁，甚至热性惊厥。年长儿症状较轻，常于受凉后1～3天出现鼻塞、喷嚏、流涕、干咳、咽痒、发热等；有些患者在发病早期可有阵发性脐周疼痛，与发热所致阵发性肠痉挛或肠系膜淋巴结炎有关。婴幼儿常易引起呕吐和腹泻，临床上称为“胃肠型感冒”。

重症体温可达39～40℃或更高，伴有畏寒、头痛、全身无力、食欲锐减、睡眠不安等，鼻咽部分泌物可引起较频繁的咳嗽。咽部充血，发生疱疹和溃疡时称为疱疹性咽炎。有时红肿明显波及扁桃体，出现滤泡性脓性渗出物，咽痛和全身症状加重，鼻咽部分泌物从稀薄变成稠厚。颌下淋巴结显著肿大，压痛明显。如果炎症波及鼻窦、中耳或气管，则发生相应症状，全身症状也较严重。急性上呼吸道感染所致高热惊厥多见于婴幼儿，于起病后1～2日内发生，很少反复发生。急性腹痛有时很剧烈，多在脐部周围，无压痛，早期出现，多为暂时性，可能与肠蠕动亢进有关；也可持续存在，有时与阑尾炎的症状相似，多因并发急性肠系膜淋巴结炎所致。肠道病毒感染可有不同形态的皮疹。病程3～5天，若体温持续不退或病情加重，应考虑感染可能侵袭其他部位。

（二）特殊类型

1. *疱疹性咽峡炎*

主要由柯萨奇A组病毒所致，也可由其他肠道病毒引起，好发于夏秋季。起病急，表现高热、咽痛、流涎、厌食、呕吐等。咽部充血，咽腭弓、腭垂、软腭处有直径2～4mm的疱疹，周围有红晕，破溃后形成小溃疡。病程1周左右。

2. *咽一结合膜热*

由腺病毒3、7型所致，常发生于春夏季，可在儿童集体机构中流行。以发热、咽炎、结膜炎为特征。多呈高热、咽痛、眼部刺痛、咽部充血、一侧或两侧滤泡性眼结膜炎，颈部、耳后淋巴结肿大，有时伴胃肠道症状。病程1～2周。

（三）并发症

婴幼儿多见。可波及邻近器官或向下蔓延，引起中耳炎、鼻窦炎、咽后壁脓肿、颈淋巴结炎、喉炎、气管炎、支气管肺炎等。年长儿若患A组β溶血性链球菌感染咽峡炎，日后可引起急性肾炎、风湿热等。年幼儿高热可致惊厥。

三、辅助检查

病毒感染者外周血白细胞计数正常或偏低；鼻咽分泌物病毒分离、抗原及血清学检测可明确病原。细菌感染者外周血白细胞及中性粒细胞可增高，咽拭子培养可有病原菌生长。C反应蛋白（CRP）和前降钙素原（PCT）有助于鉴别细菌感染。

四、诊断与鉴别诊断

根据临床表现一般可做出诊断，但需与以下疾病鉴别。

（一）流行性感冒

流行性感冒是流感病毒、副流感病毒所致，有明显流行病学史。全身症状重，如发热、头痛、咽痛、肌肉酸痛等，上呼吸道卡他症状可不明显。

（二）急性传染病早期

上呼吸道感染常为各种传染病的前驱症状，如麻疹、流行性脑脊髓膜炎、百日咳、猩红热、脊髓灰质炎等，应结合流行病学史、临床表现及实验室资料综合分析，并观察病情演变加以鉴别。

（三）急性阑尾炎

上呼吸道感染伴腹痛者应与本病鉴别。急性阑尾炎腹痛常先于发热，以右下腹为主，呈持续性，有腹肌紧张和固定压痛点，外周血白细胞及中性粒细胞增高。

（四）过敏性鼻炎

某些学龄前或学龄儿童“感冒”症状如流涕、打喷嚏持续超过2周或反复发作，而全身症状较轻，则应考虑过敏性鼻炎的可能，鼻拭子涂片嗜酸粒细胞增多有助于诊断。

（五）传染性单核细胞增多症

传染性单核细胞增多症为EB病毒感染，病初多表现为扁桃体的炎性病变及渗出，病程后期出现颈淋巴结炎及轻度肝脾大，疾病恢复过程较长，末梢血涂片找异常淋巴细胞，EB病毒抗体可协助诊断。

（六）有消化道症状者须与胃肠疾病作鉴别

婴幼儿上呼吸道感染，往往有消化道症状如呕吐、腹痛、腹泻等往往误诊为“原发性胃肠病”，须详细了解病史及查体以便进行适当治疗。

五、治疗

上呼吸道感染多为自限性疾病。全身症状如精神、食欲等，常较体温和白细胞更为重要。如饮食、精神如常者多预后好；精神萎靡、多睡或烦躁不安、面色苍白者，应加警惕。

（一）一般治疗

居住环境注意清洁、安静。适当休息，多饮水，给予易于消化的饮食，保持室内空气新鲜并维持适当的温度及湿度，加强护理，注意呼吸道隔离，预防并发症。

（二）对症治疗

1. 退热

高热或有高热惊厥史者须积极采取降温措施，可用物理降温如冰枕、乙醇擦浴等方法，或口服对乙酰氨基酚，每日40～60mg/kg，或布洛芬混悬液，用于大于6个月儿童，每次5～10mg/kg，或贝诺酯，每次25mg/kg，或给予小儿退热栓肛门塞入。根据病情可4～6小时重复1次，但不宜大剂量用药以免体温骤降、多汗，甚至发生虚脱。如发生高热惊厥，可予以止惊处理，10%水合氯醛每次0.5mL/kg保留灌肠，或应用地西泮（安定）每次0.1～0.3mg/kg静脉缓慢推注或肌内注射，或应用苯巴比妥（鲁米那）每次5～8mg/kg肌内注射。

2. 缓解症状

可应用复方感冒制剂，如美敏伪麻溶液（惠菲宁）酚麻美敏混悬液（泰诺）、小儿伪麻美芬滴剂（艾畅）小儿氨酚黄那敏颗粒、小儿氨酚烷胺颗粒（优卡丹）、小儿感冒冲剂、复方锌布颗粒剂等。

（1）咳嗽：不宜用镇咳药如可卡因、喷托维林（咳必清），可用盐酸氨溴索、鲜竹沥口服液、乙酰半胱氨酸、小儿消积止咳糖浆、小儿止咳化痰颗粒、复方甘草合剂、急支糖浆等止咳化痰合剂。福尔可定、含有右美沙芬的制剂用于刺激性干咳，不宜用于痰多的咳嗽。

（2）鼻塞：轻症不必处理，可用含有伪麻黄碱的制剂。

（3）咽痛、疱疹性咽峡炎：可用银黄含化片、草珊瑚含片、西瓜霜润喉片等含服，或应用西瓜霜气雾剂喷咽喉部，可用淡盐水或复方硼酸溶液（朵贝氏溶液）漱口。

（三）抗感染治疗

1. 抗病毒药物

（1）利巴韦林：口服片剂或颗粒剂，剂量每日 10～15mg/kg，分 3～4 次口服，或用利巴韦林滴鼻液滴鼻，或用利巴韦林气雾剂吸入。重症患者可应用利巴韦林静脉滴注，剂量同上，疗程 3～7 日。

（2）干扰素：可应用干扰素滴鼻液滴鼻或干扰素气雾剂喷咽喉部，或用 α－干扰素 1 万 U/mL 雾化吸入。

（3）其他：应用分泌型 IgA 滴鼻液滴鼻。咽－结合膜热的病原体为腺病毒，可用阿昔洛韦滴眼液点眼，严重者可用阿昔洛韦口服，每日 20mg/kg，分 4 次口服，或静脉滴注，每日 10mg/kg，疗程 1 周。

2. 抗生素

用于病程较长、病情较重且疑有细菌感染者，或有并发症者，可选用敏感抗生素。可口服阿莫西林颗粒剂、琥乙红霉素颗粒剂、依托红霉素混悬液、头孢羟氨苄颗粒剂、头孢克洛颗粒剂、头孢丙烯干混悬剂等。头孢克肟对葡萄球菌无效，若能排除葡萄球菌感染，可以选用，否则不宜应用。链球菌所引起的咽炎或腭扁桃体炎可选青霉素静脉滴注，如用 2～3 日后无效，可改用其他抗生素类药物。

第十一节　急性支气管炎

急性支气管炎为儿科常见病，常继发于上呼吸道感染之后，也为肺炎的早期表现。气管常同时受累，故诊断应为急性气管、支气管炎。是某些急性传染病如麻疹、百日咳、白喉等的常见并发症。

一、病因及病理生理

（一）病因

病原体多为病毒、细菌，临床多见为细菌和病毒混合感染。凡能引起上呼吸道感染的病原体均可引起支气管炎。

（二）病理生理

粘膜充血是早期改变，接着出现脱屑、水肿、粘膜下层白细胞浸润和粘稠或粘液脓性分泌物产生。支气管纤毛、巨噬细胞和淋巴管的防御功能障碍，细菌得以侵犯正常时无菌的支气管，继而细胞碎片以及粘液脓性分泌物积聚。咳嗽对于排除支气管分泌物是必需的。支气管壁水肿，分泌物潴留以及某些病人的支气管平滑肌痉挛，可致气道阻塞。

二、临床表现

起病可急可缓。发病早期常有上呼吸道症状，最常见的症状是发热、咳嗽。体温多波动在38.5℃左右，可持续3～5d。咳嗽初为干咳，以后随分泌物增多而出现咳痰，初期为白色黏痰，随着病情进展渐转成脓痰。婴幼儿晨起时或兴奋时咳嗽加剧，偶有百日咳样阵咳。全身症状表现为精神不振，食欲低下，呼吸急促、呕吐、腹泻等，年长儿全身症状较轻，但可诉有头痛、乏力、咽部不适、胸痛等。体征可有咽部充血，肺部听诊早期为呼吸音粗糙，随病情进展可闻及散在干啰音及粗湿啰音，但啰音的部位多不固定，随着咳嗽及体位改变啰音可减少或消失。

婴幼儿时期有一种特殊类型的支气管炎，称为哮喘性支气管炎，是指婴幼儿时期有哮喘表现的支气管炎。多发生在2岁以下，体质虚胖以及有湿疹或过敏史的小儿。患儿除有急性支气管炎临床表现外，往往伴有哮喘症状及体征，如呼气性呼吸困难，三凹征阳性，口唇发绀，双肺可闻哮鸣音及少量湿性啰音，以哮鸣音为主，肺部叩诊呈鼓音。本病有反复发作倾向，每次发作症状、体征类同，但一般随年龄增长而发作减少，仅有少数至年长后发展为支气管哮喘。

三、辅助检查

胸片显示正常，或者肺纹理增强，肺门阴影增深。病毒感染者周围血白细胞总数正常或偏低，细菌感染或混合感染者周围血白细胞总数及中性粒细胞均可增高。

四、诊断与鉴别诊断

根据临床症状与体征主要为发热、咳嗽及肺部不固定粗的干、湿啰音，诊断不难。婴幼儿急性支气管炎病情较重时与肺炎早期不易鉴别，应按肺炎处理。哮喘性支气管炎应与支气管哮喘鉴别，后者多见于年长儿，起病急骤，反复发作，用皮质激素等气雾剂可迅速缓解或用肾上腺素皮下注射有效。

五、治疗

（一）一般治疗

同上呼吸道感染，需经常改变体位，使呼吸道分泌物易于排出。

（二）控制感染

对考虑为细菌感染或混合感染者可使用抗生素，首选青霉素类抗生素，如青霉素、氨苄西林、阿莫西林（羟氨苄青霉素），病原菌明确为百日咳杆菌或肺炎支原体、衣原体者选用大环内酯类，如红霉素、罗红霉素、阿奇霉素等。

（三）对症治疗

对频繁干咳者可给镇咳药，而呼吸道分泌物多者一般尽量不用镇咳剂或镇静剂，以免抑制咳嗽反射，影响黏痰咳出。常用止咳祛痰药有复方甘草合剂、急支糖浆、川贝枇杷露。对痰液黏稠者可行超产雾化吸入［含 α－糜蛋白酶、庆大霉素、利巴韦林（病毒唑）、肾上腺皮质激素等］，亦可用 10％氯化铵，每次 0．1～0．2mL/kg 口服。对哮喘性支气管炎，可口服氨茶碱，每次 2～4mg/kg，每 6h 1 次，伴有烦躁不安者可与异丙嗪合用，每次 1mg/kg，每 6h 1 次；哮喘严重者可口服泼尼松或用氢化可的松（或地塞米松）加入 10％葡萄糖溶液中静脉滴注，疗程 1～3d。

第三章　小儿消化系统疾病

第一节　胃食管反流病

胃食管反流（GER）是指全身或局部原因引起下端食管括约肌功能不全，导致胃内容物包括从十二指肠流入胃的胆盐和胰酶，反流入食管，GER 分为生理性和病理性两种。小儿 GER 大多数为生理性，生后 1～4 个月为好发年龄，到 12～18 个月时大多会自行好转。当反流频繁发作或持续发生时，即考虑为病理性 GER。病理性反流引起一系列食管内外症状和（或）并发症时，称为胃食管反流病（GERD）。

一、病因及病理生理

（一）病因

儿童 GERD 的原因较多，目前多认为是抗反流机制下降和反流物对食管黏膜攻击等多种因素共同作用的结果：①解剖结构的异常。②食管下段括约肌压力降低和一过性松弛。③食管黏膜的屏障功能破坏。④食管廓清能力降低。⑤胃排空延迟。

（二）病理生理

有反流性食管炎的胃食管反流病患者，其病理组织学改变可有：①复层鳞状况上皮细胞层增生；②乳头向深皮腔面延长；③固有层内炎性细胞主要是中性粒细胞浸润；④鳞状上皮气球因变；⑤糜烂及溃疡。内镜下不同程度的食管炎则表现为水肿、潮红、糜烂、溃疡、增厚转白、瘢痕狭窄。Barrett 食管是指食管与胃交界的齿状线 2cm 以上出现柱上皮替代鳞状上皮。组织学表现为特殊型柱状上皮、贲门型上皮或胃底型上皮。内镜下典型表现为粉红带红白的食管粘膜呈胃粘膜的橘红色，分布可为环形、舌形或岛状。

二、临床表现

一般情况下，除非反流的内容物到达口腔，否则反流是难以被注意的。反流可引起食管症状和食管外症状，不具特异性，且随年龄而不同。

（一）食管症状

1. 反流

反流的临床表现随年龄而不同。婴幼儿以呕吐为主要表现，多数患者生后第：1 周即出现呕吐，另有部分患者于生后 6 周内出现症状。呕吐程度轻重不一，多数发生在进食后，有时在夜间或空腹时，严重者呈喷射状。呕吐物为胃内容物，有时含少量胆汁。部分婴儿还可表现为溢乳、反刍或吐泡沫、拒食，年长儿可表现为胸骨后烧灼痛、腹痛、反酸、嗳气、反胃等。如不治疗，60％患者至 6～12 个月时症状消失，主要是因抗反流机制已臻完善。

2. 反流性食管炎

有报道经组织学诊断为食管炎的患者，其中 61％～83％有 GER。患者可有或无症状，常见症状有：①胸骨后烧灼感：位于胸骨下端，饮用酸性饮料可使症状加重，服用抗酸剂症状减轻，见于有表达能力的年长儿。②咽下疼痛：婴幼儿表现为喂食困难、烦躁、拒食，年长儿可有咽下疼痛，如并发食管狭窄则出现严重呕吐和持续性吞咽困难。③呕血和便血：当食管炎症严重，发生糜烂或溃疡时，可出现呕血或黑便症状。

（二）食管外症状

1. 与 GER 明确相关的症状

反流性咳嗽、反流性咽炎、反流性哮喘。新生儿、婴幼儿极易引起吸入性肺炎，有时甚至导致吸入性窒息、猝死综合征等严重后果。与 GER 可能相关的食管外症状如鼻窦炎、中耳炎、喉炎、肺纤维化等。

2. 生长障碍

生长障碍是最常见的食管外症状，主要表现为体重不增和生长发育迟缓，见于 80%左右的患者。

3. 精神神经症状

部分患者表现为不安、易激惹、夜惊、婴儿鬼脸及神经系统疾病。

三、辅助检查

（一）食管钡餐造影

食管钡餐造影可对食管的形态、运动状况、钡剂的反流和食管与胃连接部的组织结构做出判断，并能观察到有无食管裂孔疝、贲门失弛缓症、食管狭窄、溃疡等病变，但对 GER 诊断的敏感性和特异性均较差，可作为初筛。

（二）24 小时食管 pH 动态监测

24 小时食管 pH 动态监测是诊断 GER 方便、快捷、先进的方法。检查时间长，不影响睡眠和进食，更符合生理情况，能客观反映 GER 的情况。不仅可以发现反流，还可以了解反流的程度以及反流与症状、体位、进食的关系。

根据酸反流指数和综合评分，可区分生理性和病理性反流，是目前最可靠灵敏的诊断方法。特别适用于一些症状不典型的患者，或用于查找一些症状如咳嗽、哽噎、喘鸣、呼吸暂停等的原因。

（三）内镜检查

胃镜检查是诊断反流性食管炎最主要、最适宜的方法，不仅可以直接观察到食管黏膜损伤情况，而且结合病理学检查，可确定是否存在食管炎及黏膜炎症的程度，但内镜检查及黏膜组织病理检查不能反映反流的严重程度。

（四）食管动力功能检查

食管测压是测定动力功能的重要方法。应用低顺应性灌注导管系统和腔内微型传感器导管系统等测压设备，可了解食管运动情况及 LES 功能。通常采用牵拉法测定，是研究胃食管反流发病机理的重要方法。

（五）高分辨率食管测压（HRM）

HRM 是新一代高效、简洁、快速的测压方法。测压导管上压力感受器排列更密集，插管一步到位，无须牵拉，即可得出与传统相比高清的上下食管括约肌、近段食管、移行区、中远段食管的压力，对贲门失弛缓症、硬皮病、弥散性食管痉挛、食管裂孔疝等有很高的诊断价值。

（六）食管多通道腔内阻抗（Mil）测定

将含有多个阻抗感受器的一根导管置于食管中，根据其阻抗值的不同和变化情况，了解食管反流物的性质和走行状态。阻抗结合食管 pH 监测（MII－PH），可明确反流的发生、区分反流物的性质（气体、液体、固体）乃是酸反流还是非酸反流，对于明确胃食管反流病的病因和临床诊断有重要意义。

如结合食管高分辨率测压（HRIM），可以在了解食管各部分压力状况的同时明确食团被蠕动推进和通过胃食管连接部进入胃内的过程，多方位地明确食管动力状况。

四、诊断与鉴别诊断

（一）诊断

GER 临床表现复杂且缺乏特异性，仅凭临床症状有时难以与其他引起呕吐的疾病相鉴别，即使反流也难以区分是生理性或病理性。凡临床发现不明原因反复呕吐、咽下困难、反复发作的慢性呼吸道感染、难治性哮喘、生长发育迟缓、营养不良、贫血、反复出现窒息、呼吸暂停等症状时都应考虑到 GER 的可能，针对不同情况，选择必要的辅助检查以明确诊断。

（二）鉴别诊断

1. 贲门失弛缓症

一种食管运动障碍性疾病，食管缺乏蠕动和食管下括约肌松弛不良导致的食管功能性梗阻。临床表现为吞咽困难、体重减轻、餐后反食、夜间呛咳和胸骨后疼痛等。X 线钡餐造影显示贲门鸟嘴样狭窄和食管扩张，食管测压显示 LES 静息压力升高。

2. 以呕吐为主要表现的其他疾病

新生儿、小婴儿应排除消化道畸形及器质性病变，如肠旋转不良、先天性肥厚性幽门狭窄、肠梗阻、胃扭转等。

五、治疗

对诊断为胃食管反流的患者，要与患者家长作充分的沟通，向其解释胃食管反流的形成及发展。对有并发症或影响生长发育者必须及时进行治疗。

（一）体位治疗

一种简单、有效的治疗方法。新生儿和婴幼儿的最好体位为左侧卧位，可有效减少 TLESR 发生，减少反流，减轻反流症状。俯卧位虽可减少反流发生，但可发生猝死的风险，需家长看护。年长儿也建议睡眠时左侧卧位，将床头抬高 20～30cm，可促进胃排空，减少反流频率及反流物误吸。

（二）饮食疗法

以稠厚饮食为主，少量多餐，婴儿增加喂奶次数，缩短喂奶间隔时间，人工喂养儿可在牛奶中加入糕干粉、米粉或进食谷类食品；年长儿亦应少量多餐，避免过饱，以高蛋白低脂肪饮食为主，睡前 2 小时不予进食，保持胃处于非充盈状态。避免食用降低 LES 张力和增加胃酸分泌的食物，如酸性饮料、高脂饮食、巧克力和辛辣食品。肥胖儿应控制饮食。

(三)药物治疗

1.促胃肠动力药

常用多巴胺受体拮抗剂:①甲氧氯普胺:除抗多巴胺作用外,还具有胆碱能和中枢性止吐作用。常用剂量为每次0.1mg/kg,每日3~4次。②多潘立酮:为选择性、周围性多巴胺D2受体拮抗剂,使胃肠道上部的蠕动和张力恢复正常,促进胃排空,增加胃窦和十二指肠运动。常用剂量为每次0.2~0.3mg/kg,每日3次,饭前半小时及睡前口服,不具有胆碱能作用,也无中枢神经系统不良反应,疗程2~4周。

2.抗酸和抑酸药

主要作用为抑制胃酸分泌、中和胃酸以减少反流物对食管黏膜的损伤,提高LES张力。抑酸药:①H_2受体阻滞剂:常用药物有西咪替丁、雷尼替丁。②质子泵抑制剂(PPI):代表药有奥美拉唑,疗程8~12周。中和胃酸药,如碳酸钙口服液、氢氧化铝凝胶等。

3.黏膜保护剂

黏膜保护剂用于GER引起的食管糜烂、溃疡者,此类药物用药后可在病变表面形成保护膜,促进黏膜的修复和溃疡的愈合,但一般不单独用于GER。

(四)外科治疗

若内科保守治疗6周无效,有严重并发症(消化道出血、营养不良),严重食管炎或狭窄,反复下呼吸道感染,合并严重神经系统疾病,应考虑外科治疗。随着腹腔镜在儿科的应用,腹腔镜手术逐渐替代了开放性手术。

第二节 消化性溃疡

消化性溃疡是指胃和十二指肠的慢性溃疡。各年龄均可发病,学龄儿童多见,婴幼儿多为继发性溃疡,胃溃疡和十二指肠溃疡发病率相近;年长儿多为原发性十二指肠溃疡,男孩多于女孩。

一、病因和病理生理

(一)病因

原发性消化性溃疡的病因复杂,与诸多因素有关,确切发病机制至今尚未完全阐明,目前认为溃疡的形成是由于对胃和十二指肠黏膜有损害作用的侵袭因子(酸、胃蛋白酶、胆盐、药物、微生物及其他有害物质)与黏膜自身的防御因素(黏膜屏障、黏液重碳酸盐屏障,黏膜血流量、细胞更新、前列腺素、表皮生长因子等)之间失去平衡的结果。

1.胃酸和胃蛋白酶

胃酸和胃蛋白酶是胃液的主要成分,也是对胃和十二指肠黏膜有侵袭作用的主要因素。十二指肠溃疡患者基础胃酸、壁细胞数量及壁细胞对刺激物质的敏感性均高于正常人,且胃酸分泌的正常反馈抑制也发生缺陷,故酸度增高是形成溃疡的重要原因。因胃酸分泌随年龄而增加,因此年长儿消化性溃疡发病率较婴幼儿为高。胃蛋白酶不仅能水解食物蛋白质的肽链，也能裂解胃液中的糖蛋白、脂蛋白及结缔组织、破坏黏膜屏障。消化性溃疡患者胃液中蛋白酶及血清胃蛋白酶原水平均高于正常人。

2. 胃和十二指肠黏膜屏障

胃和十二指肠黏膜在正常情况下，被其上皮所分泌的黏液覆盖，黏液与完整的上皮细胞膜及细胞间连接形成一道防线，称黏液一黏膜屏障，能防止食物的机械摩擦，阻抑和中和腔内 H^+ 反渗至黏膜，上皮细胞分泌黏液和 HCO_3^-，可中和弥散来的 H^+。在各种攻击因子的作用下，这一屏障功能受损，即可影响黏膜血循环及上皮细胞的更新，使黏膜缺血、坏死而形成溃疡。

3. 幽门螺杆菌（Hp）感染

小儿十二指肠溃疡幽门螺杆菌检出率为52.6%～62.9%，被根除后复发率即下降，说明幽门螺杆菌在溃疡病发病机制中起重要作用。

4. 遗传因素

消化性溃疡属常染色体显性遗传病，20%～60%患儿有家族史，O型血的人十二指肠溃疡或胃溃疡发病率较其他型的人高，2/3的十二指肠溃疡患者家族血清胃蛋白酶原升高。

5. 其他

外伤、手术后、精神刺激或创伤；暴饮暴食，过冷、油炸食品；对胃黏膜有刺激性的药物如阿司匹林、非甾体抗炎药、肾上腺皮质激素等。继发性溃疡是由于全身疾病引起的胃、十二指肠黏膜局部损害，见于各种危重疾病所致的应激反应。

（二）病理生理

新生儿和婴儿多为急性溃疡，溃疡为多发性，易穿孔，亦易愈合。年长儿多为慢性，单发。十二指肠溃疡好发于球部，胃溃疡多发生在胃窦、胃体交界的弯侧。溃疡大小不等，胃镜下观察呈圆形或不规则圆形，也有呈椭圆形或线形，底部有灰白苔，周围黏膜充血、水肿。球部因黏膜充血、水肿，或因多次复发后，纤维组织增生和收缩而导致球部变形，有时出现假憩室。胃和十二指肠同时有溃疡存在时称复合溃疡。

二、临床表现

年龄不同，临床表现多样，年龄越小，越不典型。

（一）年长儿

以原发性十二指肠溃疡多见，主要表现为反复发作脐周及上腹部胀痛、烧灼感，饥饿时或夜间多发；严重者可出现呕血、便血、贫血；部分病例可有穿孔，穿孔时疼痛剧烈并放射至背部。也有仅表现为贫血、粪便潜血试验阳性者。

（二）学龄前期

多数为十二指肠溃疡。上腹部疼痛不如年长儿典型，常为不典型的脐周围疼痛，多为间歇性。进食后疼痛加重，呕吐后减轻。消化道出血亦常见。

（三）婴幼儿期

十二指肠溃疡略多于胃溃疡。发病急，首发症状可为消化道出血或穿孔。主要表现为食欲差，进食后呕吐。腹痛较为明显，不很剧烈。多在夜间发作，吐后减轻，腹痛与进食关系不密切。可发生呕血、便血。

（四）新生儿期

应激性溃疡多见，常见原发病有早产儿窒息缺氧、败血症、低血糖、呼吸窘迫综合征和中枢神经系统疾病等。多数为急性起病，呕血、黑便。生后 24～48h 也可发生原发性溃疡，突然出现消化道出血、穿孔或两者兼有。

三、辅助检查

（一）粪便隐血试验

素食 3d 后检查，阳性者提示溃疡有活动性。

（二）胃液分析

用五肽胃泌素法观察基础酸排量和酸的最大分泌量，十二指肠溃疡患儿明显增高。但有的胃溃疡患者胃酸正常或偏低。

（三）幽门螺杆菌检测方法

可通过胃黏膜组织切片染色与培养，尿素酶试验，核素标记尿素呼吸试验检测 Hp。或通过血清学检测抗 Hp 的 IgG/IgA 抗体，PCR 法检测 Hp 的 DNA。

（四）胃肠 X 线钡餐造影

发现胃和十二指肠壁龛影可确诊；溃疡对侧切迹，十二指肠球部痉挛、畸形对本病有诊断参考价值。

（五）纤维胃镜检查

纤维胃镜检查是当前公认诊断溃疡病准确率最高的方法。内窥镜观察可估计溃疡灶大小、溃疡周围炎症的轻重、溃疡表面有无血管暴露和评估药物治疗的效果，同时又可采取黏膜活检做病理组织学和细菌学检查。

四、诊断和鉴别诊断

诊断主要依靠症状、体征、X 线检查及纤维胃镜检查。由于小儿消化性溃疡的症状和体征不如成人典型，常易误诊和漏诊，对有临床症状的患儿应及时进行胃镜检查，尽早明确诊断。有腹痛者应与肠痉挛、蛔虫症、结石等鉴别；有呕血者在新生儿和小婴儿与新生儿出血症、食管裂孔疝、败血症鉴别；年长儿与食管静脉曲张破裂及全身出血性疾病鉴别。便血者与肠套叠、憩室、息肉、过敏性紫癜鉴别。

五、治疗

原则是消除症状，促进溃疡愈合，防止并发症的发生。

（一）一般治疗

饮食定时定量，避免过饥、过饱、过冷，避免过度疲劳及精神紧张。注意饮食，禁忌吃刺激性强的食物。

（二）药物治疗

1. 抗酸和抑酸剂

目的是减低胃、十二指肠液的酸度，缓解疼痛，促进溃疡愈合。

（1）H2 受体拮抗剂：可直接抑制组织胺、阻滞乙酰胆碱和胃泌素分泌，达到抑酸和加速溃疡愈合的目的。常用西咪替丁，10～15mg/（kg·d），分 4 次于饭前 10min 至 30min 口服；雷尼替丁，3～5mg/（kg·d），每 12h 一次，或每晚一次口服；或将上述剂量分 2～

3次，用5%～10%葡萄糖液稀释后静脉滴注，肾功能不全者剂量减半。疗程均为4～8周。

(2) 质子泵抑制剂：作用于胃黏膜壁细胞，降低壁细胞中的H^+、K^+－ATP酶活性，阻抑H^+从细胞浆内转移到胃腔而抑制胃酸分泌。常用奥美拉唑，剂量为0.7mg/（kg·d)，清晨顿服，疗程2～4周。

2. 胃黏膜保护剂

①硫糖铝：常用剂量为10～25mg/（kg·d)，分4次口服，疗程4～8周。肾功能不全者禁用。②枸橼酸铋钾：剂量6～8mg/（kg·d)，分3次口服，疗程4～6周。本药有导致神经系统不可逆损害和急性肾衰竭等不良反应，长期大剂量应用时应谨慎，最好有血铋监测。③呋喃唑酮：剂量5～10mg/（kg·d)，分3次口服，连用2周。④蒙脱石粉：麦滋林S颗粒剂亦具有保护胃黏膜、促进溃疡愈合的作用。

3. 抗幽门螺杆菌治疗

幽门螺杆菌与小儿消化性溃疡的发病密切相关，根除幽门螺杆菌可显著地降低消化性溃疡的复发率和并发症的发生率。临床上常用的药物有：枸橼酸铋钾6～8mg/（kg·d)；阿莫西林50mg/（kg·d)；克拉霉素15～30mg/（kg·d)；甲硝唑25～30mg/（kg·d)。

由于幽门螺杆菌栖居部位环境的特殊性，不易被根除，目前多主张联合用药（二联或三联）。以铋剂为中心药物的治疗方案为：枸橼酸铋钾6周＋阿莫西林4周，或＋甲硝唑2～4周，或＋呋喃唑酮2周。

亦有主张使用短程低剂量二联或三联疗法者，即奥美拉唑＋羟氨苄青霉素或克拉霉素2周，或奥美拉唑＋克拉霉素＋甲硝唑2周，根除率可达95%以上。

(三) 外科治疗

外科治疗的指征为：①急性大出血。②急性穿孔。③器质性幽门梗阻。

第三节　小儿胃炎

胃黏膜炎症是指由于物理性、化学性及生物性有害因子引起胃黏膜或胃壁发生的炎症性病变。是儿童时期常见的消化道疾病之一，占小儿胃病80%左右，年龄不同症状表现不同。根据病程分为急性和慢性胃炎，后者发病率高。

一、病因

(一) 急性胃炎

急性胃炎多为继发性，常见于急性重症感染和对创伤的应激反应，特别是缺氧缺血性疾病，服用非甾体类消炎药物如保泰松、吲哚美辛（消炎痛）阿司匹林或肾上腺皮质激素，胆汁反流，误服腐蚀剂，摄入细菌或毒素污染物等。食物过敏、胃内异物、情绪波动、精神紧张和各种因素所致的变态反应等均能引起胃黏膜的急性炎症。

(二) 慢性胃炎

儿童慢性胃炎中以非萎缩性（以往称浅表性）胃炎最常见，占90%～95%，萎缩性胃炎和特殊类型胃炎少见。病因迄今尚未完全明确，可能与下列因素有关：幽门螺杆菌（Hp）感染；鼻窦及口腔感染病灶，引起细菌和毒素吞入；刺激性食物或药物，如浓茶、咖啡，胆汁反流；精神紧张情绪波动；慢性系统性疾病等。

二、临床表现

（一）急性胃炎

急性胃炎起病较急，症状以腹痛及呕吐多见，食欲缺乏，恶心；重者可有水电解质紊乱，酸碱失衡等。有感染者常伴有发热等全身中毒症状。

（二）慢性胃炎

慢性胃炎常见症状为反复发作、无规律性的腹痛，疼痛经常出现于进食过程中或餐后，多数位于上腹部、脐周，部分患者部位不固定，轻者为间歇性隐痛或钝痛，严重者为剧烈绞痛。常伴有食欲不佳、恶心、呕吐、腹胀，继而影响营养状况及生长发育。胃黏膜糜烂出血者伴呕血、黑便。

三、辅助检查

（一）急性胃炎胃镜检查

胃镜检查可见胃黏膜充血、水肿、糜烂、出血。镜下见上皮细胞变性，坏死，固有膜中性粒细胞浸润，无或极少淋巴细胞、浆细胞，腺体细胞变性坏死。

（二）慢性胃炎胃镜检查

胃镜检查可见黏膜斑；充血；水肿；微小结节，又称胃窦小结节或淋巴细胞样小结节增生；糜烂；花斑；出血斑点。黏膜斑和充血两项中符合一项即可诊断；花斑、出血斑点两项应结合病理诊断。此外，如发现幽门口收缩不良、反流增多、胆汁反流，常提示胃炎存在。镜下见上皮细胞变性，小凹上皮细胞增生，固有膜炎症细胞浸润、腺体萎缩。炎症细胞主要是淋巴细胞、浆细胞。①根据有无腺体萎缩诊断为慢性浅表性胃炎或慢性萎缩性胃炎。②根据炎症程度，慢性浅表性胃炎分为轻、中、重3级。轻度：炎症细胞浸润较多，多限于黏膜的浅表1/3，其他改变均不明显；中度：病变程度介于轻、重之间，炎症细胞累及黏膜全层的浅表1/3～2/3；重度：黏膜上皮变性明显，且有坏死、胃小凹扩张、变长变深、可伴肠腺化生，炎症细胞浸润较重，超过黏膜2/3以上，可见固有膜内淋巴滤泡形成。③如固有膜炎症细胞浸润，应注明“活动性”。

（三）幽门螺杆菌（Hp）检测

慢性胃炎应常规检测有无Hp感染。HP检测分为侵入性和非侵入性两大类。侵入性需通过胃镜检查取胃黏膜活组织进行检测，包括：①快速尿素酶试验。②组织学检查。③HP培养。非侵入性检查主要有：①C尿素呼吸试验。②粪便HP抗原检测。③血清学检测抗HP－IgG抗体。

四、诊断与鉴别诊断

（一）急性胃炎

根据病史、体检、临床表现、胃镜和病理学检查，基本可以确诊。急性腹痛必须与外科急腹症以及肝、胆、胰、肠等腹内脏器的器质性疾病、腹型过敏性紫癜相鉴别。

（二）慢性胃炎

根据病史、体检、临床表现、胃镜和病理学检查，基本可以确诊。慢性反复发作的腹痛应与肠道寄生虫病、肠痉挛及功能性腹痛等疾病鉴别。

1. 肠蛔虫病

常有不固定的腹痛、偏食、异食癖、恶心、呕吐等消化功能紊乱症状，有时出现全身过敏症状，驱虫治疗有效等可协助诊断。有吐或排虫史，粪便查找虫卵可以确诊。

2. 肠痉挛

婴儿多见，可出现反复发作的阵发性腹痛，腹部无异常体征，排气、排便可以缓解。

3. 功能性腹痛

功能性腹痛是一种常见的儿童期身心疾病，与情绪改变、生活紧张、家庭成员过度焦虑等有关。表现为发作性腹痛，持续数十分钟或数小时而自行缓解，可伴恶心呕吐等症状。临床与辅助检查没有阳性发现。

五、治疗

（一）急性胃炎

急性胃炎患者应去除病因，治疗原发病，避免刺激性药物和食物，纠正水电解质紊乱及酸碱失衡。有上消化道出血者应卧床休息、保持安静，暂时禁食，监测生命体征及呕血与黑便情况，采用 H_2 受体阻滞剂或质子泵抑制剂等抑酸药物；细菌感染者应用有效抗生素。

（二）慢性胃炎

1. 一般治疗

合理饮食，按时、适量进餐，避免过凉、过硬、辛辣饮食，不宜多饮牛奶，尽量少用或不用损害胃黏膜的药物。

2. 药物治疗

①H_2受体拮抗药或质子泵抑制药：用于腹痛明显及有上消化道出血者，治疗 2 周。②胃肠动力药：胃运动功能异常有呕吐或胆汁反流者，多潘立酮 1 次 0.3mg/kg，每日 3～4 次，餐前 30 分钟服用。有十二指肠胃食管反流者用药 1 个月。③胃黏膜保护药：洁唯乐、麦滋林－S，十八角蒙脱石（思密达）（用法同前）等。④合并 Hp 感染，应进行抗 Hp 治疗。

第四节　肠套叠

肠套叠是指部分肠管及其肠系膜套入邻近肠腔所致的一种肠梗阻，是婴幼儿时期常见的急腹症之一，是 3 个月至 6 岁期间引起肠梗阻的最常见原因。常伴发于胃肠炎和上呼吸道感染。60％的患儿年龄在 1 岁以内，但新生儿罕见。80％的患儿年龄在 2 岁以内，男童发病率高于女童。健康肥胖儿多见，发病季节与胃肠道病毒感染流行相一致，以春季多见。

一、病因及病理生理

（一）病因

肠套叠分为原发性和继发性两种。原发性占 95％，多见于婴幼儿，婴儿回盲部系膜尚未完全固定，活动度较大，这是容易发生肠套叠的结构因素。5%继发性患者多为年长儿，发生肠套叠的肠管多有明显的器质性原因，如梅克尔憩室翻入回肠腔内，成为肠套叠的起点。肠息肉、肠肿瘤、肠重复畸形、腹型紫癜致肠壁肿胀增厚等均可牵引肠壁发生肠套叠。

有些促发因素可导致肠蠕动的节律发生紊乱，从而诱发肠套叠，如饮食改变、病毒感染及腹泻等。有研究表明病毒感染可引起末段回肠集合淋巴结增生，局部肠壁增厚，甚至凸入肠腔，构成套叠起点，加之肠道受病毒感染后蠕动增强而导致肠套叠。

（二）病理生理

肠套叠一般是顺行的，即多为近端肠管套入远端肠腔内，极少数是逆行的。依据其套入部位不同，分为：

1. 回盲型

回盲瓣是肠套叠头部，带领回肠末端进入升结肠，盲肠、阑尾也随着翻入结肠内，此型最常见，占总数的50%～60%。

2. 回结型

回肠从距回盲瓣几厘米处起套入回肠最末端，穿过回盲瓣进入结肠，占30%。

3. 向回结型

回肠先套入远端回肠内，然后整个再套入结肠内，约占10%。

4. 小肠型

小肠套入小肠，少见。

5. 结肠型

结肠套入结肠，少见。

6. 多发型

向结肠套叠和小肠套叠合并存在。

肠套叠一旦形成，仅有很少部分的小肠套叠可以自行复位（暂时性小肠套叠），而对于套入结肠的或复套的一般不能自行复位，由于鞘层肠管持续痉挛，致使套入部肠管发生循环障碍，初期静脉回流受阻，组织充血、水肿、静脉曲张。

黏膜细胞分泌大量黏液，进入肠腔内，与血液及粪质混合成果酱样胶冻状排出。肠壁水肿、静脉回流障碍加重，使动脉受累，供血不足，导致肠壁坏死并出现全身中毒症状，严重者可并发肠穿孔和腹膜炎。

二、临床表现

患儿在早期一般情况尚好，体温正常，无全身中毒症状。随着病程延长，病情加重，若并发肠坏死或腹膜炎，会发生全身情况恶化，常有严重脱水、高热、嗜睡、昏迷及休克等中毒症状。年龄越大，发病过程越缓慢。

主要表现为阵发性腹痛，腹痛时上腹或脐周可触及肿块，不痛时腹部平坦、柔软、无包块，病程有时长达十余日。由于年长儿肠腔较宽阔，可无梗阻现象，肠管亦不易坏死。呕吐少见，便血发生也较晚。

（一）腹痛

腹痛为阵发性、规律性发作，表现为突然发作剧烈的阵发性绞痛，患儿哭闹不安、屈膝缩腹、面色苍白，持续数分钟或更长时间后腹痛缓解，安静或入睡，间歇 10～20 分钟后伴随肠蠕动出现又反复发作。

（二）呕吐

呕吐为早期症状，初为反射性，含乳块和食物残渣，后可含胆汁，晚期可吐粪便样液体，说明有肠管梗阻。

（三）血便

血便为重要症状，出现症状的最初几小时排便可正常，以后排便少或无便。约 85％的患者在发病后 6～12 小时排出果酱样黏液血便，或直肠指检时发现血便。

（四）腹部包块

多数患者在右上腹季肋下可触及有轻微触痛的套叠肿块，呈腊肠样，光滑不太软，稍可移动。晚期患者发生肠坏死或腹膜炎时，出现腹胀、腹腔积液、腹肌紧张和压痛，不易扪及肿块，有时腹部扪诊和直肠指检双合检查可触及肿块。

三、辅助检查

（一）腹部 B 超检查

腹部 B 超在套叠部位横断扫描可见“同心圆”或“靶环状”肿块图像，纵断扫描可见“套筒征”。

（二）B 超监视下水压灌肠

经肛门插入 Foley 管并将气囊充气 20～40mL。将“T”形管一端接 Foley 管，侧管接血压计监测注水压力，另一端为注水口，注入 37～40℃等渗盐水匀速推入肠内，可见靶环状块影退至回盲部，“半岛征”由大到小，最后消失，B 超下可见“同心圆”或“套筒征”消失，回盲瓣呈“蟹爪样”运动，小肠进水，呈“蜂窝状”扩张，诊断治疗同时完成。

（三）空气灌肠

由肛门注入气体，在 X 线透视下可见杯口阴影，能清楚看见套叠头的块影，并可同时进行复位治疗。

（四）钡剂灌肠

钡剂灌肠可见套叠部位充盈缺损和钡剂前端的杯口影，以及钡剂进入鞘部与套入部之间呈现的线条状或弹簧状阴影。只用于慢性肠套叠疑难患者。

四、诊断与鉴别诊断

凡健康婴幼儿突然发生阵发性腹痛或阵发性规律性哭闹、呕吐、便血，并在腹部扪及腊肠样肿块，即可确诊。肠套叠早期在未排出血便前应做直肠指检。肠套叠的鉴别诊断如下。

（一）细菌性痢疾

夏季发病多。排便次数多，含黏液、脓血，里急后重，多伴有高热等感染中毒症状。粪便检查可见成堆脓细胞，细菌培养阳性。但必须注意菌痢偶尔亦可引起肠套叠，两种疾病可同时存在，或肠套叠继发于菌痢后。

（二）梅克尔憩室出血

大量血便，常为无痛性，也可并发肠套叠。

（三）过敏性紫癜

有阵发性腹痛、呕吐、便血，由于肠管有水肿、出血、增厚，有时左右下腹可触及肿块，但绝大多数患儿有出血性皮疹、关节肿痛，部分患者有蛋白尿或血尿。该病由于肠功能紊乱和肠壁肿胀，也可并发肠套叠。

五、治疗

急性肠套叠是一种危及生命的急症，其复位是紧急的治疗措施，一旦确诊需立即进行。

（一）灌肠疗法

1. 适应证

肠套叠在48小时内，全身情况良好，腹部不胀，无明显脱水及电解质紊乱。

2. 禁忌证

①病程已超过48小时，全身情况差，如有脱水、精神萎靡、高热、休克等症状者，对3个月以下婴儿尤应注意。②高度腹胀、腹膜刺激征，X线腹部平片可见多数液平面者。③套叠头部已达脾曲，肿物硬而且张力大者。④多次复发，疑有器质性病变者。⑤小肠型肠套叠。

3. 治疗方法

①B超监视下水压灌肠。②空气灌肠。③钡剂灌肠复位。

4. 灌肠复位成功的表现

①拔出肛管后，排出大量带臭味的黏液血便和黄色粪水。②患儿很快入睡，不再哭闹及呕吐。③腹部平软，触不到原有的包块。④灌肠复位后给予0．5～1g活性炭口服，6～8小时后应有炭末排出，表示复位成功。

（二）手术治疗

肠套叠超过48～72小时范围，或虽时间不长但病情严重疑有肠坏死或穿孔者，以及小肠型肠套叠均需手术治疗。根据患儿全身情况及套叠肠管的病理变化选择进行肠套叠复位、肠切除吻合术或肠造瘘术等。5%～8%的患儿可有肠套叠复发。灌肠复位比手术复位的复发率高。

第五节　婴幼儿腹泻病

小儿腹泻是一组由多病原、多因素引起的，以大便次数增多和大便性状改变为特点的儿科疾病。多由于饮食不当或肠道内感染所致。小儿腹泻四季皆可发生，尤以夏秋两季为多见，6个月至2岁婴儿发病率高，1岁以内患者约占半数，是造成儿童营养不良，发生发育障碍的常见原因之一。病程在两周以内为急性腹泻，2周到2个月为迁延性腹泻，病程在2个月以上为慢性腹泻。

一、病因及病理生理

（一）病因

1. 体质因素

本病主要发生在婴幼儿，其内因特点：

（1）婴儿胃肠道发育不够成熟，酶的活性较低，但营养需要相对多，胃肠道负担重。

（2）婴儿时期神经、内分泌、循环系统及肝、肾功能发育均未成熟，调节机能较差。

（3）婴儿免疫功能也不完善。血清大肠杆菌抗体滴度以初生至2周岁最低，以后渐升高。因而婴幼儿易患大肠杆菌肠炎。母乳中大肠杆菌抗体滴度高，特别是初乳中致病性大肠杆菌分泌型IgA高，所以母乳喂养儿较少发病，患病也较轻。同理小婴儿轮状病毒抗体低，同一集体流行时，小婴儿罹病多。

（4）婴儿体液分布和成人不同，细胞外液占比例较高，且水分代谢旺盛，调节功能又差，较易发生体液、电解质紊乱。婴儿易患佝偻病和营养不良，易致消化功能紊乱，此时肠道分泌型IgA不足，腹泻后易于迁延。

2. 感染因素

分为消化道内与消化道外感染，以前者为主。

（1）消化道内感染：致病微生物可随污染的食物或水进入小儿消化道，因而易发生在人工喂养儿。哺喂时所用器皿或食物本身如未经消毒或消毒不够，亦有感染可能。病毒也可通过呼吸道或水源感染。其次是由成人带菌（毒）者的传染，成为无症状肠道带菌（毒）者，可导致病原传播。

（2）消化道外感染：消化道外的器官、组织受到感染也可引起腹泻，常见于中耳炎、咽炎、肺炎、泌尿道感染和皮肤感染等。腹泻多不严重，年龄越小者越多见。引起腹泻的原因一部分是因为肠道外感染引起消化功能紊乱，另一部分可能是肠道内外均为同一病原（主要是病毒）感染所引起。

（3）肠道菌群紊乱：长期较大量地应用广谱抗生素，如氯霉素、卡那霉素、庆大霉素、氨苄青霉素、各种头孢霉素，特别是两种或以上并用时，除可直接刺激肠道或刺激植物神经引起肠蠕动增快、葡萄糖吸收减少、双糖酶活性降低而发生腹泻外，更严重的是可引起肠道菌群紊乱。此时正常的肠道大肠杆菌消失或明显减少，同时耐药性金黄色葡萄球菌、变形杆菌、绿脓杆菌、难辨梭状芽胞杆菌或白色念珠菌等可大量繁殖，引起药物较难控制的肠炎。

3. 消化功能紊乱

（1）饮食因素。

（2）不耐受碳水化物。

（3）食物过敏。

（4）药物影响。

（5）其他因素：如不清洁的环境、户外活动过少、生活规律的突然改变、外界气候的突变（中医称为“风、寒、暑、湿泻”）等也易引起婴儿腹泻。

（二）病理生理

1. 脂肪、蛋白质和碳水化物代谢障碍

因肠道消化功能减低和肠蠕动亢进，营养物的消化和吸收发生障碍。病程中蛋白质的同化减低不多，有的患儿腹泻很重，仍能消化吸收相当量的蛋白质。脂肪的同化和吸收受影响较大，一般患儿脂肪的呼吸为正常的50～70%；严重病例只吸收食入量的20%. 恢复期肠蠕动亢时已消失数日至数周后，作脂肪平衡实验，发现脂肪的同化作用用仍低。碳水化物的吸收也受影响。患儿糖耐量试验曲线低平，与碳水化物吸收障碍有一定关系。

2. 水和电解质紊乱

腹泻导致大量的水和电解质丢失，主要是大量肠液的丢失，产生一系列临床症状。

(1) 脱水：原因：①吐泻使液体丢失量增加。根据北京儿童医院观察：较重病例每天从大使丢失液体约 30ml/kg，最多者达 81mg/kg，比正常增加 10 倍以上；②食物和液体入量减少，食欲减退，严重呕吐，几乎等于禁食；③叶泻丢失钠、钾等电解质，使身体保留水分的能力减低；患儿多数发热，呼吸增忆快，酸中毒时呼吸深快，使不感觉水分损失增多，可高达 80mg/kg·d（正常为 30mg/kg·d）。有人测量体温每升高 1℃，水分丢失增加 10～12mg/kg·d。

二、临床表现

临床主要表现为大便次数增多、排稀便和水电解质紊乱。

(一) 一般症状

因腹泻轻重而异。

1. 轻型腹泻

主要是大便次数增多，每日数次至 10 余次。大便稀，有时有少量水，呈黄色或黄绿色，混有少量黏液。每次量不多，常见白色或淡黄色小块，系钙、镁与脂肪酸化合的皂块。偶有小量呕吐或溢乳，食欲减退，体温正常或偶有低热。面色稍苍白，精神尚好，无其他周身症状。体重不增或稍降。体液丢失在 50ml/kg 以下，临床脱水症状不明显。预后较好，病程 3～7天。

2. 重型腹泻

可由轻型加重而成。每日大便十数次至 40 次。开始转为重型时，便中水分增多，偶有黏液，呈黄或黄绿色，有腥臭味，呈酸性反应。换尿布不及时者，常腐蚀臀部皮肤，表皮剥脱而发红。随病情加重和摄入食物减少，大便臭味减轻，粪块消失而呈水样或蛋花汤样，色变浅，主要成分是肠液和小量黏液，呈碱性反应。大便量增至每次 30ml，多者可达 50ml。镜下见脂肪滴、游动的细菌、黏液、重症偶见红细胞，白细胞可达每高倍视野 10 个左右。患儿食欲低下，常伴呕吐。多有不规则低热，重者高热。体重迅速降低，明显消瘦。如不及时补液，脱水、酸中毒逐渐加重。少数重症病起急遽，高热达 39℃～40℃，频繁地呕吐、泻水样便，迅速出现水和电解质紊乱的症状。近十余年来，由于多能提早就诊，严重的重型腹泻已明显减少。

(二) 水和电解质紊乱症状

以脱水、酸中毒为主，有时有低钾、低钙症状。

1. 脱水

患儿较快地消瘦、体重减轻，精神萎靡，皮肤苍白甚至发灰、弹性差，前囟和眼窝下陷，黏膜干燥，腹部凹陷，脉细数，血压降低和尿量减少。脱水分为轻、中、重三度：①轻度脱水 体液丢失占体重的 5%以下。患儿精神稍差，面色略苍白，皮肤稍干但弹性尚好，眼窝稍陷，小便较平时略少；②中度脱水 体液丢失约占体重的 5%～10%。患儿萎靡、阵阵烦躁，皮肤苍白发灰、干燥、松弛、弹性差，捏起后不能立即展平。口周发青，前囟和眼窝明显下陷，唇及黏膜干燥，心音钝，腹部凹，四肢发凉，小便明显减少；③重度脱水 体液丢失占体重的10%～15%。患儿萎靡、淡漠，对周围环境无反应，皮肤苍灰，弹性极差，捏起后不易平复。前囟与眼窝深陷，眼不闭，结膜干涩，哭无泪，角膜无光，口唇发绀，黏膜干燥、不清、心率速，血压不易测出。腹深陷。四肢厥冷。尿极少或无尿。

估计脱水程度时，应重视眼窝、前囟凹陷程度。低渗性脱水易出现皮肤弹性减低，而营养不良儿平时弹性就差，应予注意。

酸中毒

主要是精神萎靡，呼吸深长。严重者呼吸增快，甚至昏迷。新生儿或小婴儿无或较晚出现呼吸深长，主要表现为嗜睡、苍白、拒食、衰弱等，估计酸中毒时，要注意患儿年龄。

3. 低钾血症

多在水泻1周以上出现明显低钾，原有营养不良者出现较早、较重。一般患儿未输液前较少有低钾症状，输入不含钾液体后，随脱水酸中毒的纠正，逐渐出现低钾症状：精神萎靡、肌张力低、第一心音钝。再重则出现腹胀、肠鸣音减弱或消失、腱反射减弱。如未及时补钾，低钾严重时可出现肌肉麻痹甚至呼吸肌麻痹、肠麻痹、膀胱麻痹，腱反射消失，心率减慢、心律不齐、心尖部出现收缩期杂音、心脏扩大，可危及生命。血钾在3. 5mmol/L以下多出现低钾症状。

4. 低钙血症

原有营养不良、佝偻病或腹泻日久的患儿，常在输液后出现烦躁不安、手足搐搦甚至惊厥等低钙症状。检查可见佛斯特氏和腓反射阳性。

5. 低镁血症

少数患儿纠正脱水、酸中毒、补充钙后出现低镁性手足搐搦症。表现为手足震颤、搐搦、哭闹、易受刺激、不能入睡。

三、辅助检查

（一）大便检查

婴儿儿腹泻首先需要进行大便的化验检查，大便检查包括常规和轮状病毒，主要是用来大体区分是细菌还是病毒感染，还是真菌还是寄生虫感染，看看有没有常见的轮状病毒感染，第二个大便化验项目是大便培养加药敏，包括细菌培养，病毒培养和真菌培养，对于培养异常者做药物敏感试验，确定原因和对什么药物敏感，有利于治疗。

（二）血液检查

包括血常规和血降钙素原和C反应蛋白主要是看看是细菌还是病毒感染，看看有没有贫血，看看有没有过敏因素，看看有没有腹泻导致血小板减少等。血液电解质和血气分析和肝功能和肾功能和心肌酶等检查确定有没有电解质紊乱和心肌损害和酸碱失衡等，有利于指导补液。

（三）其他检查

对于肠道外感染导致如肺炎，需要拍胸片，出现心肌酶增高者行心电图检查看看有没有心律失常，哭闹严重者拍腹部片和腹腔及胃肠彩超排除有没有肠梗阻等外科疾病。

四、诊断与鉴别诊断

根据发病季节、病史、临床表现和大便性状易于做出临床诊断。必须判定有无脱水（性质和程度）、电解质紊乱和酸碱失衡；注意寻找病因，肠道内感染的病原学诊断比较困难，从临床诊断和治疗需要考虑，可先根据大便常规有无白细胞将腹泻分为两组：

1. 大便无或偶见少量白细胞者

为侵袭性以外的病因（如病毒、非侵袭性细菌、寄生虫等肠道内外感染或喂养不当）引起的腹泻，多为水泻，有时伴脱水症状，应与下列疾病鉴别：

（1）生理性腹泻多见于6个月以内婴儿，多为母乳喂养，外观虚胖，常有湿疹，生后不久出现腹泻，除大便次数增多外，无其他症状，食欲好，不影响发育。

（2）导致小肠消化吸收功能障碍的各种疾病如乳糖酶缺乏，葡萄糖－半乳糖吸收不良，失氯性腹泻，原发性胆酸吸收不良，过敏性腹泻等。

2. 大便有较多的白细胞者

表明结肠和回肠末端有侵袭性炎症病变，常由各种侵袭性细菌感染所致（细菌性痢疾、伤寒沙门菌肠炎、侵袭性大肠杆菌肠炎等）。仅凭临床表现难以区别，必要时进行大便细菌培养，细菌血清型和毒性检测。还需与坏死性小肠结肠炎鉴别。该病中毒症状较重，腹痛、腹胀、频繁呕吐、高热、逐渐出现血便，常伴休克，腹部立、卧位X线摄片呈小肠局限性充气扩张，肠间隙增宽，肠壁积气等。若抗生素治疗无效，腹泻时间较长者，尚需与Crohn病、溃疡性结肠炎、肠息肉合并感染鉴别。

五、治疗

（一）饮食疗法

急性腹泻期饮食需要适应患儿的消化吸收功能，过早给高热卡饮食有时可加重腹泻。电镜显示腹泻患儿肠道主要病理改变为微绒毛萎缩，肠上皮细胞损害，双糖酶缺乏及消化吸收功能障碍，因此应根据患儿食欲、腹泻等情况，采取循序渐进的原则，进低乳糖、低蛋白、低脂肪饮食。最好是半消化分解的食物，便于吸收利用，并适当补充微量元素与维生素。

母乳喂养者应继续母乳喂养，可缩短每次喂乳时间，少量多次喂养。

人工喂养者，6个月以下婴儿先将牛奶用等量米汤或水稀释，或用发酵奶，也可用奶谷类混合物，每天喂6次，保证足够的热量，逐渐增至全奶，6个月以上者，可用已经习惯的平常饮食，选用稠粥面条，并加些熟植物油、蔬菜、肉末或鱼末等。应鼓励病儿多吃，每天进餐6次至腹泻停止，2周内每日加餐1次，饮食原则是由稀到调，由少到多. 逐渐恢复到平时饮食。

（二）液体疗法

1. 口服法

适用于轻度脱水或呕吐不重者。补液量按每公斤体重100毫升/日计算，分数次服用。

2. 静脉补液法

用于中度、重度脱水。

（三）喂养与护理

坚持母乳喂养，妈妈饮食应偏清淡，少吃油脂食物和生冷食物，以及海鲜类高蛋白食物。稀便便较多时适当补水，辅食比平时做得稀软些。不能母乳的慢性腹泻宝宝，可以尝试低乳糖的部分水解蛋白配方如雅培亲护，更容易消化，减少乳糖、牛奶蛋白消化不好造成慢性腹泻的风险。适当减少食物种类，暂时停喂可能不利于腹泻缓解的食物，如偏寒凉的水果、不利于消化的肉类，谷物中的杂粮。注意观察宝宝精神、面色、体温和大便。做好臀部护理，防止红屁股。每次温水清洁后要抹一些护臀霜或者擦少许香油以隔绝排泄物。急性和严重的腹泻要看医生，同时也可换成低乳糖或无乳糖配方，避免刺激宝宝肠胃，加快恢复。也可服用益生菌对改善腹泻会有助益。

（四）控制感染

如果细菌感染证据，则应酌情使用有效抗菌药物，切忌抗生素滥用。应在医师指导下只用抗生素。因为某些抗生素对婴幼儿有较大的副作用。急性水样便腹泻患儿（约占70%）多为病毒或产肠毒素性细菌感染，一般不用抗生素，只要做好液体疗法，患者可以自愈。采用中药或肠黏膜保护剂治疗可加快痊愈。对中毒症状较重的患儿，可选用抗菌药物治疗。如疑似霍乱采用诺氟沙星（氟哌酸）或强力霉素治疗。

（五）微生态疗法

有助于恢复肠道正常菌群的生态平衡，抑制病原菌定植和侵袭，有利于控制腹泻，常用双歧杆菌、嗜酸乳杆菌、粪链球菌、宫入菌、需氧芽胞杆菌、蜡样芽胞杆菌制剂，肠道正常菌群严重紊乱患儿甚至需要二种以上制剂同服。妈咪爱（含有活菌冻干粉、屎肠球菌、枯草干菌），是个不错的选择。

（六）肠粘膜保护剂

能吸附病原体和毒素，维持肠细胞的吸收和分泌功能，与肠道粘液蛋白相互作用可增强其屏障功能，阻止病原微生物的攻击，如蒙脱石粉。

（七）避免用止泻剂

此类药物可抑制胃肠动力作用，增加细菌繁殖和毒素的吸收，对于感染性腹泻有时是很危险的。

第四章　小儿循环系统疾病

第一节　扩张型心肌病

DCM是原发性心肌病中最多见的一种。症状轻重不一，时轻时重，多数病例病情发展缓慢，但少数病例病情急剧发展，几个月内即死亡。主要症状包括：第一心功能不全；第二心律失常；第三由于血流缓慢，在心腔内形成附壁血栓，脱落后形成体、肺循环栓塞而引起的症状和体征。

一、病因及病理生理

多数病例病因仍不清楚，可能与遗传、中毒、代谢（如肉毒碱缺乏）及营养障碍（如硒缺乏）等因素有关。近年，认为亚临床型或隐匿性病毒性心肌炎的病毒持续感染，病毒介导的体液、细胞免疫反应导致或诱发扩张型心肌病。成人DCM病因分析：病因不明47％，心肌炎12％，冠状动脉病11％，其他病因30％。儿童资料：心肌炎2％～15％，病因不明85％～90％。心肌炎主要为病毒性心肌炎。DCM患者心肌用PCR方法可检出柯萨奇B组病毒RNA，电镜下可见病毒样颗粒，血液中亦可查到特异病毒RNA或有关抗体滴度升高，提示DCM患者早先曾有过病毒感染。近年报道家族性DCM占DCM的20％～30％，主要为常染色体显性遗传。此外尚有常染色体隐性遗传，性联遗传及线粒体遗传。在常染色体遗传DCM家族中，目前已标测到有关的6个基因在染色体的位点。性联遗传DCM有2个基因位点已标出，其一为Duchenne和Becker肌营养不良，青少年男性发病；另一为Barth综合征，男婴患病，有DCM，骨骼肌病变，白细胞减少症，3－methylglutaconic酸尿及线粒体异常，通常病情迅速恶化，于婴儿期死亡。除家族性DCM外，其他病因有遗传代谢疾病，营养缺乏，化学及物理因素，中毒，感染及快速性心律失常等。

有研究认为HLA－DR4及HLA－DQB1可能是易感DCM的遗传标志。自身免疫异常可能与发生DCM有关，而免疫系统的基因调控也在此部位。部分DCM患者表现免疫异常，包括体液和细胞免疫系统对心肌细胞自身免疫反应，产生多种抗心肌蛋白的抗体，如抗线粒体、抗收缩蛋白及抗心肌B受体抗体等。然而，HLA位点，免疫系统和DMC之间的关系，尚需进一步研究，以资证实上述因素参与某一种DCM的发病。

二、临床表现

DCM根据其临床表现可分为成人型和婴儿型。

（一）成人型

主要见于年长儿，起病缓慢，部分可追溯到心肌炎病史。

（1）早期：症状隐匿，心功能代偿尚存，剧烈活动时出现心悸、气促。心功能Ⅱ级。体检可正常。射血分数（EF）在０．４～０．５。

（2）中期：出现心功能不全症状，进行性加重，常有劳累、乏力、心悸、气促等症状，心功能Ⅱ～Ⅲ级，体检有心脏扩大，左房室瓣反流性杂音，常有第三、四心音，可有心律失常，肝大，下肢水肿。EF在0.3～0.4之间。

（3）晚期：心衰症状明显，心功能Ⅲ～Ⅳ级，心界扩大，心前区隆起，常有奔马律及二尖瓣反流杂音，伴肺动脉高压者，肺动脉瓣区第二音亢进，多数有心律失常。肺底部常有细湿啰音，肝大，质地变硬，可有腹腔积液及黄疸，下肢水肿。有体或肺循环栓塞者占20%，如脑栓塞（出现偏瘫、失语等）、下肢栓塞（如足发凉，坏死等）、肺栓塞（咯血等）。

（二）婴儿型

既往称之为心内膜弹力纤维增生症。因心内膜及心肌损害均较明显，王惠玲教授认为称心内膜心肌病较合适。临床表现为急慢性心衰，心脏扩大，心音低钝，可有奔马律，部分有二尖瓣反流杂音，生长发育迟缓，体重不增，食欲缺乏等。6个月以下婴儿可呈暴发型，表现为心衰及心源性休克，病死率高。

三、辅助检查

（一）X线检查

胸部X线片显示心胸比例增大，肺淤血。心影显著增大与轻度肺淤血，两者不平行为其特征。

（二）心电图

80%左右有各种心律失常，但无特异性，以窦性心动过速最多见，其他有各种传导阻滞，期前收缩，ST－T改变，低电压及心动过缓等。

（三）多普勒超声心动图

各腔室扩大，以左心室为主，室壁运动幅度降低，左房室瓣开放幅度减少，形成大心腔小开口，典型者左房室瓣前后叶如“钻石样”改变，有助于诊断。收缩功能测定，射血分数（EF）及短轴缩短率（FS）均降低，舒张功能测定，E/A比值下降，E波流速积分（ETVI）降低。婴儿型心内膜心肌病中可见心内膜增厚征象（反光增强，厚度增加）。彩色多普勒血流显像除发现由于左室扩大而引起相对二尖瓣关闭不全所致血流反流外，多无特异性。

（四）彩色多普勒组织显像（DTI）

彩色多普勒组织显像（DTI）是1994年始用于临床的一种新技术。

DTI检查指标中以二尖瓣环舒张早期运动速度（MVR－DeV）下降意义最大，不仅有助于诊断，对病情了解和预后估计也有重要价值。

（五）核素显像

目前常用的仪器有单光子发射型计算机断层摄影（SPECT）和正电子断层扫描（PECT）。SPECT对DCM诊断的优点在于：

（1）可反映心室不同部位的射血功能。

（2）可正确反映左室和右室舒张功能。

（3）可反映心房与心室的协调性。

（4）可反映心房与心室兴奋传导时间。

（六）心内膜心肌活检（EMB）

显示心肌纤维排列正常，细胞核显著肥大，不同程度间质增生及少量炎性细胞浸润，偶有局限性心内膜增生，有助于与急性心肌炎及特异性心肌病相鉴别。婴儿心内膜心肌病，除上述特征外，心内膜胶原纤维及弹力纤维增生明显。EMB 不仅提供形态学依据，标本尚可作细胞分子学及生物化学检查，如心肌细胞培养，单个心肌细胞分离，β 受体定量，病毒基因片段测定等对病因及发病机制研究有广阔的应用前景。

（七）实验室检查

（1）血清中 CoxB－IgM 测定，＞1∶128 为阳性。

（2）PCR 检测 DCM 患儿血中 CoxB－RNA。

（3）抗心肌线粒体抗体测定。

（4）抗心磷脂抗体测定。

（5）血清心肌酶谱测定，包括 CK－MB、LDH 及其同工酶、α－HBDH 和 AST 等。

四、诊断与鉴别诊断

（一）诊断

应详细询问家族史，必要时对第一代亲属进行超声心动图检查，以便发现家族性 DCM，目前本病缺乏特异性诊断指标，仍为除外性诊断，临床上表现心脏扩大，充血性心力衰竭和心律失常的患儿，超声心动图示心室腔明显增大，室间隔及左室的后壁运动幅度减低而无其他病因解释时应考虑本病，DCM 主要表现为心力衰竭及左室收缩功能障碍，通过临床观察及超声心动图检查，一般可确诊，但应详细询问病史及家族史，以明确家族性 DCM 及其他病因引起的心肌病。

（二）鉴别诊断

本病应与风湿性心脏病、病毒性心肌炎、心包积液及限制型心肌病等鉴别。

五、治疗

（一）有心力衰竭者按心力衰竭处理，宜长期休息，避免劳累

由于心肌广泛损害，对地高辛耐受力较差，易出现毒性反应，故应采用地高辛每日维持量疗法，剂量也应是正常的 2/3 甚至 1/2，并常规应用利尿剂与血管扩张剂。顽固性心肌衰竭是扩张型心肌病死亡的主要原因之一。近认为，治疗上应用传统的洋地黄、利尿剂、血管扩张剂的基础上加用 β 受体阻滞剂或卡托普利（Captopril），可提高治愈率和好转率。治疗的最佳方案是多种药物联合应用，剂量个体化，同时密切注意药物的毒性反应。

（二）心血管紧张素Ⅰ转化酶抑制剂（ACEI）

扩张动脉使外周血管阻力下降，减轻后负荷，从而改善左心功能和心排量。临床常用的为巯甲丙脯酸即卡托普利。剂量一般为 0. 5～1mg/kg，每日 3 次口服，需从小剂量开始，注意首剂反应。对血容量不足，低钠血症及肾功不全患儿应慎用。

（三）β－受体阻滞剂

以普萘洛尔为代表，包括阿替洛尔、美托洛尔等，可减慢心率，延长心室充盈时间，从而改善心室舒张功能。自 1975 年 Wagastein 首次报道用 β 受体阻滞剂治疗扩张型心肌病获显效以来，目前应用较多，主要用于本病伴心衰应用传统治疗无效者。

剂量：美托洛尔，初始剂量为每天0.2～0.5mg/kg，分2次口服，每3～5d递增1次，4周内达最大耐受量每天2mg/kg，疗程不得短于8周。

阿替洛尔，剂量为每次0.5～1mg/kg口服，每日2～3次。

β一受体阻滞剂主要不良反应为负性肌力作用，诱发哮喘，心动过缓，低血压等。因之对扩张型心肌病伴低心排综合征，心脏阻滞及心率减慢的患儿应慎用。

（四）钙拮抗剂

可降低心肌细胞内 Ca^{2+} 浓度，从而有利于心肌的去收缩活动，改善心肌的顺应性，有利于心肌舒张的改善。

维拉帕米，每次2mg/kg，每日3～4次。

硫氮草酮，剂量为每次0.5mg/kg、每8h 1次，如无不适，2～4周后用量可加倍。

钙拮抗剂的主要缺点为负性肌力作用及激活肾素血管紧张素系统（RAS）及与正性肌力药物联合应用时药理作用上的矛盾等。

正性肌力药物与钙拮抗剂联合应用治疗上的矛盾：心脏正性肌力药物包括洋地黄及磷酸二酯酶抑制剂等，后者有氨吡酮，二联吡啶酮及依诺昔酮等。这些药物的作用机制与改善心肌细胞钙动力学有关，即通过各种机制增强细胞 Ca^{2+} 浓度或通过增加心肌肌蛋白对 Ca^{2+} 的敏感发挥正性肌力作用。就是说，正性肌力药物的作用是通过促进钙离子内流而达到的，而妨碍 Ca^{2+} 进入细胞内的任何药物势将抑制收缩功能，这正与钙拮抗剂治疗的药理机制背道而驰。此外，异搏停与地高辛合用时，可使地高辛水平提高一倍，因此，必须将地高辛剂量减半。洋地黄中毒时，禁用静脉注射维拉帕米，以防致命性加重房室传导阻滞。

（五）免疫抑制剂治疗

国外报道重症扩张型心肌病伴活动性心肌炎症（经心肌活检证实）患儿、在传统治疗基础上（洋地黄、利尿剂、血管扩张剂）加用泼尼松、硫唑嘌呤或环孢素A疗效最好。能改善本病的预后。传统治疗＋泼尼松＋硫唑嘌呤组16例中13例临床和血流动力学改善。传统治疗＋强的松＋环孢素A组13例中10例改善。两组中组织学的活动性炎症改变均恢复。

（六）心肌代谢酶活性药物

（1）1－6二磷酸果糖：对促进心肌细胞代谢，增强心肌能量及ATP酶活性均有较好的作用，对难治性心衰患儿症状有明显改善，但药价较昂贵。

剂量：每日静脉单剂量为0.7～1.6mL/kg，最大量不超过2.5mL/kg（75mg/mL）。静脉注射速度为10mg/min。

（2）辅酶 Q_{10}：作为辅助因子参与能量转换有关的若干酶系统，缺乏时可能对心肌功能有较大影响。

剂量：口服为12.5mg/次，每日3次。肌内注射为5～10mg/次，每日1次，一般需长期应用，临床上约70％患儿在3个月内始显效。

（七）心脏移植

对扩张型心肌病终末期或顽固性心衰患儿，心脏移植无疑是最后一线希望。美国Texas心脏研究所接受心脏移植的380例患儿中，43％为扩张型心肌病患儿。近20年来，由于新的免疫抑制剂如环孢素A等的应用，使心脏移植的效果显著提高，移植手术在世界很快发展，据国际心脏移植中心登记，1988年3月15日以前共做心脏移植6800例，移植后5年存活率为84%，10年存活率为61%。国外有认为儿童扩张型心肌病心脏移植的指征为：

（1）2岁以后起病，已存活1个月，并持续有扩张型心肌病表现。

（2）2岁以内起病，存活1年以上无好转，伴有室性心律失常，心胸比例>0.7者。

但由于供体困难，费用高，移植排异严重，移植后并发症多等。因之目前儿童心脏移植尚有一些医疗和伦理问题。

第二节　肥厚型心肌病

HCM可发生于任何年龄，常具有家族性常染色体显性遗传特征，约1/3有家族史。左心室肥厚，分布在流出道、室间隔中部或心尖部。常以左室肥厚与室间隔不对称肥厚为特点。心室收缩功能正常而舒张功能受损，使左室充盈困难，因而心排出量减少。

一、病因及病理生理

（一）病因

1. 遗传因素

原发性肥厚型心肌病可呈家族性发病，也可有散发性发病。根据流行病学调查结果，散发者占2/3，有家族史者占1/3，家族性发病的患者中有50%的HCM病因不明确，50%的家族中发现有基因突变，遗传方式以常染色体显性遗传最为常见，约占76%。

2. 钙调节紊乱

肥厚型心肌病患者有钙调节紊乱，尤其是心肌细胞内钙浓度升高与心室舒张功能有关。

（二）病理生理

HCM主要以非对称性心室壁肥厚为特征，其表型有多种。按血流动力学特征分为梗阻性肥厚型、隐匿性梗阻性肥厚型（安静时无左心室流出道压力阶差）和非梗阻性肥厚型；按解剖部位分为左心室肥厚型、右心室肥厚型和双心室肥厚型，后2种很少见；常见的左心室肥厚型中又可分为室间隔肥厚型和（或）侧壁肥厚型、心尖部肥厚型、室中部乳头肌肥厚型和肥厚扩张型，以左心室室间隔不对称肥厚最为常见。组织病理学上，主要表现为心肌细胞和肌纤维排列紊乱。典型者左心室腔缩小呈新月形，收缩时肥厚的室间隔突出于左心室流出道，加上前乳头肌位置异常，二尖瓣前叶向前移位，导致左心室流出道狭窄，引起左心室腔和左心室流出道产生压差。由于左心室流出道梗阻，肥厚的左心室顺应性减低，引起左心室充盈障碍，舒张末压升高，肺静脉压升高，加上二尖瓣返流和心肌缺血，从而引起呼吸困难、心前区疼痛等临床表现。

二、临床表现

（一）临床症状与体征

HCM由于病理解剖改变不一，病变程度不一，病理生理变化不一，因此症状与体征差别很大。有左室流出道狭窄的称梗阻型心肌病。有些病例，心室肥厚主要在主动脉瓣下，称为特发性主动脉瓣下狭窄（IHSS）。

（二）HCM临床表现有两大类

一类是左室流出道梗阻、心肌缺血的临床表现，主要见于年长儿，其起始症状包括：

（1）胸痛：与典型心绞痛不同，静息时也可出现，可持续数小时之久。同一患儿极量运动，试验时有时无胸痛，有时运动开始即有剧烈胸痛。

（2）呼吸困难。

（3）昏厥：常与心律失常无关。

（4）心悸：上述症状一般随年龄增长而加重，首次出现症状年龄越小者，预后越严重。

另一类是心力衰竭，主要见于1岁以下婴儿，出现心率快、呼吸快、水肿、肝大、喂养困难、生长发育滞后。在梗阻型心肌病和IHSS的病例，可听到心脏杂音，一般在心前区有Ⅱ～Ⅳ度收缩期杂音，可扪及震颤（流出道梗阻所致），蹲踞时杂音减弱。有P_2亢进。第二心音反向分裂（P_2在前，A_2在后），易误诊为先天性心脏病。

三、辅助检查

（一）常规心电图及Holter心电图

以左室肥大最常见，可出现异常Q波，常见于Ⅱ、Ⅲ、aVF、V_3、V_4、V_5导联，故有称为假性心肌梗死。Holter心电图24h监测，可对心律失常进一步了解，如观察昼夜变化规律及潜在性致命性心律失常。

（二）多普勒超声心动图

对HCM诊断有决定意义，并且是确定其临床类型的主要检查手段。其特点是室间隔和心室壁肥厚，心室腔缩小，有的有左室流出道狭窄。正常婴儿室间隔厚度≤4mm，学龄前儿童≤5mm，年长儿≤7mm。左室后壁（LVPW）与室间隔（IVS）厚度正常儿几乎相等。HCM患儿IVS/LVPW≥1.5作为本病的诊断指标，已得到认可。用多普勒超声心动图可测量左心功能，如射血分数（EF）、心轴缩短率（SF）、心脏指数（CI），搏血指数（SI）。在HCM早期，上述心功能指标均为正常或正常低值，在晚期则可显著降低。

（三）心内膜心肌活检

肥厚型和限制型有时在病理组织上很难区别，但心肌纤维紊乱，同时有非常显著的增厚，细胞核呈怪异型（细胞核外面包有一层清净区，称“核周光环”）是HCM的特征，可加以区别。

（四）心导管及选择性心血管造影

近年来由于超声可决定诊断，侵袭性的检查已少用。左室流出道的梗阻可由导管自左室拉至主动脉的连续压力曲线而显示，压力在主动脉瓣下，2～4cm时已经显示下降。右室造影可见肥厚的室间隔向右室流出道占位。

四、诊断与鉴别诊断

根据病史、家族史、临床表现及超声心动图检查，一般可以确诊。

（一）梗阻型HCM

诊断HCM必须首先排除其他原因引起的心肌肥厚，如先心病，高血压，内分泌代谢病等，若存在胸痛，晕厥，心悸等症状，心脏检查发现心前区中晚期喷射性杂音，且杂音强度随体位，屏气，握拳等动作的改变而改变，心电图显示左心室肥厚、ST－T 改变和异常 Q 波时，要考虑梗阻型 HCM 的诊断。若符合下列条件：心导管示左室流出道收缩期压差＞2.67kPa（20mmHg），或虽心血管造影示左室流出道狭窄；超声心动图示 SAM 现象，室间隔厚度/左心室后壁厚度之比为 1.3～1.5，可确诊梗阻型 HCM。

（二）非梗阻型 HCM

临床虽有心悸，乏力，头晕等症状，但心脏检查无杂音；超声心动图示室间隔和左室后壁增厚，无左室内径扩大，心排出量基本正常，无 SAM 现象，心电图有 ST－T 改变及异常 Q 波时，要考虑非梗阻型 HCM 的诊断，若心导管检查示左室流出道与左室间无压差，左心室造影示左室壁增厚，但无左室流出道狭窄及左室容量增加，无心排出量下降，可确诊非梗阻型 HCM。

（三）合并舒张功能障碍型 HCM

目前小儿尚无舒张功能不全的诊断标准，但若出现下列情况，要考虑舒张功能不全的诊断：有 HCM 病史和左心功能不全的表现，而查体无心脏扩大；X 线检查示肺淤血而心影正常或稍大；超声心动图示左心室舒张末期内径不扩大，室壁厚度正常或增厚，内径缩短率＞25%，而快速充盈期与心房收缩期二尖瓣血流速度之比（E/A 比值）≤1，二尖瓣前叶舒张中期关闭速度（EF 斜率）下降，组织多普勒提示舒张功能下降；放射性核素检查左室舒张功能指标异常；心导管检查示肺毛细血管楔嵌压＞2.4kPa（18mmHg），而无左室舒张末期容量升高；有创或无创检查左心室射血分数正常者。

五、治疗

（一）β－受体阻滞剂

可减轻流出道梗阻，减少心肌氧消耗，增加心室舒张期扩张，且能减慢心率，增加心搏出量。常用普萘洛尔或阿替洛尔，剂量及用法见上节扩张型心肌病治疗。

（二）钙拮抗剂

既有负性肌力作用而减弱心肌收缩，又可改善心肌顺应性而有利于舒张功能。可降低左室流出道收缩压差和改进舒张充盈。维拉帕米治疗肥厚型心肌病已被证实有效。对普萘洛尔治疗无效者可改善症状。常用维拉帕米每次 2mg/kg，每日 3～4 次口服或硫氮草酮开始每次 0.5mg/kg，每日 3 次，逐步每次可加至 1mg/kg。有主张 β－受体阻滞剂与钙拮抗剂合用比单用效果好。

禁忌证是有明显传导系统病变而未安装起搏器的患儿。对婴儿应用维拉帕米，尤为静脉给药者有猝死的报道，故婴儿期应慎重，静脉给药需在心电监护下进行。

（三）正性心肌收缩能药物

如地高辛或异丙肾上腺素等，可加重左室流出道梗阻，应尽量不用。除非某些晚期患儿或婴儿表现严重充血性心力衰竭或肺淤血者例外。

利尿剂通过降低前负荷也可以使流出道梗阻加重，也需慎用或谨慎地与 β－受体阻滞剂或钙拮抗剂合用以减轻肺淤血。

（四）外科治疗

对症状严重，如心绞痛或昏厥发作伴有明显流出道梗阻，药物治疗无效时，可施行外科手术切除室间隔等肥厚心肌组织再加维拉帕米治疗效果更佳。

对有继发性重度二尖瓣反流和二尖瓣膜装置异常者或以前做过室间隔肥厚切除术仍不能减轻梗阻症状者，近来推荐作二尖瓣置换术，但儿科应用尚少。

第三节 限制型心肌病

RCM 主要发生于非洲南罗得西亚一带和中南美洲等热带与温热带地区以及印度南部，我国少见，呈散发分布。病变主要为心内膜和心内膜下纤维化，引起心脏舒张功能严重受损而收缩功能正常或大致正常，心室腔缩小，心室充盈受限制，心室顺应性下降，回心血有障碍，心排出量减少，但流出道无变化，心脏闭塞是晚期病例的特征。

一、病因及病理生理

（一）病因

本病病因不明，可继发于全身性淀粉样变性、类肉瘤病、黏多糖病、色素沉着病等，引起心肌浸润性病变，以及心内膜心肌纤维化等，但在儿童，多为原发性。

（二）病理生理

主要病变为心内膜及心内膜下心肌增厚并有纤维增生，心内膜增厚可达正常的 10 倍。乳头肌亦可萎缩、缩短、心室腔缩小，心房扩大。心腔内血栓形成。纤维化病变常累及心室流入道而发生房室瓣关闭不全。增厚和纤维化的心内膜及心内膜下心肌，顺应性降低，舒张和收缩功能均发生障碍。舒张期由于心室舒张受限，心房贮血增多，心房扩大，出现类似缩窄性心包炎的血流动力改变。

二、临床表现

起病缓慢，有乏力、心悸及呼吸困难等。病变以右室为主者临床上与缩窄性心包炎极相似。患儿有颈静脉怒张，下肢水肿、肝大、腹腔积液。二尖瓣区和三尖瓣区收缩期杂音。部分患儿可因低心排而出现昏厥、抽搐等心脑综合征表现。病变以左室为主者则有气急、咳嗽、咯血、肺部啰音及端坐呼吸等左心衰竭症状。易并发感染性心内膜炎，亦易发生脑及内脏栓塞。

三、辅助检查

（一）X 线检查

心影轻至中度增大，以两侧心房增大为主，多数有少量心包积液，偶有心内膜线形钙化阴影。

（二）心电图

P 波增高增宽，有切迹，显示左右心房增大。可有右室肥厚、右束支传导阻滞、ST 段压低和 T 波低平倒置等改变，亦可有异常 Q 波和左心室肥大。Holter 心电图 24h 监测可发现潜在性致命性的心律失常，对易发生猝死的病例更有意义。

（三）多普勒超声心动图

其独特的形态学为心室腔狭小而左右心房明显扩张。心室早期充盈突然限制，快速充盈相明显缩短，左心室等容舒张时间也明显缩短。心内膜增厚，室壁运动减弱。多数病例有少至中等量心包积液，少数可有附壁血栓。多普勒检查显示二尖瓣、三尖瓣 E 峰减速时间缩短，A 峰明显增高，E/A 比值减小，提示舒张功能降低。

彩色多普勒组织显像显示二尖瓣运动速度明显减慢。

（四）心导管及选择性心血管造影

心导管检查显示心房压增高，心室舒张末压增高，肺动脉压和肺动脉阻力也增高。

心室造影显示心室流入道和心尖部心腔狭小甚至闭塞，流出道反而扩张。心房扩大，可见房室瓣反流。

（五）心内膜心肌活检

EMB 是最有诊断价值的检查方法，心内膜心肌的血管周围有嗜酸粒细胞浸润和心肌细胞溶解，嗜酸粒细胞具有空泡和脱颗粒改变，心内膜增厚，其上可有血栓覆盖。病变晚期心内膜心肌纤维化，嗜酸粒细胞明显减少或消失，纤维化的心室内膜广泛增厚，可达 4～5mm。

四、诊断与鉴别诊断

（一）诊断

小儿 RCM 诊断较困难，应根据病史，体征和辅助检查等综合分析，必要时行心肌心内膜活检以确诊，本病临床表现主要为缓慢发展的右心衰竭，其中肝大、腹水、下肢水肿等体征较突出，限制型心肌病有下列特点：

1. 无相关感染病史。
2. 常可触及心尖搏动，有奔马律，房室瓣关闭不全杂音。
3. 心电图常有心房肥大，房室传导阻滞，束支传导阻滞。
4. X 线检查，CT 和 MRI 检查无心包钙化或增厚。
5. 超声心动图示双侧心房扩大，心尖部心室腔闭塞，心室壁增厚。
6. 心内膜心肌活检有助于本病的诊断及鉴别诊断。

（二）鉴别诊断

应与缩窄性心包炎、肥厚型心肌病、缺血性心肌病和高血压性心肌肥厚等疾病相鉴别。

五、治疗

本病无特殊治疗，以对症为主。有浮肿、腹腔积液者可用利尿剂、为防止栓塞可用抗凝药物。

（一）钙通道阻滞剂

如维拉帕米或硝苯吡啶舌下或口服每次 0．25～0．5mg/kg，每天 3 次；静脉注射每次 3～10mg/kg。可以增加心室顺应性，增加心搏量。

（二）外科治疗

手术切除心内膜下纤维组织。房室瓣受累者可行瓣膜置换术，可使症状改善。

(三) 心脏移植

国外已有开展。

第四节　动脉导管未闭

动脉导管未闭（PDA）是小儿最常见的先天性心脏病之一，其发病率约占足月活产儿的1/2000，高原居民发病率较高，女多于男（3：1）。动脉导管为胎儿肺动脉与主动脉之间的正常生理性血流通路，出生后应自行关闭，但在某些病理情况影响下，动脉导管仍持续开放，即构成临床上的动脉导管未闭。由于主动脉压力（100/60mmHg），远超过肺动脉（20/6mmHg），无论在收缩期或舒张期均有血流从主动脉经未闭导管向肺动脉分流，致使左心室容量负荷过重，肺血流量明显增高，产生肺动脉高压及右心室负荷过重。肺动脉高压开始由动力性发展为阻力性，最终出现右向左分流，即艾森曼格综合征。

一、病因及病理生理

(一) 病因

动脉导管未闭的原因心脏胚胎发育的关键时期是在妊娠的第 2～8 周，先天性心血管畸形也主要发生于此阶段。导致动脉导管未闭的原因有很多，主要是先天遗传因素和后天环境因素共同作用的结果。

引起动脉导管未闭的原因主要有：

1. 内在遗传因素

主要是染色体易位和畸变，例如 21－三体综合征、13－三体综合征、14－三体综合征、15－三体综合征和 18－三体综合征等。

2. 外在环境因素

胎儿在母体所处的环境对胎儿发育影响非常大，宫内感染是导致先天性血管畸形的关键因素，预防动脉导管未闭的关键是孕期做好防护工作，定期产检，远离以下危险因素：

（1）病毒感染：妇女在怀孕最初 3 个月，特别是怀孕 3 周－8 周，如遭到病毒感染，胎儿易发生心脏血管畸形。其中风疹、流感、流行性腮腺炎、柯萨奇病毒、疱疹病毒等都是引起先天性畸形的重要危险因素。

（2）药物因素：孕妇在妊娠早期接触致畸药物，如锂、苯妥英钠或类固醇等，都可导致胎儿先心病的患病率达到 2%。服用抗癌药物或甲糖宁等药物不当也会造成胎儿动脉导管未闭。

（3）糖尿病等疾病因素：孕妇患有糖尿病而未经治疗和控制病情者，可致胎儿先天性心脏病的危险性为 2%，如果妊娠早期病情控制稳定，则危险性下降。此外还有高钙血症等疾病。

（4）孕早期 X 射线过量：妊娠早期受到放射性物质如 X 射线、同位素等过量照射。

（5）不良嗜好：孕妇嗜好“吞云吐雾”或丈夫吸烟、妻子“被动吸烟”可使胎儿畸形或小儿先心病发生。婴儿先心病发病率，吸烟母亲所生婴儿是不吸烟母亲的两倍。

（二）病理生理

左向右分流量的大小与导管的粗细及主、肺动脉的压差有关。

由于主动脉在收缩期和舒张期的压力超过肺动脉，因而通过未闭动脉导管的左向右分流的血液连续不断，使肺循环及左心房、左心室、升主动脉的血流量明显增加，左心负荷加重。

动力性肺动脉高压——阻力性肺动脉高压，右心室肥厚甚至衰竭。当肺动脉压超过主动脉压时，产生肺动脉血流逆向分流入主动脉，患儿呈现差异性青紫（两下肢青紫较著，左上肢有轻度青紫，右上肢正常）。

二、临床表现

（一）症状

早期或分流量小者，多无明显症状，分流量较大者活动后易感疲劳，反复发作呼吸道感染或伴有心力衰竭。并发细菌性心内膜炎时，有全身感染症状，如发热、胸痛及心血管栓塞症状。

（二）体征

典型者在胸骨左缘第 2 肋间可闻及收缩期至舒张期连续性杂音，音调粗糙如机器轰鸣，在收缩期末最响，可向颈、背传导，常伴有收缩期震颤。肺动脉第 2 音亢进，但被杂音遮盖。分流量大者在心尖部可闻及舒张期流量性杂音。在新生儿 PDA 可仅闻及收缩期杂音，心力衰竭或肺动脉高压时舒张期杂音可减轻、变短或消失。一般多有周围血管征，如脉压可大于 40mmHg（5. 33kPa）并伴有水冲脉，周围毛细血管搏动征及股动脉枪击声。临床上应注意足以引起持续性杂音及周围血管征的疾病，如室间隔缺损伴主动脉瓣关闭不全，先天性主、肺动脉隔缺损，冠状动、静脉瘘和主动脉瘤穿破至右心等。

三、辅助检查

（一）X 线检查

分流量少者 X 线可正常，量大者示左心房、左心室增大，肺动脉段突出，主动脉结增宽，肺充血。肺动脉高压者右室也可明显增大，肺野周围血管影却稀少。透视下有肺门舞蹈现象。

（二）心电图

导管小者可正常，大者电轴左偏，左室肥厚，Ⅱ导联 P 波宽大，提示左房大。肺动脉压力轻度增高者多示左心室舒张期负荷加重和左心室肥大，R_{v5}、R_{v6}、Ⅱ、Ⅲ、aVF 均增高，T_{v5}、V_6高而对称直立，随着肺动脉压力逐渐增高，心电图渐转为左右心室肥大。严重者，若右心室肥大遮盖了左心室肥大，则 V_1呈 Rs 或 RS、Qr 型。

（三）超声心动图

二维超声在主动脉短轴切面可见主肺动脉与降主动脉有交通。脉冲多普勒在主肺动脉内取样可有舒张期湍流频谱，彩色多普勒在主肺动脉内可见由降主动脉分流而来的五彩相间的分流束。

（四）核素心血管造影

目前国内主要采用单光子发射断层扫描（SPECT），放射性核素心脏造影在先天性心脏病诊断中的应用主要有：分流量的确定及定量；心功能检查；心肌灌注检查；肺灌注检查等。

（五）磁共振影像

磁共振影像是利用电子核原子自旋运动的特点，并使生物磁自旋成像的技术，是一种评价心血管解剖和功能的无创性检查方法。MRI具有无电离辐射损伤，能从任何方向切面成像，不需使用造影剂即可清楚显示心血管系统的结构。但也有不足的地方，如它不是实时的影像，体位、呼吸动作及心律异常均影响图像的清晰。

（六）心导管及造影

一般无创检查即可确诊。对疑难病例可行心导管检查，肺动脉血氧含量超过右心室0.5Vol%，肺动脉压力可超过右室压。导管自肺动脉通过开放的动脉导管，直接进入降主动脉，则可确定诊断。在诊断不能肯定时可作逆行升主动脉造影可明确诊断。

四、诊断与鉴别诊断

（一）诊断

早期动脉导管未闭的诊断：心脏彩超证实为动脉导管未闭，动脉导管直径≥1.5mm，存在左向右分流者，具备以下临床表现：

（1）心脏杂音。

（2）心前区搏动明显。

（3）心动过速＞160次/分钟。

（4）水冲脉。

（5）脉压差＞25mmHg。

（6）胸片心脏扩大，肺纹理增多。

（二）鉴别诊断

有许多从左向右分流心内畸形在胸骨左缘可听到同样的连续性机器样杂音或接近连续的双期心杂音，难以辨识。在建立动脉导管未闭诊断进行治疗前必须予以鉴别：

1.高位室间隔缺损合并主动脉瓣脱垂

当高位室间隔缺损较大时往往伴有主动脉瓣脱垂畸形，导致主动脉瓣关闭不全，并引起相应的体征。临床上在胸骨左缘听到双期杂音，舒张期为泼水样，不向上传导，但有时与连续性杂音相仿，难以区分。目前彩色超声心动图已列入心脏病常规检查。在本病可显示主动脉瓣脱垂畸形以及主动脉血流反流入左心室，同时通过室间隔缺损由左心室向右心室和肺动脉分流。为进一步明确诊断可施行逆行性升主动脉和左心室造影，前者可示升主动脉造影剂反流入左心室，后者则示左心室造影剂通过室间隔缺损分流入右心室和肺动脉。据此不难作出鉴别诊断。

2.主动脉窦瘤破裂

本病在我国并不罕见。临床表现先天性动脉导管未闭与动脉导管未闭相似，可听到性质相同的连续性心杂音，只是部位和传导方向稍有差异。破入右心室者偏下偏外，向心尖传导；破入右心房者偏向右侧传导。如彩色多普勒超声心动图显示主动脉窦畸形以及其向室腔和肺动脉或房腔分流即可判明，再加上逆行性升主动脉造影更可确立诊断。

3. 冠状动脉瘘

这种冠状动脉畸形并不多见，可听到与动脉导管未闭相同的连续性杂音伴震颤，但部位较低，且偏向内侧。多普勒彩超能显示动脉瘘口所在和其沟通的房室腔。逆行性升主动脉造影更能显示扩大的病变冠状动脉主支、或分支走向和瘘口。

4. 冠状动脉开口异位

右冠状动脉起源于肺动脉是比较罕见的先天性心脏病，其心杂音亦为连续性，但较轻，且较表浅。多普勒超声检查有助于鉴别诊断。逆行性升主动脉造影连续摄片显示冠状动脉异常开口和走向以及迂回曲张的侧支循环，当可明确诊断。

五、治疗

动脉导管未闭在新生儿先天性心脏病中扮演了双重角色，如伴发于新生儿复杂畸形时可能对畸形的病理生理起有利作用，甚至成为必不可少维持血液循环的必要通路或生命线，需要维持开放，如完全性大动脉转位、肺动脉闭锁伴完整室缺、二尖瓣狭窄或闭锁及完全性肺静脉异位引流等。但在左向右分流的先天性心脏病如室缺、房缺等合并动脉导管未闭时使分流量加大易导致心力衰竭，需要分期一并解决。

（一）常规治疗

早产儿动脉导管未闭在出生后待至成熟年龄多可自然闭合，故无症状者可不予处理，如有症状可试用前列腺素合成酶抑制剂吲哚美辛治疗，每次 0. 2mg/kg 口服、灌肠或静脉注射，如无效隔 8h 可重复 1～2 次，总量不超过 0. 6mg/kg，肾功能不良，血清肌酐＞132. 6μmol/L（1. 5mg/dL）或尿素氮＞7. 1mmol/L（20mg/dL），有出血倾向，血小板＜50×10^9/L，胆红素代谢障碍或疑有坏死性小肠结肠炎者禁用。

（二）手术结扎

自 1938 年 Gross 结扎动脉导管首告成功后，至今手术已经普及，手术操作简便、效果好，手术死亡率低于 1%。所以诊断一旦成立，即可不计年龄进行手术，在婴儿期如有心衰，可先用洋地黄或利尿剂治疗，心衰控制后择期手术，如心衰顽固，术前可先用肾上腺素，异丙肾上腺素或多巴胺等滴注，使患婴获得较好的条件进入手术室，未经手术者可影响生长发育、屡发呼吸道感染、心力衰竭、感染性心内膜炎，以及发展成不可逆的肺动脉高压等。

（三）电视胸腔镜手术关闭 PDA

福州部队总医院最近采用电视胸腔镜治疗动脉导管未闭 21 例，获良好疗效，认为是一种安全可靠、创伤小、术后疼痛轻、恢复迅速的新方法。这种方法是采用钛钉或钽钉夹闭，长度为 0. 9～1. 3cm，导管两端分别钳闭，力度适中，切忌快速合闭钳子。

（四）介入性心导管堵闭术

1. Porstmann 泡沫塞子

自 1976 年 Porstmann 首先成功地进行了动脉导管未闭的非手术关闭以来，目前国内外儿科已有较成熟的经验。本法是用特制的细质聚乙烯醇泡沫（海绵）做成大小不同的圆锥体塞子，底径与高 1∶1 先用球囊导管测出 PDA 的伸张直径，再用导管尺选择塞子大小即可。Ivalon 海绵具有对机体无抗原性，组织相容性好及透 X 线等特点，安全性好。

本法是通过导管建立完整的全轨道，即从股动脉插入经主动脉→PDA→主肺动脉→右室→右房→下腔静脉，最后从股静脉拉出。以后用 Ivalon 塞子穿入钢丝，沿此钢丝轨线送到动脉导管。因动脉导管大多为锥形，主动脉端较粗，所以塞子得以填塞堵闭。

本法的优点是效果最佳，费用最低，术后及长期随访无残余分流等。缺点是由于塞子需要从动脉鞘送入，穿刺孔较大，因之适应证范围小，仅适于学龄儿童以上的患儿，一般适用于体重 20kg 以上，PDA 伸张直径不超过自身股动脉内径 1. 5 倍的患儿。且操作较复杂，并发症较多，如股动脉栓塞等，但只要掌握好适应证，术中充分抗凝，血管并发症是可以减少或避免的。山东医科大学附属医院近年来在本法的基础上，采用了自创的半轨道可控导管装置和塞子压缩模具，术前将 Ivalon 海绵缩小近 3/4，使此法更简便，能适应于小年龄组患儿，并可用于盲端血管的栓塞，且减少了股动脉栓塞的并发症。

2. Rashkind 双面伞闭合器

1979 年 Rashkind 及 Mullins 等用伞形堵闭器成功地堵闭了 PDA。本法主要是采用伞状堵闭装置代替 Ivalon 塞子。方法是根据 PDA 内径大小选择不同型号的双面伞器。PDA 内径大于 3. 5mm，选用 17mm 双面伞堵闭系统，小于 3. 5mm，则选用 12mm 双面伞堵闭系统。穿刺股静脉，经通过 PDA 的交换钢丝送入 8F 或 11F 长鞘至降主动脉，将双面伞器沿长鞘送至降主动脉打开远端伞，回拉整个系统使双面伞器中点位于 PDA 最窄处时在 PDA 肺动脉端打开近端伞，堵塞 PDA。

本法的优点是操作简便，扩大了手术指征，适用于小年龄组。国外报道可用于体重 8kg 以上的婴儿。股动脉栓塞等并发症也少。缺点是术后残余分流发生率高，尤为 PDA 内径大于4. 5mm者，可高达 55%，1 年后降至 20%，但没有连续性杂音。堵闭后残余分流的主要原因是 PDA 内径过大。

3. Lock 蛤壳闭合器

实际上是 Rashkind17mm 双面伞闭合器的衍生物。即延长双伞的 8 支伞臂，并在伞臂中部加绕 1 个 3 圈的弹簧，伞面改用超薄涤纶布，按对角径大小，有 17、23、28、33 和 40mm5 种规格。均用 11F 传送系统及长鞘。

手术方法与双伞闭合器完全相同。其缺点是由于蛤壳闭合器较大，近侧伞打开于左肺动脉根部，可能还会影响血流。在关闭巨大 PDA 合并重度肺动脉高压病例时，应先做导管阻断试验，以鉴别肺高压为动力性抑或阻力性。前者适宜关闭且愈合较好，后者则相反。

4. Sideris 纽扣装置

1991 年 Sideris 报道经导管纽扣式补片法关闭 PDA 获得良好效果。广东省心血管研究所于 1991 年 9 月应用此法成功关闭 8 例。

纽扣装置有多种类型，基本型由正和负补片组成。正补片是在 1 个 X 形的导丝支架上缝一块正方形的聚氨酯泡沫制成，中心有 2 个链条状的线环，环末各有 1 小段导丝作纽扣。负补片是在单根导丝上缝一块梭形的泡沫制成，中央缝一块乳胶片作钮孔。正补片的对角径与负补片的长度相等，有 15～60mm10 种尺寸。传送系统由装载导线和套在导线外的推送导管组成。装载导线与正补片相连，由1根尼龙线和1根中空导丝构成，尼龙线穿过正补片第3个小线环后，对折穿过中空导丝并且打结固定，根据补片大小，使用7～11F传送长鞘。

手术方法：从股静脉插送长鞘经右心至PDA。捏拢正补片装入鞘内，沿鞘推送补片到左侧张开。后撤补片，盖住缺损口，将负补片串在装载导线上，经鞘推送到右侧展开。

拉住正补片，用长鞘顶端推送负补片与正补片扣合。根据PDA长短，负补片扣入靠近正补片的第1或第2个纽扣内。用长鞘抵住已扣合的装置，剪断装载导线尾部，拉出套在尼龙线上的中空导丝，拉住尼龙线的一端抽出，释放纽扣装置。

本法适应证范围最广，操作也较简单，并发症少，尤适用于体重20kg以下或PDA巨大的病例，是一种有前途的PDA堵闭方法。

综上所述，介入性心导管的PDA堵闭术是一种安全、创伤小的治疗方法，是已得到认可能代替手术的一种内科介入治疗。

第五节　室间隔缺损

室间隔缺损（VSD）简称室缺，为最常见的先天性心脏畸形，据国内统计在小儿先天性心脏病的发病率中占第一位，约占全数的50%，明显高于欧美各国的报道（29%～43%），在众多复杂的心血管畸形中，室缺又常为畸形的组合部分，所以在所有心血管畸形中，几乎2/3有室缺的存在。

缺损的大小一般直径为0.3～3.0cm，小于0.5cm者属小型缺损，位置多较低，常见于肌部；0.5～1.0cm者属中型，大于1.0cm者为大型，位置多较高，常见于膜部。其解剖部位大致可分为四型：

1. 双动脉瓣下型（嵴上型）

位于流出道室上嵴上方，肺动脉瓣和主动脉瓣下，此型国内多见，占20%～30%。

2. 嵴下型

位于膜部室上嵴下方，为缺损最常见部位。

3. 隔瓣后型

位于流入道肌膈的后部，三尖瓣隔叶的下方，一般缺损较小。

4. 肌部缺损

位于室间隔肌部，可以同时存在几个缺损或成筛孔型。

一、病因及病理生理

（一）病因

心脏胚胎发育的关键时期是在妊娠的第2～8周，先天性心血管畸形也主要发生于此阶段，先天性心脏病的发生有多方面的原因，大致分为内在的和外部的2类，其中以后者多见，内在因素主要与遗传有关，特别是染色体易位和畸变，例如21－三体综合征，13－三体综合征，14－三体综合征，15－三体综合征和18－三体综合征等，常合并先天性心血管畸形；此外，先天性心脏病患者子女的心血管畸形的发生率比预计发病率明显的多，外部因素中较重要的有宫内感染，尤其是病毒感染，如风疹，腮腺炎，流行性感冒及柯萨奇病毒等；其他如妊娠期接触大剂量射线，使用某些药物，患代谢性疾病或慢性病，缺氧，母亲高龄（接近更年期）等，均有造成先天性心脏病的危险。

（二）病理生理

由于左心室压力高于右心室，因此室间隔缺损时产生左向右分流，按室间隔缺损的大小和分流的多少，一般可分为4类：

（1）轻型病例：左至右分流量小，肺动脉压正常。

（2）缺损为0.5～1.0cm大小：有中等量的左向右分流，右心室及肺动脉压力有一定程度增高。

（3）缺损＞1.5cm：左至右分流量大，肺循环阻力增高，右心室与肺动脉压力明显增高。

（4）巨大缺损伴显著肺动脉高压：肺动脉压等于或高于体循环压，出现双向分流或右向左分流，从而引起发绀，形成艾森曼格综合征。

Keith按室间隔缺损的血流动力学变化，分为：①低流低阻；②高流低阻；③高流轻度高阻；④高流高阻；⑤低流高阻；⑥高阻反向流，这些分类对考虑手术与估计预后有一定的意义。

二、临床表现

（一）症状

小者可无症状。中型缺损易患呼吸道感染，偶发心力衰竭，大型缺损可于生后1～3个月即发生充血性心力衰竭。常患肺炎，生长迟缓。

（二）体征

小型缺损仅在胸骨左缘第三、四肋间有粗糙的收缩期杂音，有或不伴有震颤。中型和大型缺损胸骨左缘三、四肋间（高位可在第二肋间）闻及Ⅲ～Ⅳ级粗糙响亮全收缩期杂音，向胸骨右缘及背部传导，同时伴收缩期震颤。分流量大者心尖区可闻及Ⅰ～Ⅱ级舒张期杂音。缺损很大时，杂音又可减轻、震颤不明显，杂音响度与缺损大小成反比。伴有肺动脉高压时，肺动脉第二音亢进。继发性漏斗部肥厚，则肺动脉第二音减轻。伴主动脉瓣关闭不全时，在主动脉瓣第二听诊区可闻泼水样舒张期杂音及周围血管征阳性。

三、辅助检查

（一）X线检查

分流量小者，心脏显示正常形态或左室肥大，肺野轻度充血。中型至大型缺损，示左右心室均扩大，肺动脉段突出，主动脉结小，肺野充血明显。若有肺动脉高压伴右向左分流时，则肺动脉段明显突出，肺野外侧带纹理减少，心脏扩大程度减轻。

（二）心电图

缺损小者心电图多数正常，中型以上缺损示左心室舒张期负荷加重现象，如R_{v5}、V_6增高伴深Q，T波直立高尖对称。分流量大或肺动脉高压时可示双室肥大。严重的肺动脉高压时，可示电轴右偏，右室肥大劳损，R_{v1}、V_3拉高，T波直立。

（三）超声心动图

二维四腔及左室长轴切面可见室间隔有连续回声中断。脉冲多普勒在室间隔右室侧回声中断处可探及收缩期湍流频谱。彩色多普勒于收缩期在右室可见由左室分流来的五彩相间的血流束。超声心动图对缺损大小、部位、肺动脉压力及心功能的诊断与导管和手术对比相关良好。

（四）心导管及造影

上述检查有可疑者可作心导管检查，如右心室水平血氧含量超过右心房平均血氧含量0.9%或3%饱和度，可确认有心室水平的左向右分流。有时导管可通过室缺进入左室而确诊。常规左室造影可确定室缺的部位、大小、数目。疑有右心室漏斗部肥厚者行右室造影。伴主动脉瓣关闭不全行逆行性主动脉造影。

四、诊断与鉴别诊断

（一）诊断

根据病史、临床表现、X线及心电图检查，必要时结合心导管检查和心血管造影检查，诊断不难。但需与下列疾病相鉴别：

1. 房间隔缺损

房间隔缺损杂音位于胸骨左缘第二肋间，杂音级别较低，柔和，多无震颤。肺动脉瓣第二心音呈固定性分裂。大量分流者尚可听到相对三尖瓣狭窄的舒张期杂音。右心导管检查导管进入左心房可明确诊断。超声检查可协助诊断。

2. 肺动脉瓣狭窄

小的室间隔缺损或干下型室缺易于和肺动脉瓣狭窄混淆。但肺动脉孺瓣狭窄者杂音位置较高，肺动脉瓣第二心音减弱；心电图示右心室肥厚；X线照片显示肺动脉狭窄后扩张，肺纹理减少；右心导管检查无血氧差而有右心室一肺动脉压力阶差。

3. 动脉导管未闭或主一肺动脉间隔缺损

干下型室间隔缺损杂音位置高，左心室血液可直接喷入肺动脉而致肺动脉内血氧含量高，尤其合并主动脉瓣关闭不全者，易与动脉导管未闭或主一肺动脉间隔缺损相混淆。前者为双期杂音，后者为连续性杂音；前者主动脉结不明显，后者增大。当动脉导管未闭或主一肺动脉间隔缺损并发重度肺动脉高压时，可只听到收缩期杂音，与高位室缺易混淆。前者脉压差大，杂音位置较高，主动脉结显著。鉴别有赖于右心导管检查及升主动脉造影。

五、治疗

（一）自然闭合率

室间隔缺损的自然闭合率可达30%～50%。其中80%发生于2岁以内，因此时期心脏增长最快，而缺损口往往不相应长大，因此缺损相对缩小。5岁以上自然闭合的机会很少。另一特点是所有自然闭合病例，缺损多位于室间隔膜部，其次为肌部。瓣下型病例，几乎没有自然闭合的机会。小型缺损固然比大型缺损容易闭合，但是能引起心力衰竭的大型缺损也有自行闭合的机会，因之缺损的位置比缺损的大小更为重要。

婴幼儿室缺在随访过程中，如症状好转，杂音减轻，X线检查和心电图有进步，特别是二维超声心动图有膜部向右室的“瘤突”样形成，则提示缺损趋向自然闭合。因此对小型缺损，肺动脉压力正常的婴幼儿，不需急于手术。即或不闭合，由于其血流动力学改变轻微，一般不影响生长发育，但需定期随访。

（二）手术治疗

1. 小型缺损，是否需要手术治疗

0. 5cm 以下的小型室缺，临床多无症状，是否需要手术治疗看法不一。鉴于此类型病例手术死亡率很低，以及为防止并发感染性心内膜炎，（小室缺左右室压差较大，冲击力强，所以比大型室缺易并发感染性心内膜炎）。故仍主张手术关闭；但有认为小型室缺血流动力学变化不大，不影响其生长发育及成长后的工作与生活，加上心脏直视手术毕竟创伤性大，术后可能发生心脏传导阻滞、感染等，其危险度与并发感染性心内膜炎不相上下，故不主张手术。

2. 双动脉瓣下型室缺应提前手术

瓣下型室缺（嵴上、圆锥隔、双动脉下）不仅自然闭合机会很少且易并发主动脉瓣脱垂，反流及乏氏窦瘤形成或破裂，因此一旦确诊需早期手术。该型由于圆锥肌的缺损，使主动脉瓣与室间隔缺乏连续性，主动脉瓣失去支撑，在心脏收缩、舒张二期血流动力学影响下引起主动脉瓣脱垂，如不及早手术，随着病程的进展，脱垂的瓣膜常变长增厚，最终可导致脱垂的瓣叶塌陷在缺损口，并与之粘连，丧失活动度，形成主动脉反流的不可回逆期，届时必须进行瓣膜置换术，因此对瓣下型室缺主张早期手术。

3. 手术方法

有认为中等量的分流，如肺动脉压正常，择期手术在 2～6 岁施行较适宜，但国外多主张婴儿期手术，以避免肺血管改变及心肌纤维化，认为手术不仅是要解决解剖上的缺陷，而且要解决功能上的异常。

一般手术的适应证是临床有症状、血流动力学改变明显的患儿，Qp/Qs＞1. 5∶1，或肺动脉压增高而分流仍以左向右为主的患儿，大型的合并心力衰竭或肺动脉压中度以上增高者，必须在 2 岁以前即手术，以避免发展为肺血管梗阻性病变而失去手术机会。

手术方法是在体外循环下，心内直视手术，在缺损部位直接缝合或用聚四氟乙烯片修补缝合，伴有右室流出道肌束肥厚者同时给以疏通。手术死亡率近年来已下降至 2%以下，在小婴儿合并重度肺动脉高压或心力衰竭或其他心内畸形者死亡率较高。

关于室缺合并肺动脉高压的手术指征一般来说如肺循环阻力不超过体循环的 50%，而肺、主动脉流量仍超过 1. 5∶1，可考虑手术；如肺循环的阻力超过体循环的 50%，但分流的方向仍保持由左向右，手术仍有考虑余地。作心导管检查时，为了解决肺动脉高压系肺血管的功能性痉挛或器质性梗阻，可行苄唑啉（妥拉苏林）试验，苄唑啉为一有力的血管扩张剂，由导管注入肺动脉总干，每千克体重 1mg，以 5%生理盐水稀释，于 30s 内注完，以后每分钟测压一次，同时于 5～10min 采血氧标本。如肺动脉压有明显下降，或血氧有明显提高，提示注射苄唑啉后肺循环阻力下降则可诊断肺动脉高压系反应性，手术修补缺损后肺动脉压力可望下降；如用药后压力无多大变动，提示血管壁已有器质性梗阻，手术效果不佳，甚至是禁忌的。总之，室缺伴肺动脉高压的手术指征应结合本单位医疗设备和技术力量，包括诊断技术、手术设计及技巧，转流技术及心肌保护，术后监护及对远期疗效的估计等。

4. 介入性心导管堵闭术

室间隔缺损的介入治疗主要是采用 Rashkind 和 Sideris 方法。1988 年 Lock 首次用 Rashkind 双面伞装置成功关闭一例室缺，1990 年杭州 117 医院任森根用同法在国内首先关闭一例室缺。1994 年广东省心血管研究所用 Sideris 纽扣式补片装置成功关闭一例室缺患儿。室缺堵闭术操作较 PDA 堵闭术复杂，操作不当，将阻碍二尖瓣、三尖瓣和主动脉瓣的开放和关闭。对病例的选择有较严格的要求，由于左右心室的出入口均有瓣膜，心腔内有腱索，关闭室缺时，首先应考虑不损害它们的功能。因此，既不能关闭紧靠主、肺动脉瓣下的瓣下型室缺，也不能选用太大的闭合装置。由于主动脉瓣的位置比肺动脉瓣低，功能又远较后者重要，所以在选择适应证时，只需要考虑室缺与主动脉瓣之间的距离，此距离从室缺的上缘或中心点至主动脉瓣的下缘计算，应该大于等于待植入闭合装置的半径。距离越长，能关闭室缺的直径也越大，但有限度。一是要求闭合装置在心腔内打开时不会夹住腱索，尤其左侧；二是装置植入后不会妨碍心室的收缩。为安全起见，左侧伞或补片应在左室流出道打开。室缺附近还有传导束，关闭时无法避开，但伞或补片仅覆盖于室间隔表面，对传导束的影响不会太大。左侧伞或补片受左心室较高压力的影响，可压迫室缺周围组织引起局部水肿，出现左束支传导阻滞，但这是可逆的，随着水肿的消退可自行消失。

5. 内科并发症的治疗

室缺的内科并发症主要是：反复呼吸道感染、循环充血或心力衰竭以及感染性心内膜炎。

室缺合并充血性心力衰竭是其常见并发症，也是导致死亡的首要原因。对室缺合并心力衰竭的传统治疗为强心剂、利尿剂，如地高辛每日维持量疗法等，但往往效果不肯定。近年来国内外学者采用超声心动图并按 Colan 方法检测左室收缩末期室壁应力（ES－WS)，结合心率校正的平均周径缩短速度，求心肌收缩力指数及左室前、后负荷。结果表明，室缺合并心力衰竭患儿未见心肌收缩力降低，个别患儿有泵血功能减退，与后负荷增高有关。产生充血性心力衰竭的主要原因在于循环高压性充血。因此，应用地高辛治疗，尽管收缩指数有显著提高，但无临床改善，提示强心剂不宜常规应用。少数患儿，由于后负荷增高，致心泵功能减退，采用卡托普利治疗，效果更佳。这一新的治疗进展，打破了长期地高辛每日维持量疗法的传统观点，也提高了疗效。

感染性心内膜炎的治疗。

第六节　法洛四联征

法洛四联征（TOF）是年长儿中最常见的发绀型先天性心脏病，1888 年由 Fallot 将它归纳为四种病理变化，即肺动脉狭窄、主动脉骑跨、室间隔缺损及右心室肥厚。由于肺动脉狭窄致使肺血流减少，同时使右心室压力增高，部分或大部分体静脉血经室间隔缺损流入左心室及骑跨的主动脉内，导致右向左分流，致使动脉血氧饱和度降低，并代偿性引起毛细血管扩张与红细胞增多现象。

一、病因及病理生理

（一）病因

VanPraagh 认为法洛四联症的四种畸形是右室漏斗部或圆锥发育不良引起，即当胚胎第4周时动脉干未反向转动，主动脉保持位于肺动脉的右侧，圆锥隔向前移位，与正常位置的窦部室间隔未能对拢，因而形成发育不全的漏斗部和嵴下型室间隔缺损，即膜周型室间隔缺损。若肺动脉圆锥发育不全，或圆锥部分完全缺如，则形成肺动脉瓣下型室间隔缺损，即干下型室间隔缺损。

（二）病理生理

本征最突出的病理改变是肺动脉狭窄和室间隔缺损。主要的病理生理变化有，肺循环血流量减少：由于肺动脉口的狭窄，导致肺循环血液量减少，可造成血氧饱和度降低，因而可加重紫绀以及红细胞增多和杵状指（趾）；右心室负荷过重：由于肺动脉的狭窄，右心室压力增高，加之大的室间隔缺损使两侧心室压力相等，心室水平可发生双向或右向左分流。

主动脉同时接受左心室的血液与部分右心室的血液（若合并主动脉骑跨，右心室的血液可直接进入主动脉），因而动静脉血液在主动脉处混合被送达身体各部，造成动脉血氧含量降低。临床上出现发绀与红细胞增多症。且发绀程度与肺动脉口狭窄程度和心室间隔缺损程度成正比；心室水平的分流：由于左、右心室间存在大的间隔缺损，且因肺动脉狭窄导致的左、右心室压力相等。心室水平分流的方向及其分流量的大小，就取决于这两方面的因素。

二、临床表现

（一）症状

（1）发绀常在生后3个月左右出现，当动脉导管关闭后方见显著。随生长发育发绀逐渐加重，在活动或哭闹后加剧。

（2）20%～30%患儿有缺氧发作史。表现为起病突然，阵发性呼吸加深加快，伴发绀明显加重，甚至发生昏厥、抽搐。可持续数分钟至数小时，常能自然缓解，发作多在清晨、哭吵，吸乳或活动用力后。感染、贫血可诱发。其原因可能为右室流出道平滑肌收缩，漏斗部痉挛使右室排血暂停所致。发作频繁时期多在生后6～18个月，18个月后发作减少，有认为可能与侧支循环的建立有关。

（3）蹲踞：是四联征患儿中活动后常见的症状，在其他畸形中少见，因此发绀加蹲踞者多可诊断为四联征。其发生机制可能是蹲踞压迫下肢动脉使体循环阻力增高，心内右向左分流减少，入肺的血流增多，有助于发绀迅速好转。同时由于蹲踞体位压迫了股动脉，使主动脉血流向上肢和头部，血量相对增多，中枢神经系统缺氧情况有所改善。

四联症患儿由于有巨大室缺及主动脉骑跨，因之左右心室负荷不重，少有大心脏及心力衰竭。也少有心律失常及呼吸道感染。

（二）体征

生长发育延迟。多伴有杵状指趾，胸骨左缘第二、三肋间可闻及Ⅲ～Ⅳ级喷射性收缩期杂音，可伴有震颤，杂音响度与漏斗部狭窄成反比。P_2 减弱或单一增强，是由右跨的主动脉传来。

三、辅助检查

(一) X线检查

典型者心脏较小，呈木靴形，肺动脉段凹，心尖上翘，可出现右位主动脉弓致上纵隔增宽，肺纹理明显减少，2～3岁后出现网状侧支循环阴影。

(二) 心电图

电轴右偏及右室肥大，V_1呈Rs、rSR或R波型，V_3～V_6转为rS波型，T_{v1}直立。

(三) 超声心动图

左室长轴切面可见主动脉增宽，前壁与室间隔回声中断并骑跨上室间隔上。主动脉短轴切面显示右室流出道变窄及肺动脉瓣狭窄等。脉冲多普勒在收缩期可见到右室向主动脉内分流的异常血流束。

(四) 心导管及造影

左室、主动脉血氧含量低于正常。右室压力明显升高，与体循环压力相似，选择性右心室造影仍为本症诊断及鉴别诊断的可靠方法，并可对肺动脉狭窄的类型、范围及室间隔缺损的情况作出解剖观察，为手术提供参考。典型所见为右室显影后，主动脉、肺动脉同时显影，侧位可见主动脉骑跨于室间隔上。可见漏斗部狭窄，亦可有肺动脉瓣、环或肺动脉干等的狭窄。左心室造影示室间隔缺损的位置、大小及是否合并冠状动脉及主动脉弓的畸形。

四、诊断与鉴别诊断

(一) 诊断

根据病史、体格检查并结合心电图和胸部X线改变.多能提示法洛四联症的诊断.大多数法洛四联症患儿经超声心动图检查即可确诊，合并肺动脉严重发育不良，对合并肺动脉瓣闭锁或肺动脉缺如的病例应施行心血管造影术，以了解稀血管发育情况。

(二) 鉴别诊断

1. 法洛三联症

出现发绀比较晚，蹲踞少见，胸骨左缘第2肋间有喷射性收缩期杂音，时限长且响亮。胸片示右室、右房增大，肺动脉段突出。超声心动图检查可资鉴别。

2. 艾森曼格综合征

发绀出现较晚、较轻，X线示肺野周围血管细小，而肺门血管粗且呈残根状，右心导管和超声心动图检查示肺动脉压明显升高。

3. 右心室双出口

主动脉及肺动脉均起源于右心室，有的病例临床表现与四联症相似，超声心动图和右心室造影可资鉴别。

4. 大动脉错位

心脏较大，肺部血管纹理增多，鉴别诊断靠心血管造影。值得注意的是SDⅠ型四联症与SDL型解剖矫正性大动脉异位的鉴别：①四联症有正常肺动脉下圆锥而无主动脉下圆锥，SDL型解剖矫正性大动脉异位则有主动脉下圆锥或主动脉和肺动脉下双圆锥。②SDI四联症的大动脉关系为正常的反位，而SDL解剖矫正性大动脉异位则类似完全性大动脉转位，主动脉在左前或呈并列关系。

五、治疗

（一）缺氧发作的防治

轻者将患儿下肢屈起置膝胸卧位。重者可用吗啡皮下注射每次0.2mg/kg，可立即缓解。也可用心得安0.1～0.2mg/kg加10%葡萄糖静脉注射（心率慢，血压下降者，不宜用普萘洛尔），口服普萘洛尔每日1mg/kg，数周或数月，以预防发作。缺氧时间长者可产生代谢性酸中毒，应适当以碳酸氢钠纠正，也有助于症状缓解。如症状仍不缓解，可用去氧肾上腺素0.2mg/kg静脉注射，以升高血压，减少右向左分流。

（二）防治脑血管栓塞及脑脓肿

在减少四联症的自然死亡中，除控制缺氧发作外，避免脱水和预防感染也是很重要的。由于发绀，红细胞增多，血液黏稠度增加，当血细胞比容超过70%以上则血管内灌注力升高，血流缓滞易致血栓形成。栓子可通过缺损直接进入骑跨的主动脉口到达脑，形成脑栓塞。患儿可突然发生意识障碍或偏瘫。此时应立即给予静脉滴注肝素，1mg/（kg·h），4～6h后可改用0.5mg/（kg·h），并测凝血时间做对照，要求凝血时间保持在10min左右，通过肝素维持48h即可停止。其次可给予地塞米松以减轻脑水肿。平时每日应有足够的液体入量，特别是夏日出汗或腹泻时，以防血液浓缩。

脑脓肿也是很重要的并发症，多发生大于2岁的患儿。脓肿可发生于脑的任何部位，但较少在脑干或颅后凹处，常单个。发生脑脓肿的机制有：

（1）间发性的菌血症使脑血栓感染而成。

（2）静脉血流中的感染血栓未经肺血管床的吞噬、滤过作用而由骑跨部位直接进入动脉到达脑部。

（3）由于脑血流减少，使脑组织缺氧引起局灶性脑组织软化并继发感染。本症较脑血栓发病晚，起病缓慢，初发病常出现头痛、恶心、呕吐、发热等，以后根据病变部位出现定位性体征，视神经盘水肿，颅高压等，但较少发生偏瘫，治疗包括全身抗感染，局部穿刺或手术引流等。

（三）手术治疗

1.姑息手术

由于心胸技术的提高，麻醉技术及体外循环技术的迅速发展，目前多主张早期一期根治术，姑息手术只见于对病危的新生儿及婴幼儿暂时不适于做根治术者，四联症目前所用的姑息手术计有5种：

（1）锁骨下动脉与肺动脉吻合术：本手术的优点是简易，手术死亡率低，易拆除，故不影响二期心内纠治术。缺点是部分病例可发生吻合口处阻塞现象。

（2）降主动脉与左肺动脉分流术（Potts术）：较适用于婴儿，目前很少用，关键是很难掌握吻合口的大小。

（3）升主动脉与右肺动脉吻合术（Waterston术）：多用于新生儿，手术死亡率较低，但由于主动脉血直接流入肺动脉，易引起早期肺水肿。

（4）闭式漏斗部切除和肺动脉瓣切开术（Brock术）：即切除右室流出道的肥厚肌肉，补片扩大右室流出道，增加肺血流量。但手术时应切除多少肌肉最为合适较难掌握，切除过多可导致左向右分流造成肺动脉瓣关闭不全；而过少又未能解决梗阻问题。

（5）上腔静脉与右肺动脉吻合术（Glenn 术）：使上腔静脉血直接进入右肺氧合，减轻右室负荷，发绀可以改善，但术中容易发生脑水肿，此外手术吻合口不能再行拆除，给二期根治术带来困难，故较少采用。

2. 心内根治术

目前手术病死率在5%以下，疗效比较满意，故每例均应争取一期根治术。择期手术年龄为2～6岁。

（1）手术指征：反复缺氧发作，且疗效差，肺动脉总干大于升支动脉1/3以上者；发绀明显，血细胞比容达60%以上，体循环氧饱和度下降至75%；6个月即出现严重发绀，肺动脉主干或主要分支严重狭窄，先作体、肺循环分流术，至1.5～3岁时作根治术。

（2）手术方法：目前多应用低温、体外循环心内直视下进行，先作胸骨正中切口，然后根据冠状动脉的走向选择右室切口。切除梗阻的壁束，右室前壁肥厚肌肉束，疏通右室流出道。若肺动脉狭窄则将瓣膜交界融合处切开。用聚四氟乙烯修补室间隔缺损并将骑跨于右室部分主动脉透过补片归入左心室。术毕应测心内压力及右室流出道内径，了解梗阻是否解除，还应测体、肺循环及右房氧饱和度观察有无残余室缺的分流。要求术后右室与左室压力之比不超过0.65，若超过则可能发生低心排综合征导致早期死亡。

四联症心内纠治术的成功与否在于右室流出道的梗阻是否解除以及室缺补片有无残余分流。

（3）术后并发症的防治

1）低心排综合征：为术后早期死亡的主要原因之一，多发生在流出道梗阻解除不够充分，使血流动力学纠正不够满意。其次是血容量不足，或手术时心肌灌注不力以及心包堵塞等因素。部分年长儿病例由于术前左心室功能减退，术后难以适应或承担纠正术后的全部体循环血泵。

术后低心排综合征诊断标准：①收缩压下降超过术前基础血压20%，持续2h以上；②尿量＜0.5mL/（kg·h），持续2h以上；③中心静脉压＞13mmH_2O，持续2h以上；④中心体温与体表体温之差＞5℃，持续2h以上，导致四肢发凉；⑤超声心动图测定心脏指数＜2.5mL/m^2。

术后低心排综合征的治疗可以根据病因对症处理，例如补充血容量，应用多巴胺及异丙基肾上腺素，纠正电解质紊乱，加强呼吸管理等。

2）充血性心力衰竭：也是四联症根治术后常见并发症之一，可能是右心室高压，或缺损修补不完善而有残余分流所致，若系高压可在术后服用地高辛及利尿剂3个月或更长些，至心衰控制为止，若系残余分流，应尽早重新修补。

3）心律失常：主要为室性心律失常及房室传导阻滞。Holter心电图24h监测50%有室性期前收缩，其中9%为短阵室速，需用普罗帕酮或胺碘酮等治疗，使每分钟单源性室早不超过10次。术后出现完全性房室传导阻滞时，一方面在心外膜安置起搏导线进行心脏起搏，一方面加用激素减轻局部渗出及水肿。

术后远期左心室心肌收缩力低于正常同龄人，左心室前负荷与后负荷高于正常同龄人。

因此即使心搏出功在正常范围，学龄前应避免剧烈体育活动与游戏，成人择业也应避免从事重体力劳动超负荷工作。

第七节　完全性大动脉转位

完全性大动脉转位（TGA）占新生儿期发绀型先天性心脏病的首位。未经治疗约50%在1月内死亡，90%在1岁前夭折。由于胚胎期共同动脉干发育的异常，使主动脉和肺动脉对调位置，主动脉瓣不像正常人在肺动脉瓣的右后，而到了右前，接右心室；而肺动脉瓣在主动脉瓣的左后，接左心室。左右心房心室的位置未变，心房与心室的关系亦无误。这样静脉血回右房右室后出主动脉又到全身，而氧合血由肺静脉回左房左室后仍出肺动脉进肺，使体循环和肺循环各走各路，失去循环互交的生理原则，中间必须有房缺、室缺或动脉导管未闭等的交换血液，患婴才能暂时存活。

一、病因及病理生理

（一）病因

1. *病毒感染*

完全性大动脉转位的主要诱因就是病毒感染，如巨细胞病毒感染、单纯疱疹病毒感染、风疹病毒感染等，都有可能侵犯心脏组织，引发疾病，危害健康。

2. *单基因遗传缺陷*

部分患者出现完全性大动脉转位的症状，可能与单基因遗传缺陷有关，因为单基因遗传缺陷容易导致瓣膜缺损，引发疾病。

3. *滥用药物*

无论是过量使用抗生素，还是过量使用抗癫痫药物，都有可能损伤心肌组织，引发完全性大动脉转位，出现心悸、气促等症状。

4. *糖尿病*

完全性大动脉转位也要考虑为糖尿病所致，因为糖尿病反复发作也会损伤心血管系统，引发疾病。

5. *其他诱因*

除了上述介绍的四种原因之外，还有一些诱因也会引发完全性大动脉转位，如化学物质刺激、不良饮食习惯以及甲亢、高血压等。

完全性大动脉转位可能就与上面介绍的这五大原因有关，希望有此症状的患者，能够及时去医院做心导管检查或心血管造影检查，确定完全性大动脉转位的原因，然后再根据诱因进行科学医治，消除危害，恢复健康。另外，在完全性大动脉转位恢复期间，患者还要注意心脏保护，避免剧烈运动、避免情绪不稳等，做好这些都能辅助医治，促进疾病恢复。

（二）病理生理

TGA具有独特的“转位生理”，其特点是肺动脉的血氧饱和度高于主动脉。这是由于两个独立的平行循环造成，也就是体静脉回流入右心室的静脉血重新被泵入体循环，而同样肺静脉回流入左心的动脉血泵入肺内。因此，两个平行循环之间的交通是保证患儿存活的必要条件。患儿生后前几日主要靠未闭的 PDA 来维系交通；当 PDA 闭合后，如果没有房间隔缺损（ASD）或 VSD，患儿无法存活。

在胎儿期，TGA 的患儿由于非限制性动脉导管的存在，左右心室的心肌厚度相同，左右室压力也相同。出生后，随着肺血管阻力下降，氧分压升高和动脉导管的闭合，室间隔完整的 TGA 患儿左室压力也很快下降，到生后 4～6 周，左室已经难以承担体循环压力。同时，由于肺血管阻力下降，肺血管的 IDL 流增加，有时可以是体循环血量的 3～4 倍，表现为肺血多的发绀型心脏病。而 TGA 合并非限制性室间隔缺损或大的动脉导管，左心室的压力可以很好地保持。但此类患者由于肺血管的高流量、高压力和高的血氧饱和度，肺血管病变在较短时间内可进展到不可逆状态。

如果合并左室流出道梗阻，肺血流会不同程度减少，再加上 TGA 的“转位生理”，患者会表现重度发绀。TGA 的患者如合并主动脉弓缩窄或弓离断，下肢的血，由左心室的饱和血通过动脉导管来供应，临床上表现为下肢血饱和而上肢血不饱和的特异性反差异发绀。

二、临床表现

（一）症状

主要表现为严重缺氧，酸中毒及充血性心力衰竭。常在出生时或 3d 内出现发绀、气促，生后 2 周内即表现心力衰竭，生后 5 个月左右可出现杵状指。

（二）体征

新生儿约 1/3 有杂音，其特点是由合并畸形所决定。肺动脉瓣区第二音响亮，无分裂。由于肺动脉压力增高，虽动脉导管未闭，可无典型连续性杂音。

三、辅助检查

（一）X 线检查

初生时心影可正常。生后 1～2 周心脏进行性扩大，可呈蛋形，心底部血管影狭窄（因主动脉、肺动脉前后重叠）。一般病例肺野充血，伴肺动脉狭窄时呈肺缺血。

（二）心电图

电轴右偏，右房扩大，右室肥厚，右胸导联 T 波直立，左胸导联 T 波可能平坦或有切迹。伴有室缺者可表现为双室肥大。

（三）多普勒超声心动图

二维超声可显示大血管的行径、分支及相互的空间关系，有助于确定大血管错位的诊断，室隔完整者，室隔凸向左室。超声检查对诊断合并畸形也有帮助。

（四）心导管及造影

导管可直接自右心室进入主动脉内。主动脉血氧含量显著下降，右心室与主动脉压力相等。心血管造影可见到主动脉直接出自右室漏斗部，位于右前；肺动脉起自左心室，在左后。主动脉瓣位置高于肺动脉瓣，恰与正常相反。若伴有大型室缺，则右心室与主动脉、左心室与肺动脉可同时显影。

四、诊断与鉴别诊断

（一）诊断

根据临床症状、X线检查、心电图、超声心动图，并结合右心导管检查及造影，特别是超声心动图检查及选择性心血管造影，可作出正确诊断。

（二）鉴别诊断

本病需与下列疾病鉴别：

1. 法洛四联症

法洛四联症患者发绀多在生后3～6个月以后出现，而本病多在出生后即有发绀。法洛四联症患者X线检查，心影增大不明显，呈靴形心，肺血少，而本病心影常增大，多数表现为肺充血性改变。

2. 永存动脉干

与完全性大动脉转位相似的是患者均有发绀，在胸骨左缘第2～3肋间可听到较强的主动脉第二心音。所不同者是永存动脉干的心脏杂音常是连续性的，其X线平片示纵隔影宽，心界扩大。心电图则示双室肥厚，而心导管检查可证实为只有单一的动脉干，即永存动脉干。

3. 完全性肺静脉异位连接

发绀较轻，X线胸片常显示“8”字形心影，超声心动图可显示肺静脉进入右心房部位。心导管检查结果与本病有明显不同。

4. 三尖瓣闭锁。

5. 右心室双出口。

6. 单心室合并肺动脉狭窄。

五、治疗

（一）球囊房隔造口术

经超声心动图心血管造影证实为完全性大血管错位，室隔完整者即可经导管以球囊撕裂房隔卵圆窝部位，造成缺损，增加心房水平的分流，可改善发绀。上海新华医院主张术前滴注前列腺素E以改善低氧血症。剂量为0.05～0.1μg/（kg·min）有效后减量维持直至心导管术时及术后继续维持。

方法：采用5F或6F尖端带球囊导管，经皮穿刺大隐静脉或股静脉（新生儿也可从脐静脉插入），经下腔静脉入右心房通过卵圆孔或小型房缺到左心房，在X线或超声监视下将球囊导管回拉至左房中部，然后在导管外端向球囊内注射稀释造影剂2～3mL，最大剂量不超过4mL，球囊扩张后调整球囊位置达距心房间隔1～2cm，然后用力将球囊迅速向右心房处回拉。当球囊到达右心房时，立即抽出球囊内造影剂使球囊瘪塌，再推送导管入左心房并重复上述操作，少则1次，多则4～5次，通过回拉膨胀球囊使卵圆孔周围组织（第一隔）被撕破，至扩大的房间隔缺口当回拉球囊时已无受阻的感觉为止，达到左右心房血流大混合，从而增加体循环血氧饱和度，改善周身缺氧状态，使患婴能继续存活，为外科根治术创造条件。本方法主要并发症为左心房、肺静脉、右心房穿孔；球囊误入右心室在回拉球囊时损伤三尖瓣等。

（二）控制心力衰竭，继发感染及代谢性酸中毒

由于给氧可促进动脉导管闭合，因之加重病情或促进死亡，须加重视。

（三）手术治疗

1. 心房内分流术

心房内分流术即将腔静脉回流血液经二尖瓣至左心室，肺静脉血经三尖瓣入右心室至主动脉。这样以右室代替左室功能而使血流方向得到纠正。

（1）Mustard 心房内分流术为将房隔切除，另用心包膜制成帐罩，将腔静脉回心血导引到二尖瓣口左室出肺动脉。而肺静脉血在罩外进三尖瓣口入右室出主动脉，这样的血流方向得到生理上的纠正。

（2）Senning 手术后原则上与 Mustard 法相同，将左房的肺静脉血通过沿冠状静脉窦裁制的通道入三尖瓣口，而将腔静脉通过用右房裁制的通道入二尖瓣口。术后主要并发症为回心梗阻，右心功能不全及心律失常等。

2. 解剖纠正手术

解剖纠正手术即将肺动脉与主动脉根部吻合，同时冠状动脉起始部移植至肺动脉根部。目前多主张应用 Switch 手术，其他还有 Stansel 法，即在肺动脉于分支以前剪断，而将其近端与非主动脉作端侧吻合；再以带瓣的外通道将右室与肺动脉干的远端相接。以及 Jatene 法为将室缺补好，将冠状动脉的起源接至后面的大动脉（氧合血），再将主、肺动脉在根部换正位置。此法需在新生儿期进行，因左室承担肺循环血泵，功能日渐减退，一旦换自体循环血泵难以支持。

第八节　感染性心内膜炎

小儿感染性心内膜炎（IE）是一种严重的感染性疾病，以往称为细菌性心内膜炎，并有急性及亚急性之分。但心内膜炎的病原体，除细菌外，还有真菌、螺旋体、立克次体、巴尔通体、衣原体及病毒等，并非仅由细菌所致。而以病程及疾病险恶程度划分的急性及亚急性，往往因治疗及并发症的出现使其互相转化，亦很难有确切的界限。急性原指毒力较强的金黄色葡萄球菌或肺炎链球菌感染，可发生于正常心脏，而亚急性（SBE）多指毒力较弱的草绿色链球菌或白色葡萄球菌等，病程绵延超过 6 周，多发生在原有心脏病的基础上。近年来由于抗生素的广泛应用，临床微生物的演变，以及心脏手术及介入疗法的广泛开展，使本病的临床表现已有所变化，两型已无明显界线。因此，目前通称为感染性心内膜炎。

儿童发病率国内为 1. 5‰～5. 2‰，国外为 1. 2‰～1. 3‰。近 50 年来，其发病率有上升趋势。1952—1962 年多伦多儿童医院的统计为 1/4 500；1963—1970 年波士顿儿童医院的统计为 1/1 800。美国一家儿童医院报道 1933—1963 年的 30 年中本病占住院患儿的 1/4 ：500，1972—1982 年为 1/1 280。广东省心血管病研究所报道 1957—1966 年间本病患儿占住院患儿的 1/1 133，而 1967—1976 年为 1/568，1977—1986 年高达 1/225。

IE发生于先天性心脏病者仍居首位。多发顺序依次为室间隔缺损、动脉导管未闭、法洛四联症及先天性瓣膜病。室间隔缺损生存期间IE发生危险率为12%～13%，且缺损越小，发生率越高。先天性心脏病手术后发生IE的主要是法洛四联征及大动脉转位伴肺动脉狭窄的BT分流术后。70%发生在术后1～5年，人工瓣膜置换术后并发IE，79%于术后3个月以后，且真菌的感染有所上升。

无基础心脏病，新生儿及先天性心脏病术后患IE比例逐年增加，而风湿性心脏病并发IE逐年减少。儿童患病年龄有增大趋势（从平均5岁到8.5～13岁），这与心外科手术的开展使原发心脏疾病患儿寿命延长有关。致病菌中条件致病菌的比例明显增多。此外，由于急救医学的发展，危重患儿抢救期间静脉内置管应用增多，也是IE发病率上升的因素之一。

一、病因及病理生理

（一）病因

约90%为革兰阳性球菌感染，草绿色链球菌及金黄色葡萄球菌仍为本病的主要病原体，但条件致病菌的比例在逐渐上升。在链球菌心内膜炎中，营养变异链球菌（现称生活力缺失菌株）占5%～7%。近年来由于心外科的发展及人工材料的应用，葡萄球菌、肠球菌、革兰阴性杆菌及真菌类感染日渐增多。长期广谱抗生素及激素、免疫抑制剂的应用，使一些条件致病菌，如阴沟杆菌或真菌等感染率上升。人工瓣膜以金黄色葡萄球菌、铜绿假单胞菌及念珠菌感染多见。

4%～5%IE由革兰阴性杆菌引起，多见于烧伤患儿，免疫功能不全，人工瓣膜置换及吸毒成瘾者。由于易形成大的栓子，多并发动脉栓塞及心功能不全，故病死率极高，其中铜绿假单胞菌更甚。

近国外报道，HACEK菌组（嗜血杆菌、放线杆菌、人心杆菌、埃肯菌及K－ingella杆菌）在新生儿和应用免疫抑制剂患儿IE中占17%～30%。伯纳特立克次体、巴尔通体、衣原体等引起的IE，国外也已有报道。

心内血流动力学改变致内膜损伤和菌血症的发生是形成IE的最重要机制。如瓣膜狭窄或关闭不全、心内异常分流等引起血流动力学改变损伤了内膜，其机制为：

1. 高速喷射性血流冲击内膜，因此，室间隔缺损越小，IE发生率越高。

2. 血液从高压腔射向低压腔。

3. 瓣膜口狭窄形成的压力阶差。一般情况下，内膜损伤多发生在冲击靶面（压力阶差低压侧）。菌血症的发生常由侵入性医疗操作引起，如静脉置管，拔牙或牙周病手术后。内膜损伤后血小板与纤维蛋白聚集在损伤处，形成无菌性赘生物。如有菌血症发生，则形成感染性赘生物，赘生物一旦形成，在血流的持续冲击下，将导致赘生物脱落和大动脉栓塞。

（二）病理生理

1. 心脏

赘生物为心内膜炎的特征性病变，可单一或多发。活动期赘生物分三层：最里层主要由血小板、纤维素、红细胞、胶原纤维、坏死组织及细菌组成；中层由细菌组成；外层由纤维素及细菌组成。赘生物可破坏瓣叶、腱索或乳头肌，而致瓣膜关闭不全，引起心力衰竭。如侵入瓣膜环及心肌，形成心肌脓肿、室间隔穿孔，偶可破入心包腔。炎性细胞包括单核细胞、淋巴细胞及组织细胞，偶亦有巨噬细胞，但多形核细胞不多。

2. 血管

赘生物受血流冲击常有栓子脱落。由于栓子的大小及栓塞部位不同，可发生不同器官栓塞症状并引起不良反应。左心脱落的栓子引起肾、脑、脾、肢体和肠系膜动脉栓塞；右室的栓子引起肺栓塞。微小栓子栓塞毛细血管产生皮肤瘀点，在小动脉可形成皮肤的欧氏小结。

3. 肾脏

肾脏病理改变为：

（1）肾动脉栓塞引起梗死病灶。

（2）局灶性肾小球肾炎。

（3）弥散性肾小球肾炎。

（4）中枢神经系统

病变可广泛涉及脑动脉、脑膜、脑室膜、脑实质、脑神经及脑脊液。主要病理改变为血管损伤。感染性微小栓子可引起弥散性脑膜脑炎，发生出血、水肿、脑软化或脑脓肿等。

二、临床表现

本病是累及全身多系统的疾病，临床表现多样化。随着抗生素的广泛应用和病原微生物的变迁，临床表现更趋不典型，归纳起来，可有三方面。

（一）全身感染症状

一般起病缓慢，可有长期不规则发热伴感染中毒症状，如疲乏，无力，食欲减退、体重减轻及面色苍白等，或可见皮肤、黏膜瘀点。毒力较强的病原体如金黄色葡萄球菌感染，起病多急剧，有寒战、高热、盗汗及虚弱等全身症状，以脓毒败血症为主，可并发肺炎、心包炎、腹膜炎、脑膜炎及骨髓炎等。常有脾脏肿大。

（二）心脏杂音的动态变化

原有先天性心脏病或风湿性瓣膜病者其杂音性质可因心脏瓣膜赘生物而有所改变或出现新的杂音，其特点是高调且易变。

（三）栓塞表现

如皮肤瘀点、指和趾尖的痛性结节、手脚掌无痛性出血性结节、眼底出血点等。由于先天性心脏病导致的栓塞多起源于右心，常可致栓塞性肺炎，表现为剧烈胸痛、气急、咯血，并可在短时间内屡次发作。风湿性心脏瓣膜病者，赘生物多发生在左心，故可引起脑、肾、脾、皮肤及四肢栓塞现象。

三、辅助检查

（一）实验室检查

白细胞总数多升高，核左移，进行性贫血；血小板减少；血沉增快，血清球蛋白升高。尿中有红细胞，也可有菌尿。

持续血培养阳性是IE的主要诊断指标之一。血培养的阳性结果不仅有助于诊断，也有助于制定合适的抗生素治疗方案。国外资料中，血培养的阳性率比较高，多在90%以上。国内报道小儿IE的血培养阳性率多在60%以下。血培养阴性的因素可能为：

1. 血培养技术问题。

2. 曾用过抗生素。

3. 要求复杂营养的细菌或非细菌微生物增多。

曾使用过抗生素是导致血培养阴性的主要原因，可使培养阳性率降低35%～40%。

因此血培养应在抗生素治疗前24～48h内至少做3次，每次取血10～15mL，血液与培养液比例为1∶10。观察3周是否有细菌生长（包括真菌及厌氧菌），并做药物敏感试验。曾用过抗生素，送检血培养时应详细说明。对营养变异链球菌，这种变异菌有特殊的营养要求，培养基需添加半胱氨酸或盐酸吡哆醛。非细菌性病原体伯纳特立克次体、巴尔通体、衣原体等，血培养很难发现，血清学检查的诊断效果较好。

（二）二维超声心动图检查

超声心动图检查可发现赘生物附着于心瓣膜、心内膜上，并可准确检测赘生物的部位、大小和形态，以及瓣膜功能的动态变化，有无瓣膜破坏如二尖瓣腱索断裂、瓣叶穿孔、瓣周脓肿等。可作为疗效及预后的判断依据。超声心动图用于观察心内膜受累的表现，不仅能显著提高诊断的敏感性，而且也使临床确诊IE成为可能。赘生物的检出率与病原体、病程、检查者的经验等有关，一般为57%～81%。<2mm的赘生物很难被发现，因此未发现赘生物不能排除心内膜炎。但超声心动图检查不能区别感染性赘生物和无菌性血栓，也很难区别是否为活动性赘生物，而瓣膜增厚、结节样改变或钙化易被误诊为赘生物。因此，虽然超声心动图检查有助于发现心内膜受累的证据，但也要避免因非特异的征象而造成误诊。此外，应用超声心动图检查对发热病例筛查IE是不适宜的。

四、诊断与鉴别诊断

（一）诊断

IE的诊断比较困难，儿童IE的诊断又比成人困难。因此，IE的诊断标准一直是临床研究的热点。1981年Von Reyn等提出IE的Beth Israel诊断标准，但该标准确诊IE仅限于有病理（手术或尸检）检查结果者，或有细菌学证据（取自瓣膜赘生物或周围性栓塞）者。但临床上急性期IE病例接受手术的极少，因此Beth Israel标准的临床应用受到限制。

1994年Brook提出IE诊断的Duke标准（以美国Duke大学命名）。新标准在Beth Israel标准基础上增加超声心动图的心内膜受累证据，并作为临床主要指标。Duke诊断标准如下：

1. 主要标准

（1）血培养阳性：两次分开的血培养有IE的典型细菌：草绿色链球菌、牛链球菌、HACEK属或社会获得性金葡菌或肠球菌而无原发病灶，或持续阳性的血培养与IE相一致的细菌，来自血培养抽取时间间隔12h以上或3次以上的血培养（首次血培养与最后一次抽取时间至少间隔1h以上）。

（2）心内膜受累的证据：超声心动图阳性，即振动的心内团块处于瓣膜上或支持结构上，在反流喷射路线上或在置入的材料上，而缺乏其他的解剖学解释；或脓肿；或人工瓣膜新的部分裂开，新出现瓣膜反流（增强或改变了原来不很明显的杂音）。

2. 次要标准

（1）有基础心脏病或静脉药物成瘾者。

（2）发热≥38℃。

（3）主要动脉栓塞，化脓性肺栓塞，真菌性动脉瘤，颅内出血，结膜出血，Janeway 结等血管病变。

（4）肾小球肾炎、Osler 结、Roth 斑、类风湿因子等阳性免疫学异常。

（5）血培养阳性，但不能满足以上主要标准或与 IE 一致的急性细菌感染的血清学证据。

（6）超声心动图有 IE 的表现，但未达到主要标准。

3. 确定为 IE

（1）形态学标准由栓塞性赘生物或心内脓肿采样培养或组织学检查证实有细菌；赘生物或心内脓肿经组织学检查显示有活动性心内膜炎改变。

（2）临床标准具有 2 项主要标准，或 1 项主要标准+3 项次要标准，或 5 项次要标准。

4. 可能为 IE

有心内膜炎的表现，但欠明确而又不能排除。

5. 排除 IE

心内膜炎的表现符合其他疾病的诊断时，或心内膜炎的表现在抗生素治疗 4d 或 4d 内完全缓解，或在抗生素治疗 4d 或 4d 内，无手术或活检的 IE 的病理证据。

以上 Duke 标准的诊断分为 3 类：即确定诊断（具有病理证据，或 2 项临床主要指标，或 1 项主要指标及 3 项次要指标，或 5 项次要指标）；可能诊断（具有部分临床指标，但不符合确诊或排除诊断的要求）及排除诊断（短期治疗后临床症状消失，手术或尸检无 IE 证据，或符合其他肯定诊断）。Duke 标准提出后对 IE 的诊断产生了积极的影响。经过国际多中心的对照研究，普遍认为 Duke 标准对 IE 诊断的敏感性与特异性均较 Beth Israel 标准为高。小儿 IE 诊断的敏感性（83%）高于 Beth Israel 标准（67%）。其阴性预测值>98%，特异性达 99%。但是在经过病理和手术证实的 E 病例中，按 Duke 标准仍有 18%～24%的病例仅符合可能 IE 而未被确诊。根据我国小儿 IE 的特点，对 Duke 标准进行修订很有必要。因此，中华医学会儿科分会心血管学组和中华儿科杂志编委会组织了国内部分专家进行讨论和修订，公布了我国小儿感染性心内膜炎诊断标准（试行）。

1. 临床指标

（1）主要指标

1）血培养阳性：分别 2 次血培养有相同的感染性心内膜炎常见的微生物（如草绿色链球菌、金黄色葡萄球菌、肠球菌等）。

2）心内膜受累证据：应用超声心动图检查心内膜受累证据，有以下超声心动图征象之一：①附着于瓣膜或瓣膜装置，或心脏、大血管内膜，或置入人工材料上的赘生物；②心内脓肿；③瓣膜穿孔、人工瓣膜或缺损补片有新的部分裂开。

3）血管征象：重要动脉栓塞，脓毒性肺梗死，或感染性动脉瘤。

（2）次要指标

1）易感条件：基础心脏疾病，心脏手术，心导管术，或中心静脉内插管。

2）较长时间的发热（≥38℃），伴贫血。

3）原有心脏杂音加重，出现新的反流杂音，或心功能不全。

4）血管征象：瘀斑，脾肿大，颅内出血，结膜出血，镜下血尿，或Janeway斑。

5）免疫学征象：肾小球肾炎，Osler结，Roth斑，或类风湿因子阳性。

6）微生物学证据：血培养阳性，但未符合主要指标中的要求。

2. 病理学指标

（1）赘生物（包括已形成的栓塞）或心内脓肿经培养或镜检发现微生物。

（2）存在赘生物或心内脓肿，并经病理检查证实伴活动性心内膜炎。

3. 诊断依据

（1）具备以下1）～5）项任何之一者可诊断为IE：

1）临床主要指标2项。

2）临床主要指标1项和次要指标3项。

3）心内膜受累证据和临床次要指标2项。

4）临床次要指标5项。

5）病理学指标1项。

（2）有以下情况可排除IE的诊断：有明确的其他诊断解释临床表现；经抗生素治疗≤4d；手术或尸检无IE的病理证据。

（3）临床考虑IE，但不具备确诊依据时应进行治疗，根据临床观察及进一步的检查结果确诊或排除IE。

国内大连会议制定的小儿IE诊断标准与Duke标准比较有下列不同：①血管征象改变为主要指标；②增加次要指标；③原有心脏杂音加重，出现新的反流杂音，或心功能不全；④次要指标中取消超声心动图项；⑤诊断依据中增加；⑥心内膜受累证据和临床次要指标2项作为诊断标准。本标准对小儿IE诊断的特异性及敏感性是否优于Duke标准，因时间较短，有待临床进一步实践验证。

（二）鉴别诊断

1. 以发热为主要临床表现者

应与伤寒、败血症、结核、风湿热和系统性红斑狼疮等相鉴别。以心力衰竭为主要表现伴有低热或无热者应与心脏病并发心力衰竭相鉴别。活动性风湿性心肌炎与本病的鉴别较困难，因二者均可有发热、贫血、血沉增快及心脏损害。但IE常有栓塞、脾大、血尿及阳性血培养，特别是二维超声心动图检查发现有心内膜受累证据，如赘生物等。

2. 心包切开综合征

心包切开综合征常发生于心脏病（如先天性心脏病）心包切开或心内手术后数日至数周，表现为发热、胸痛、心包腔或胸腔积液，白细胞增多，血沉增快，有时发生心脏压塞。本症为自限性疾病，经休息、服阿司匹林或激素有效。

3. 体外循环心内直视手术后灌注综合征

体外循环心内直视手术后灌注综合征多于体外循环后3～6周发病，有发热、胃食欲缺乏、肝脾大、胸腔积液及不典型淋巴细胞增多等。本症为术中用血时巨细胞包涵体病毒传染所致。

五、治疗

IE的治疗应遵循下列原则：依据血培养及药物敏感试验结果（血培养阴性者则根据临床经验制定），联合应用杀菌类抗生素，长疗程（6～8周），静脉给药。目前新的抗生素很多，如为耐药性金葡菌或铜绿假单孢菌，通常用第三代头孢菌素、喹诺酮类[如环丙沙星10～40mg/（kg·d），分2～3次]及万古霉素，剂量40～60mg/（kg·d），分4次。有学者认为泰能疗效佳，剂量：每次15mg/kg，6小时1次，总剂量不超过2g。

外科治疗：包括去除赘生物、脓肿、更换瓣膜、心内补片及纠正心血管畸形等。外科治疗的主要指征有：

1. 瓣膜破坏、难治性心功能不全。
2. 巨大赘生物。
3. 心内脓肿。
4. 动脉栓塞并发症。
5. 药物治疗不能控制的感染。
6. 人造瓣膜性心内膜炎。
7. 真菌性心内膜炎等。

第九节　急性心包炎

一、病因

急性心包炎常为全身性疾病的一部分，病因可分为感染性或非感染性两类，前者包括细菌（金黄色葡萄球菌、结核菌等）、病毒、寄生虫、霉菌、支原体等；后者包括结缔组织病、代谢疾病、肿瘤及心脏手术后等。

其原发病在新生儿期主要为败血症，婴幼儿期多并发于肺炎、败血症，4～5岁以上儿童多为风湿热、结核病、化脓性或病毒性感染。也可见于尿毒症或局部创伤等。

二、临床表现

急性心包炎在儿童时期往往以全身性疾病的原发病表现为主，有时甚至可掩盖心包炎的所见导致漏诊。急性心包填塞可引起循环衰竭、休克而死亡，病程超过6个月者可转为慢性缩窄性心包炎。

三、辅助检查

（一）干性心包炎

有发热、气急，较大儿童心前区有刺痛或压迫感，并随深吸气及仰位而加重，可向肩、背放射。心包摩擦音，以胸骨左缘下端最明显，特点为声音粗糙，和心音一致而与呼吸节律无关。

（二）湿性心包炎

因心包渗液直接影响心脏充盈、扩张，短期内大量渗液时临床以心动过速、休克表现为主，若渗液产生较慢则可见典型心包填塞三联征：颈静脉怒张、肝脏大和奇脉，呼气末脉强而吸时弱，呼气和吸气时收缩压差大于 1. 33kPa（10mmHg），用血压计测血压时固定于收缩压和舒张压之间，此时即可听及脉搏音强弱不一。大量积液时压迫肺及支气管，可在左肩胛角下出现浊音及支气管呼吸音即 Ewart 征阳性。

婴幼儿往往缺少上述典型症状，因此在肺炎、脓胸及败血症的过程中出现不能解释的呼吸困难、心动过速、心脏扩大等，要考虑并发心包炎的可能。

（三）X 线检查

心影呈梨形或烧瓶状，左右心缘各弓消失，腔静脉增宽，卧位时心底部较直立时增宽，肺野常清晰，透视下心搏减弱。

（四）心电图

急性期各导联 S－T 段抬高，T 波平坦或倒置，QRS 波低电压。

（五）核素血池扫描

在心包积液时，行^{99m}锝或^{113m}铟心血池扫描，可见在心脏与肝脏之间出现空白区，扫描后与 X 线胸片相比心影横径比值<0. 75 表示有心包积液，并可了解积液多少。

（六）超声心动图

小量积液可在左室后壁和心包间出现无回波区，积液增多则右室前壁与胸壁也出现无回波区。并可估测积液量及帮助心包穿刺的定位。

（七）心包穿刺积液检查

（涂片、培养、药敏试验，抗原抗体测定、病原体分子生物学检查如 PCR 方法等）可了解积液的性质，帮助病因诊断及选择药物。

四、诊断与鉴别诊断

在心前区听到心包摩擦音，则心包炎的诊断即可确立。在可能并发心包炎的疾病过程中，如出现胸痛、呼吸困难、心动过速和原因不明的体循环静脉淤血或心影扩大，应考虑为心包炎伴有渗液的可能。心电图异常表现者，应注意与早期复极综合征、急性心肌缺血等进行鉴别。尽管目前尚没有统一的诊断标准，但既往的研究提示诊断急性心包炎需要满足以下四个条件中的至少两条：

1. 特征性的胸痛。

2. 心包摩擦音。

3. 具有提示性的心电图改变。

4. 新出现的或者加重的心包积液。

五、治疗

（一）对症处理及支持疗法

对症处理包括镇静、给氧、取半卧位等。支持疗法如给予高蛋白、高热量饮食，输血及丙种球蛋白的注射等。

（二）心包填塞处理

心包积液骤增或过多时出现心包填塞征，如呼吸困难、心率快、发绀、血压下降、脉压缩小、心音遥远，奇脉、颈静脉怒张、心界扩大等，应在 B 超指引下紧急施行心包穿刺排液减压。

常用穿刺部位有：

1. 左侧第五肋间，心浊音界内侧1～2cm，针头向内，向后，指向脊柱方向推进。

2. 剑突与左肋缘相交的尖角处进针，针头向上，略向后紧贴胸骨后推进。

穿刺时应在B超指引下确定穿刺部位及方向。

操作时患儿应采取坐位，注意无菌操作，进针应缓慢，避免心包穿刺时针尖误入心肌。可在穿刺针的末端，以导线与胸导联相连，进针同时进行心电图监护。若出现ST段抬高及/或室性期前收缩，提示针尖触及心室壁；出现P－R段升高及房性期前收缩，则为触及心房。抽液不宜过快，在抽液后必要时可将适量抗生素注入心包腔内。如为脓液黏稠引流不畅或渗液反复出现等，应尽早行心包切开术，心包切开并无危险，还可同时取得活检组织作出病因及病理判断。

（三）病因治疗

1. 化脓性心包炎

治疗原则是尽早合理使用抗生素，积极控制感染及彻底心包引流。早期血培养和心包穿刺液培养常可明确病原，一般以金黄色葡萄球菌为最常见，可选用大剂量苯唑西林，每日200mg/kg，静脉给药，或头孢唑啉每日50～100mg/kg，每8h 1次，静脉注射，疗程宜长（1～2个月）。也可根据药敏试验，合理选用抗生素，配合每1～2日心包穿刺排脓。目前多主张尽早施行开放引流手术，以减少后遗心包缩窄。

2. 病毒性心包炎

近年来已成为急性心包炎主要原因之一，有心脏压塞者应行心包穿刺引流。皮质激素对渗出的吸收有较好的效果。积液多者可选用可的松每日1～2mg/kg，分3次口服，2～3周后，每周减5～10mg，疗程6～8周。病毒特异型抗体滴定阳性者，可应用a－干扰素100万U肌内注射隔日1次，疗程10～20d。

3. 结核性心包炎

抗结核治疗原则上与活动性肺结核一致，包括异烟肼口服每日15～20mg/kg，疗程12～18个月。链霉素肌肉注射，每日1次，剂量20～30mg/kg，2～3个月改为隔日1次，疗程2～4个月。或异烟肼加利福平（10mg/kg口服，疗程3～6个月）。急性期可加用可的松每日1～2mg/kg，疗程6～8个月，有利于积液的吸收和减少粘连。有心包填塞者，应施行心包穿刺放液。

4. 风湿性心包炎

风湿性心包积液往往随风湿热的控制而自行消失，治疗应按风湿热处理原则进行。

第十节　小儿高血压

小儿血压超过该年龄组平均血压的2个标准差以上，即在安静情况下，若动脉血压高于以下限值并确定无人为因素所致，应视为高血压。

小儿高血压主要为继发性，肾脏实质病变最常见。其中尤以各种类型的急慢性肾小球肾炎多见，其次为慢性肾盂肾炎、肾脏血管疾病。此外，皮质醇增多症、嗜铬细胞瘤、神经母细胞瘤及肾动脉狭窄等亦是小儿高血压常见的病因。高血压急症系指血压（特别是舒张压）急速升高引起的心、脑、肾等器官严重功能障碍甚至衰竭，又称高血压危象。高血压危象发生的决定因素与血压增高的程度、血压上升的速度以及是否存在合并症有关，而与高血压的病因无关。危象多发生于急进性高血压和血压控制不好的慢性高血压患儿。如既往血压正常者出现高血压危象往往提示有急性肾小球肾炎，而且血压无须上升太高水平即可发生。如高血压合并急性左心衰，颅内出血时即使血压只有中度升高，也会严重威胁患儿生命。

一、病因及病理生理

（一）病因

根据高血压的病因，分为原发性高血压和继发性高血压。小儿高血压80%以上为继发性高血压。

1. 继发性高血压

小儿高血压继发于其他病因者为继发性高血压。继发性高血压中80%可能与肾脏疾病有关，如急性和慢性肾功能不全、肾小球肾炎、肾病综合征，肾盂肾炎。其他涉及心血管疾病，如主动脉缩窄、大动脉炎；内分泌疾病，如原发性醛固酮增多症、库欣综合征、嗜铬细胞瘤、神经母细胞瘤等；中枢神经系统疾病及铅、汞中毒等。

2. 原发性高血压

病因不明者为原发性高血压，与下列因素有关。

（1）遗传：根据国内外有关资料统计，高血压的遗传度在60%～80%，随着年龄增长，遗传效果更明显。检测双亲均患原发性高血压的正常血压子女的去甲肾上腺素、多巴胺浓度明显高于无高血压家族史的相应对照组，表明原发性高血压可能存在有遗传性交感功能亢进。

（2）性格：具有A型性格（A型性格行为的主要表现是具有极端竞争性、时间紧迫性、易被激怒或易对他人怀有进攻倾向）行为类型的青少年心血管系统疾病的发生率高于其他类型者。

（3）饮食：钠离子具有一定的升压作用，而食鱼多者较少患高血压病。因此，对高危人群应限制高钠盐饮食，鼓励多食鱼。

（4）肥胖：肥胖者由于脂肪组织的堆积，使毛细血管床增加，引起循环血量和心排血量增加，心脏负担加重，日久易引起高血压和心脏肥大。另外高血压的肥胖儿童，通过减少体重可使血压下降，亦证明肥胖对血压升高有明显影响。

（5）运动：对少儿运动员的研究表明，体育锻炼使心输出量增加、心率减慢、消耗多余的热量，从而有效地控制肥胖、高血脂、心血管适应能力低下等与心脑血管疾病有关的危险因素的形成与发展，为成人期心脑血管疾病的早期预防提供良好的基础。

二、临床表现

轻度高血压患儿常无明显症状，仅于体格检查时发现。血压明显增高时可有头晕、头痛、恶心、呕吐等，随着病情发展可出现脑、心脏、肾脏、眼底血管改变的症状。脑部表现以头痛、头晕常见，血压急剧升高常发生脑血管痉挛而导致脑缺血，出现头痛、失语、肢体瘫痪；严重时引起脑水肿、颅内压增高，此时头痛剧烈，并有呕吐、抽搐或昏迷，这种情况称为高血压脑病。心脏表现有左心室增大，心尖部可闻及收缩期杂音，出现心力衰竭时可听到舒张期奔马律。肾脏表现有夜尿增多、蛋白尿、管型尿，晚期可出现氮质血症及尿毒症。眼底变化，早期见视网膜动脉痉挛、变细，以后发展为狭窄，甚至眼底出血和视神经盘水肿。某些疾患有特殊症状：主动脉缩窄，发病较早，婴儿期即可出现充血性心力衰竭，股动脉搏动明显减弱或消失，下肢血压低于上肢血压；大动脉炎多见于年长儿，有发热、乏力、消瘦等全身表现，体检时腹部可闻及血管性杂音；嗜铬细胞瘤有多汗、心悸、血糖升高、体重减轻、发作性严重高血压等症状。

三、辅助检查

①尿常规、尿培养、尿儿茶酚胺定性。②血常规和心电图、胸部正侧位照片。③血清电解质测定，特别是钾、钠、钙、磷。④血脂测定。总胆固醇、甘油三酯、高密度脂蛋白胆固醇、低密度脂蛋白胆固醇、载脂蛋白A、载脂蛋白B。⑤血浆肌酐、尿素氮、尿酸、空腹血糖测定。⑥肾脏超声波检查。如血压治疗未能控制，或有继发性高血压的相应特殊症状、体征，经综合分析，可选择性进行下列特殊检查。

（一）静脉肾盂造影

快速序列法，可见一侧肾排泄造影剂迟于对侧，肾轮廓不规则或显著小于对侧（直径相差1.5cm以上），造影剂密度大于对侧，或输尿管上段和肾盂有压迹（扩张的输尿管动脉压迫所致）。由于仅能半定量估测肾脏大小和位置，且有假阳性和假阴性，目前已多不用。

（二）放射性核素肾图

^{131}I－Hippuran（^{131}I－马尿酸钠）肾图，测^{131}I－Hippuran从尿中排泄率，反映有效肾血流量。^{99m}Tc－DTPA（^{99m}锝－二乙烯三胺戊乙酸）肾扫描，反映肾小球滤过率。肾动脉狭窄时双肾血流量不对称，一侧大于对侧40%～60%；一侧同位素延迟出现；双肾同位素浓度一致，排泄一致。

（三）卡托普利—放射性核素肾图

卡托普利为血管紧张素转换酶（ACEI）抑制剂，由于阻止血管紧张素Ⅱ介导的肾小球后出球小动脉的收缩，因此服用卡托普利后行放射性核素肾图检查，可发现患侧肾小球滤过率急剧降低，而血浆流量无明显改变。

（四）肾动脉造影

可明确狭窄是双侧或单侧，狭窄部位在肾动脉或分支，并可同时行球囊扩张肾动脉成型术。如患儿肌酐超过119mmol/L，则造影剂总量应限制，并予适当水化和扩充容量。

（五）肾静脉血浆肾素活性比测定

手术前准备：口服呋塞米，成人每次40mg，1日2次，小儿每次1mg/kg，1日2次，共1～2d，并给予低钠饮食，停用β受体阻滞剂，30min前给予单剂卡托普利，口服。结果患侧肾静脉肾素活性大于对侧1.5倍以上。

(六) 血浆肾素活性测定

口服单剂卡托普利60min后测定血浆肾素活性，如大于12mg/（mL·h），可诊断肾血管性高血压，注意不能服用利尿剂等降压药物。

(七) 内分泌检查

血浆去甲肾上腺素、肾上腺素和甲状腺功能测定。

四、诊断与鉴别诊断

(一) 诊断

目前我国小儿血压尚缺乏统一的标准，判断儿童高血压的标准常有三种。

1. 国内沿用的标准：学龄前期高于14.6/9.3kPa（110/70mmHg），学龄期高于16/10.7kPa（120/80mmHg），13岁及以上则18.7/12.0kPa（140/90mmHg）。

2. WHO标准：小于13岁者为高于18.7/12.0kPa（140/90mmHg），13岁及以上者为18.7/12kPa（140/90mmHg）。

3. 按Londe建议，收缩压和舒张压超过各年龄性别组的第95百分位数。目前倾向于应用百分位数。百分位是1996年美国小儿血压监控工作组推荐的，根据平均身高、年龄、性别组的标准，凡超过第95百分位为高血压。

诊断高血压后进一步寻找病因，小儿高血压多数为继发性。通过详细询问病史，仔细体格检查，结合常规检查和特殊检查，常能做出明确诊断。经过各种检查均正常，找不出原因者可诊断为原发性高血压。

(二) 鉴别诊断

1. 中枢神经系统疾病也会引起的常有头痛

惊厥等症状，与高血压危象有类似表现。但无引起高血压的病因，血压测量无明显增高。

2. 一次性血压增高

小儿可能由于神经紧张、情绪激动、过度活动等可引起血压一次性增高，重复测量，并尽量使小儿处于安静、休息状态，可获正常血压。

3. 测量的技术误差

如测得血压增高，应注意是否存在技术误差，血压计所用气带对血压影响很大，其宽度应为上臂长度的2/3。如气带过窄易致测值增高，而误诊为高血压，应更换合适气带复查。

4. 原发性高血压和继发性高血压的鉴别诊断

(1) 原发性高血压的诊断需根据患儿年龄、体重、血压及家族史，在排除继发性高血压的基础上，进行综合诊断。对于轻度高血压应仔细询问病史及家族史、进行全面的体格检查及必要的尿常规检查。如患儿肥胖，伴高血压家族史，经体检未发现其他阳性体征，则以原发性高血压的可能性大。

(2) 继发性高血压的病因包括肾实质性疾病（急、慢性肾小球肾炎、肾盂肾炎、肾发育不全等）、肾血管性疾病、心血管系统疾病（主动脉缩窄、大动脉炎等）、内分泌疾病（皮质醇增多症、原发性醛固酮增多症、嗜铬细胞瘤、神经母细胞瘤等）、中枢神经系统疾病及铅、汞中毒等。

五、治疗

(一) 高血压急症

1. 高血压急症处理原则

(1) 处理高血压急症时，治疗措施应该先于复杂的诊断检查。

(2) 对高血压脑病、高血压合并急性左心衰等高血压危象应快速降压，旨在立即解除过高血压对靶器官的进行性损害。恶性高血压等长期严重高血压者需比正常略高的血压方可保证靶器官最低限度的血流灌注，过快过度地降低血压可导致心、脑、肾及视网膜的血流急剧减少而发生失明、昏迷、抽搐、心绞痛或肾小管坏死等严重持久的并发症。故对这类疾病患儿降压幅度及速度均应适度。

(3) 高血压危象系因全身细小动脉发生暂时性强烈痉挛引起的血压急骤升高所致。因此，血管扩张剂如钙拮抗剂、血管紧张素转换酶抑制剂及α—受体、β—受体抑制剂的临床应用，是治疗的重点。这些药物不仅给药方便（含化或口服），起效迅速，而且在降压同时，还可改善心、肾的血流灌注。尤其是降压作用的强度随血压下降而减弱，无过度降低血压之虑。

2. 高血压急症的治疗

一旦确诊高血压脑病，应迅速将血压降至安全范围之内为宜［17. 4/12. 1kPa（131/90mmHg）左右］，降压治疗应在严密的观察下进行。

(1) 降压治疗：①常用的静脉注射药物为：柳胺苄心定：是目前唯一能同时阻滞a、β肾上腺素受体的药物，不影响心排出量和脑血流量。因此，即使合并心脑肾严重病变亦可取得满意疗效。本品因独具α和β受体阻滞作用，故可有效地治疗中毒性甲亢和嗜铬细胞瘤所致的高血压危象。二氮嗪：因该药物可引起水钠潴留，可与呋塞米并用增强降压作用。又因本品溶液呈碱性，注射时勿溢到血管外。硝普钠：也颇为有效，但对高血压脑病不做首选。该药降压作用迅速，维持时间短，应根据血压水平调节滴注速度。使用时应避光并新鲜配制，溶解后使用时间不宜超过6h，连续使用不要超过3d，当心硫氰酸盐中毒。②常用口服或含化药物为：硝苯吡啶：通过阻塞细胞膜钙离子通道，减少钙内流，从而松弛血管平滑肌使血压下降。神志清醒，合作患儿可舌下含服，意识障碍或不合作者可将药片碾碎加水0. 5～1mL制成混悬剂抽入注射器中缓慢注入舌下。巯甲丙脯酸：为血管紧张素转换酶抑制剂，对于高肾素恶性高血压和肾血管性高血压降压作用特别明显，对非高肾素性高血压亦有降压作用。

(2) 保持呼吸道通畅，镇静，制止抽搐：可用苯巴比妥钠（8～10mg/kg，肌内注射，必要时6h后可重复）、安定（0. 3～0. 5mg/kg肌肉或静脉缓注，注射速度在3mg/min以下，必要时30min后可重复）等止惊药物，但须注意呼吸。

(3) 降低颅内压：可选用20％甘露醇（每次1g/kg，每4小时或6小时1次）、呋塞米（每次1mg/kg）以及25％血清蛋白（20mL，每日1～2次）等，减轻脑水肿。

(二) 颅内出血（蛛网膜下隙出血或脑实质出血）

1. 临床表现及诊断

蛛网膜下隙出血起病突然，伴有严重头疼、恶心呕吐及不同程度意识障碍。若出血量不大，意识可在几分钟到几小时内恢复，但最后仍可逐渐昏睡或谵妄。若出血严重，可以很快出现颅内压增高的表现，有时可出现全身抽搐，颈项强直是很常见的体征，甚至是唯一的体征，伴有脑膜刺激征。眼底检查可发现新鲜出血灶。腰椎穿刺脑脊液呈均匀的血性，但发病后立即腰穿不会发现红细胞，要等数小时以后红细胞才到达腰部的蛛网膜下隙。1～3d后可由于无菌性脑膜炎而发热，白细胞增高似与蛛网膜下隙出血的严重程度呈平行关系，因此，不要将诊断引向感染性疾病。CT脑扫描检查无改变。

脑实质出血起病时常伴头痛呕吐，昏迷较为常见，腰椎穿刺脑脊液压力增高，血性者占80%以上。除此而外，可因出血部位不同伴有如下不同的神经系统症状。

(1) 壳核－内囊出血：典型者出现“三偏症”，出血对侧肢体瘫痪和中枢性面瘫；出血对侧偏身感觉障碍；出血对侧的偏盲。

(2) 脑桥出血：初期表现为交叉性瘫痪，即出血侧面瘫和对侧上、下肢瘫痪，头眼转向出血侧。后迅速波及两侧，出现双侧面瘫痪和四肢瘫痪，头眼位置恢复正中，双侧瞳孔呈针尖大小，双侧锥体束征。早期出现呼吸困难且不规则，常迅速进入深昏迷，多于24～48h内死亡。

(3) 脑室出血：表现为剧烈头痛呕吐，迅速进入深昏迷，瞳孔缩小，体温升高，可呈去大脑强直，双侧锥体束征。四肢软瘫，腱反射常引不出。

(4) 小脑出血：临床变化多样，但是走路不稳是常见的症状。常出现眼震颤和肢体共济失调症状。颅内出血可因颅内压增高发生心动过缓，呼吸不规则，严重者可发生脑疝。多数颅内出血的患儿心电图可出现巨大倒置T波，QT间期延长。血常规可见白细胞升高，尿常规可见蛋白、红细胞和管型，血中尿素氮亦可见升高。在诊断中尚需注意，颅内出血本身可引起急性高血压，即使患儿以前并无高血压史。此外，尚需与癫痫发作、高血压脑病以及代谢障碍所致昏迷相区别。

2. 急症处理

(1) 一般治疗：绝对卧床，头部降温，保持气道通畅，必要时做气管内插管。

(2) 控制高血压：对于高血压性颅内出血的患儿，应及时控制高血压。但由于颅内出血常伴颅内压增高，因此，投予降压药物应避免短时间内血压下降速度过快和幅度过大，否则脑灌注压将受到明显影响。

一般低压不宜低于出血前水平。舒张压较低，脉压过大者不宜用降压药物。降压药物的选择以硝苯吡啶、卡托普利和柳胺苄心定较为合适。

(3) 减轻脑水肿：脑出血后多伴脑水肿并逐渐加重，严重者可引起脑疝。故降低颅内压，控制脑水肿是颅内出血急性期处理的重要环节。疑有继续出血者可先采用人工控制性过度通气、静脉注射呋塞米等措施降低颅内压，也可给予渗透性脱水剂如20%甘露醇（1g/kg，每4～6小时1次）以及25%的血清清蛋白（20mL，每日1～2次）。短程大剂量激素有助于减轻脑水肿，但对高血压不利，故必须要慎用，更不宜长期使用。治疗中注意水电解质平衡。

(4) 止血药和凝血药：止血药对脑出血治疗尚有争议，但对蛛网膜下隙出血，对羧基苄胺及6－氨基己酸能控制纤维蛋白原的形成，有一定疗效，在急性期可短时间使用。

（5）其他：经检查颅内有占位性病灶者，条件允许时可手术清除血肿，尤其对小脑出血、大脑半球出血疗效较好。

（三）高血压合并急性左心衰竭

1. 临床表现及诊断

儿童期血压急剧升高时，造成心脏后负荷急剧升高。当血压升高到超过左心房所能代偿的限度时就出现左心衰竭及急性水肿。急性左心衰竭时，动脉血压，尤其是舒张压显著升高，左室舒张末期压力、肺静脉压力、肺毛细血管压和肺小动脉楔压均升高，并与肺淤血的严重程度呈正相关。当肺小动脉楔压超过 4kPa（30mmHg）时，血浆自肺毛细血管大量渗入肺泡，引起急性肺水肿。急性肺水肿是左心衰竭最重要的表现形式。患儿往往面色苍白、口唇青紫、皮肤湿冷多汗、烦躁、极度呼吸困难，咯大量白色或粉红色泡沫痰，大多被迫采取前倾坐位，双肺听诊可闻及大量水泡音或哮鸣音，心尖区特别在左侧卧位和心率较快时常可闻及心室舒张期奔马律等。在诊断中应注意的是，即使无高血压危象的患儿，急性肺水肿本身可伴有收缩压及舒张压升高，但升高幅度不会太大，且肺水肿一旦控制，血压则自行下降。而急性左心衰竭肺水肿患儿眼底检查如有出血或渗出时，考虑合并高血压危象。

2. 急症处理

（1）体位：患儿取前倾坐位，双腿下垂（休克时除外），四肢结扎止血带。止血带压力以低于动脉压又能阻碍静脉回流为度，相当于收缩压及舒张压之间，每 15min 轮流将一肢体的止血带放松。该体位亦可使痰较易咳出。

（2）吗啡：吗啡可减轻左心衰竭时交感系统兴奋引起的小静脉和小动脉收缩，降低前、后负荷。对烦躁不安、高度气急的急性肺水肿患儿，吗啡是首选药物，可皮下注射盐酸吗啡 0．1～0．2mg/kg，但休克、昏迷及呼吸衰竭者忌用。

（3）给氧：单纯缺氧而无二氧化碳潴留时，应给予较高浓度氧气吸入，活瓣型面罩的供氧效果比鼻导管法好，提供的 FiO_2 可达 0．3～0．6。肺水肿时肺部空气与水分混合，形成泡沫，妨碍换气。可使氧通过含有乙醇的雾化器，口罩给氧者乙醇浓度为 30%～40%，鼻导管给氧者乙醇浓度为 70%，1 次不宜超过 20min。但乙醇的去泡沫作用较弱且有刺激性。近年有报道用二甲基硅油消泡气雾剂治疗，效果良好。

应用时将瓶倒转，在距离患儿口腔 8～10cm 处，于吸气时对准咽喉或鼻孔喷雾 20～40 次。一般 5min 内生效，最大作用在 15～30min。必要时可重复使用。如低氧血症明显，又伴有二氧化碳潴留，应使用间歇正压呼吸配合氧疗。间歇正压呼吸改善急性肺水肿的原理，可能由于它增加肺泡压与肺组织间隙压，降低右心房充盈压与胸腔内血容量；增加肺泡通气量，有利于清除支气管分泌物，减轻呼吸肌工作，减少组织氧耗量。

（4）利尿剂：宜选用速效强效利尿剂，可静脉注射呋塞米（每次 1～2mg/kg）或利尿酸钠（1mg/kg，20mL 液体稀释后静脉注射），必要时 2h 后重复。对肺水肿的治疗首先由于呋塞米等药物有直接扩张静脉作用，增加静脉容量，使静脉血自肺部向周围分布，从而降低肺静脉压力，这一重要特点在给药 5min 内即出现，其后才发挥利尿作用，减少静脉容量，缓解肺淤血。

（5）洋地黄及其他正性肌力药物：对急性左心衰竭患儿几乎都有指征应用洋地黄。应采用作用迅速的强心剂如毛花苷C静脉注射，1次注入洋地黄化量的1/2，余1/2分为2次，每隔4～6小时1次。如需维持疗效，可于24h后口服地高辛维持量。如仍需继续静脉给药，每6h注射1次1/4洋地黄化量。毒毛旋花子苷K，1次静脉注射0.007～0.01mg/kg，如需静脉维持给药，可8～12h重复1次。使用中注意监护，以防洋地黄中毒。

多巴酚丁胺为较新、作用较强、不良反应较小的正性肌力药物。用法：静脉点滴5～10mg/（kg·min）。

（6）降压治疗：应采用快速降压药物使血压速降至正常水平以减轻左室负荷。硝普钠为一种强力短效血管扩张剂，直接使动脉和静脉平滑肌松弛，降低周围血管阻力和静脉贮血。因此，硝普钠不仅降压迅速，还能减低左室前、后负荷，改善心脏功能，为高血压危象并急性左心衰竭较理想的首选药物。一般从1μg/（kg·min）开始静脉滴注，在监测血压的条件下，无效时每3～5min调整速度渐增至8μg/（kg·min）。此外，也可选用硝苯吡啶或卡托普利，但忌用柳胺苄心定和肼屈嗪，因柳胺苄心定对心肌有负性肌力作用，而后者可反射性增快心率和心排血量，加重心肌损害。

第五章　小儿血液系统疾病

第一节　营养性缺铁性贫血

营养性缺铁性贫血是指体内铁缺乏导致血红蛋白合成减少所致的一种营养性贫血，在小儿贫血中最常见。临床特点是小细胞低色素性贫血、血清铁蛋白减少和铁剂治疗有效。任何年龄均可发生，以6个月至2岁的婴幼儿发病率最高，为我国儿童保健重点防治的“四病”之一。

一、病因及病理生理

(一) 病因

1. 先天体内储铁不足

如果妈妈缺铁性贫血严重，这个往往会影响自己的孩子，导致孩子体内铁元素的储备不够；妈妈早产，多胎，宝宝从母体获得的铁不足，以致从妈妈体内出来后3—4月就可能发生贫血。宝宝在胎儿期从母体所获得的铁以妊娠最后三个月为最多，如贮铁不足，则婴儿期易较早发生缺铁性贫血。所以妈妈患有严重缺铁性贫血、早产或双胎致婴儿出生体重过低，以及从胎儿循环中失血，都是造成新生儿贮铁减少的原因，从而导致小儿营养性缺铁性贫血。

2. 铁的摄入量不足

饮食中铁的供给不足是导致小儿营养性缺铁性贫血的重要原因。一般如果妈妈就单一奶制品喂养的话，宝宝容易发生营养性缺铁性贫血。虽然大家熟知的食物中的菠菜含铁较多，但对于宝宝而言吸收较差，然而大豆是植物中含铁较高且吸收率较高，对于宝宝而言妈妈可优先选用。肉类中铁的吸收率较高，而蛋类中铁的吸收率在动物类食物中较低。

3. 生长发育因素

随着小儿的体重增长和生长发育，血容量相应增加，生长速度愈快，铁的需要量相对愈大，愈易发生缺铁。若不及时供给足够的铁，就可能发生营养性缺铁性贫血。婴儿期尤其是早产儿最易发生营养性缺铁性贫血。

4. 铁的丢失或消耗过多

正常婴儿在生后两个月内由粪便排出的铁比由饮食中摄取的铁还要多，由皮肤损失的铁也相对较多，总而言之，排出的铁要超出摄入的铁了，就会导致小儿营养性缺铁性贫血，一般无论何种原因引起的长期小量失血都是发生缺铁性贫血的重要原因。

5. 其他

如果女性在分娩的过程当中自己胎儿的出血太多，或者女性怀孕期间本身就患有贫血病，则也可导致小儿营养性缺铁性贫血。这个特别是在怀孕前期和怀孕期间，为了宝宝的身体健康，妈妈可以做适当合理的调养，争取生个健康的宝宝。

（二）病理生理

1. 缺铁对血液系统的影响

铁是合成血红蛋白的原料，缺铁时血红素生成不足，进而血红蛋白合成也减少，导致新生的红细胞内血红蛋白含量不足，细胞浆减少，细胞变小，而缺铁对细胞的分裂、增殖影响较小，故红细胞数量减少程度不如血红蛋白减少明显，从而形成小细胞低色素性贫血，缺铁的病理生理通常包括以下三个阶段：

（1）铁减少期（ID）：此阶段体内储存铁已减少，但供红细胞合成血红蛋白的铁尚未减少。

（2）红细胞生成缺铁期（IDE）：此期储存铁进一步耗竭，红细胞生成所需的铁亦不足，但循环中血红蛋白的量尚未减少。

（3）缺铁性贫血期（IDA）：此期出现小细胞低色素性贫血，还有一些非造血系统的症状。

2. 缺铁对其他系统的影响

缺铁可影响肌红蛋白的合成，并可使多种含铁酶（如细胞色素酶、单胺氧化酶、核糖核苷酸还原酶、琥珀酸脱氢酶等）的活性减低。由于这些含铁酶与生物氧化、组织呼吸、神经介质分解与合成有关，故铁缺乏时造成细胞功能紊乱，尤其是单胺氧化酶的活性降低，造成重要的神经介质如5—羟色胺、去甲肾上腺素、肾上腺素及多巴胺发生明显变化，不能正常发挥功能，因而产生一些非造血系统的表现，如体力减弱、易疲劳、表情淡漠、注意力难于集中、注意力减退和智力减低等。缺铁或可引起组织器官的异常，如口腔粘膜异常角化、舌炎、注意力减退和智利减低等。缺铁还可引起组织器官的异常，如口腔粘膜异常角化、舌炎、胃酸分泌减少、脂肪吸收不良和反甲等。此外，缺铁还可引起细胞免疫功能降低，易患感染性疾病。

二、临床表现

本病起病缓慢，大多不能确定发病时间，不少患儿往往因其他疾病就诊时才发现已患有本病。本病临床表现因病情轻重而有不同。

（一）一般表现

皮肤、黏膜逐渐苍白，以口唇、结膜和甲床处最明显。易疲乏，不爱活动，体重不增或增加缓慢。年长儿可诉头晕、耳鸣、眼前发黑等。

（二）骨髓外造血表现

肝、脾、淋巴结轻度肿大。且年龄越小、病程越长、贫血越重，肝、脾大越明显。

（三）非造血系统表现

1. 消化系统

食欲缺乏减退，少数有异食癖。可出现恶心、呕吐、腹泻。可有口腔炎、舌炎或舌乳头萎缩等。严重者可出现萎缩性胃炎或吸收不良综合征。

2. 神经系统

精神萎靡或烦躁不安，年长儿常伴记忆力减退、注意力不集中、理解力降低等，智力多较同龄儿低。

3. 心血管系统

明显贫血时心率增快，心脏扩大，心前区收缩期吹风样杂音，甚至发生心力衰竭。

4. 其他

因上皮组织异常出现指（趾）甲薄脆、不光滑，甚至反甲（匙状指）。重度贫血患儿因免疫功能降低易合并感染。

三、辅助检查

（一）血常规

血红蛋白降低比红细胞数减少明显，呈小细胞低色素性贫血。红细胞大小不等，以小细胞为主，中央淡染区扩大，MCV＜80fl，MCH＜26pg，MCHC＜0.31。网织红细胞数大多正常或轻度减少。白细胞、血小板一般无改变。

（二）骨髓象

骨髓以中、晚幼红细胞增生活跃。各期红细胞均较小，胞浆的量少，染色偏蓝（血红蛋白量少），显示胞浆的成熟程度落后于胞核。粒细胞系及巨核细胞系多正常。

（三）铁代谢检查

①血清铁蛋白（SF）：可较敏感地反映体内铁贮存的情况。当SF＜12μg/L时提示缺铁。在ID期即下降，IDE和IDA期降低更明显。②红细胞游离原卟啉（FEP）：FEP增高是IDE期的典型表现。当FEP＞0.9μmol/L（50μg/dL）时提示细胞内缺铁。FEP升高还见于铅中毒，慢性炎症和先天性原卟啉增多症等。③血清铁（SI）、总铁结合力（TIBC）和转铁蛋白饱和度（TS）：反映血浆的含铁量，在IDA期出现。营养性缺铁性贫血时SI下降，TIBC增高。SI＜9.0～10.7μmol/L（50～60μg/dL），TIBC＞62.7pmol/L（350μg/dL），TS＜15%有诊断价值。感染、恶性肿瘤、类风湿关节炎时SI也可下降，应注意区别。④骨髓可染铁：反映体内贮存铁的敏感而可靠的指标。缺铁时铁粒幼细胞减少，细胞内铁减少，细胞外铁明显减少或消失。如＜15%提示体内贮存铁减少。

四、诊断与鉴别诊断

（一）诊断

1. 根据临床表现，结合病史尤其是喂养史、血常规特点一般可作出初步诊断。

2. 铁代谢的生化检查提示机体缺铁，可确诊本病。

3. 必要时做骨髓检查，幼红细胞胞浆发育落后于胞核可协助诊断。

4. 当临床表现不典型时试用铁剂治疗。若用药2～3天后网织红细胞开始增加7～10天达高峰，2～3周后下降至正常，即说明铁剂治疗有效，可证实诊断。

（二）鉴别诊断

1. 地中海贫血

有家族史，地区性比较明显。特殊面容，肝脾明显肿大。血涂片可见靶形细胞及有核红细胞，血红蛋白电泳A2及F增高，或出现血红蛋白H或Bart′s等。血清铁增高，骨髓中铁粒幼细胞增多。

2. 肺含铁血黄素沉着症

表现为发作性苍白、无力、咳嗽，痰中可见血，痰和胃液中可找到含铁血黄素细胞。网织红细胞增高。X线胸片肺野中可见网点状阴阴影。

3. 铁粒幼细胞性贫血

骨髓涂片中细胞外铁明显增加，中、晚幼红细胞的核周围可见铁颗粒呈环状排列，血清铁增高。用铁治疗无效。有些病人用维生素 B6 治疗可取得较好的疗效。

4. 慢性感染性贫血

多呈小细胞正色性贫血，偶呈低色性。血清铁和铁结合力皆降低，骨髓中铁粒幼细胞增多。铁治疗无反应。

5. 铅中毒

红细胞中可见嗜碱性点彩，血清中铅含量增加，红细胞和尿中原卟啉明显增加。FEP/Hgb 可高至 17.5μg/g 以上。

五、治疗

营养性缺铁性贫血的治疗原则主要是祛除病因、补充铁剂，必要时予以输血治疗。

（一）一般治疗

加强护理，避免感染，注意休息，重度贫血患儿应注意保护心脏功能。

（二）病因治疗

合理搭配膳食，纠正不良饮食习惯，积极治疗原发病以祛除病因。

（三）铁剂治疗

1. 口服铁剂

首选口服法。一般选用二价铁盐制剂，较易吸收，疗效好。常用制剂有硫酸亚铁、富马酸亚铁和葡萄糖酸亚铁等。口服元素铁为每日 4～6mg/kg，分 3 次口服。宜在两餐之间服用、从小剂量逐渐全量以减少对胃黏膜的刺激；可与维生素 C、果汁等酸性物质同服以促进铁的吸收；禁与牛奶、茶、咖啡、抗酸药等碱性物质同用，以防止抑制铁剂的吸收；液体铁剂可用滴管或吸管服用，服后及时刷牙，以免染黑牙齿；服用铁剂后大便呈柏油样，停药后恢复。疗程至血红蛋白达正常水平后 2 个月左右停药，以补充铁的贮存量。口服铁剂 3 周无效或效果不明显，应考虑是否诊断错误或有其他影响疗效的原因。

2. 注射铁剂

注射铁剂时易出现不良反应，应慎用。口服铁剂后有严重胃肠道反应，或胃肠道疾病影响铁的吸收，或口服铁剂疗效不满意者，应改为肌内注射给药。常用制剂有右旋糖酐铁或山梨醇枸橼酸铁复合物等，均含元素铁 50mg/mL。应严格控制注射铁剂的量，抽取药液和注射时使用不同的针头，以防造成注射部位疼痛、皮肤着色或局部炎症；用药时须深部肌内注射，每次更换注射部位以防止形成局部硬结或组织坏死；首次注射后应观察 1 小时，警惕发生铁过敏。

（四）输血治疗

一般病例无须输血。若贫血严重或重度贫血并发心功能不全、合并感染或急需外科手术者，应及时输入浓缩红细胞。贫血越重，每次输血量应越少，速度应越慢，以免加重心功能不全。Hb＜30g/L 者等量换血；Hb 在 30～60g/L 者，每次输浓缩红细胞 5～10mL/kg。

第二节　营养性巨幼细胞性贫血

营养性巨幼细胞性贫血是由于缺乏维生素 B_{12} 或（和）叶酸引起的一种大细胞性贫血。本病起病缓慢，多见于 2 岁以下的婴幼儿。临床特点是贫血、神经精神症状、红细胞的胞体变大、骨髓中出现巨幼红细胞，用维生素 B_{12} 或（和）叶酸治疗有效。

一、病因及病理生理

（一）病因

缺乏维生素素 B_{12} 所致的小儿巨幼红细胞性贫血的病因。

1. 摄入量不足

胎儿可通过胎盘获得维生素素 B_{12}，当婴儿肝内的维生素素 B_{12} 贮存量过低而摄入不足，特别是乳母由于长期素食或患有可致维生素素 B_{12} 吸收障碍的疾病，使其乳汁中维生素素 B_{12} 的含量极少时，即容易发生营养性巨幼红细胞性贫血。因长期偏食，仅进食植物性食物所致的维生素素 B_{12} 缺乏可见于年长儿和成人。

2. 吸收和运输障碍

食物中的维生素素 B_{12} 进入胃内后，必须先与由胃底部壁细胞分泌的糖蛋白（内因子）结合成素 B_{12} 一糖蛋白复合物，然后经由末端回肠粘膜吸收，进入血循环与转钴蛋白事，运送到肝内贮存。任一上述五一节中的异常均可引起维生素素 B_{12} 缺乏和巨幼红细胞性贫血。

3. 需要量增加

新生儿、未成熟儿和婴儿因生长发育较快，维生素素 B_{12} 的需要量也相应增加，摄入量不足时即遭致病。严重感染时因维生素素 B_{12} 的消耗量增加，如摄入量不敷所需亦可导致发病。缺乏维生素素 B_{12} 所致的小儿巨幼红细胞性贫血的诊断据贫血表现，并在外周血和骨髓中发现上述巨幼红细胞，即可诊断为巨幼红细胞性贫血。在此基础上，如患儿有喂养不当史，特别是单纯母乳喂养的婴儿，且其母有长期素食史，加上患儿有明显的精神神经症状，即可考虑为缺乏维生素素 B_{12} 所致的巨幼红细胞性贫血。可通过测定血清维生素素 B_{12} 含量进一步确诊；如＜100ng/L，加之维生素素 B_{12} 治疗有效。即可确定诊断。营养性巨幼红细胞性贫血的精神神经症状十分突出，需与大脑发育不全相鉴别。后者先天性疾病和产伤有关，出生后即逐渐出现精神和神经发育落后症候，结合血液学检查，可资鉴别。

（二）病理生理

体内叶酸经叶酸还原酶的还原作用和维生素 B_{12} 的催化作用后变成四氢也散，后者是 DNA 合成过程中必须的辅酶。因此，维生素 B_{12} 也散缺乏都可致四氢叶酸减少，进而引起 DNA 的合成减少，幼稚红细胞内的 DNA 合成减少使其分裂和增殖时间延长，导致细胞核的发育落后于胞浆（血红蛋白的合成不受影响）的发育，使红细胞的胞体格变大，形成巨幼红细胞。由于红细胞生成速度慢，加之异形的红细胞在骨髓内易被破坏，进入血循环的成熟红细胞寿命也较短，从而造成贫血。

DNA 合成不足也可致粒细胞核成熟障碍，使其胞体增大，出现巨大幼稚粒细胞核中性里细胞分叶过多现象。DNA 合成不足亦可使巨核细胞的核发育障碍和致核分叶过多。

脂肪代谢过程中，维生素 B_{12} 能促使甲基丙二酸转变成琥珀酸而参与三羧酸循环，此作用与神经髓鞘中脂蛋白形成有关，因而能保持含有髓鞘的神经纤维的功能完整性，当维生素 B_{12} 缺乏时，可导致中枢和外周神经色鞘受损，因而出现神经精神症状。维生素 B_{12} 缺乏还可使中性粒细胞核巨噬吞噬细菌后的杀灭细菌作用减弱，使组织、血浆及尿液中甲基丙二酸堆积，后者是结核杆菌细胞壁成分的原料，过多时有利于结核杆菌生长，故维生素 B_{12} 缺乏者对结核杆菌易感性增高。

叶酸缺乏主要引起情感改变，偶见深感觉障碍，其机制尚未明了。

二、临床表现

（一）一般表现

颜面轻度水肿，头发黄而稀疏，多呈虚胖。严重病例可有皮肤出血点或瘀斑。贫血表现疲乏无力，面色蜡黄，口唇、甲床、睑结膜苍白，常伴肝、脾大。部分患儿轻度黄疸。

（二）消化系统症状

厌食、恶心、呕吐、腹泻、舌炎和舌乳头萎缩等。

（三）神经、精神症状

本病的特征性表现。主要表现为神经、精神的异常，如烦躁不安、易激惹等。维生素 B_{12} 缺乏时可出现表情呆滞、嗜睡、反应迟钝、少哭不笑或哭时泪少、智力及动作发育落后甚至倒退；严重者可出现头部、肢体、躯干或全身震颤、手足无意识运动，甚至抽搐、共济失调、踝阵挛及巴宾斯基征阳性等。

三、辅助检查

（一）血常规

红细胞数减少比血红蛋白量减少更明显，呈大细胞性贫血。MCV＞94f1，MCH＞32pg。外周血涂片可见红细胞大小不等，以大细胞为主，中央淡染区不明显；网织红细胞计数常减少；血小板数常减少。中性粒细胞数减少，多在骨髓红系巨幼变之前发生核右移，有利早期诊断本病。

（二）骨髓象

骨髓增生明显活跃，主要为红细胞系增生，各期幼红细胞胞体增大，核染色质疏松，胞核发育落后于胞浆，呈巨幼变。粒细胞系统和巨核细胞系统亦有巨幼改变，多见核分叶过多现象。血小板较大，且伴生成障碍。

（三）血清维生素 B_{12} 和叶酸测定

血清维生素 B_{12}＜100ng/L（正常值为 200～800ng/L），血清叶酸＜3pg/L（正常值为 5～6μg/L）。

四、诊断与鉴别诊断

（一）诊断

1. 根据贫血表现，结合病史尤其是喂养史、大细胞性贫血的血常规特点、骨髓检查有巨幼红细胞可考虑本病。

2. 典型的神经、精神症状，如表情呆滞、嗜睡、反应迟钝等提示维生素 B_{12} 缺乏。

3. 血清维生素 B_{12} 和叶酸含量测定可协助确诊。

4. 维生素 B_{12} 或（和）叶酸治疗后6～12小时内，骨髓的巨幼细胞开始转变，48～72小时后巨幼变消失；第2～4天网织红细胞增加，5～7天达高峰，此时红细胞和血红蛋白迅速上升，可证实诊断。

（二）鉴别诊断

为鉴别维生素 B_{12} 缺乏抑或内因子缺乏，可采用 ^{57}Co 标记的维生素 B_{12} 进行Schilling试验，巨幼红细胞性贫血应与红白血病，先天性脑发育不全症鉴别，红白血病时恶性巨幼红细胞中，糖原染色（PAS）呈现巨大PAS阳性颗粒，而巨幼红细胞性贫血时却无此种表现；先天性脑发育不全的智力障碍发生于出生时，而巨幼红细胞性贫血者的智力下降是继发的，出生时智力正常，不难鉴别。

1. 全血细胞减少

巨幼细胞贫血可以全血细胞减少，在临床上需与其他全血细胞减少的疾病鉴别，如再生障碍性贫血，骨髓增生异常综合征（MDS），阵发性血红蛋白尿（PNH），脾功能亢进等，从临床表现，血象特点，骨髓形态及必要实检查鉴别并不困难。

2. 病态造血

叶酸和（或）维生素 B_{12} 缺乏所致的巨幼细胞贫血在血细胞形态上均有明显异常，如红系比例增高且多个阶段的巨幼改变，粒系核巨幼改变及过分叶，巨核多分叶及巨大血小板，MDS，红白血病（M6）等也可有红系增多伴红系巨幼改变等病态造血，但其血象及骨髓，临床转归还有其他特征能够鉴别。

3. 溶血性贫血

巨幼细胞贫血有增生性贫血伴轻度黄疸要与溶血性贫血鉴别。

五、治疗

营养性巨幼细胞性贫血的治疗原则主要是祛除病因、补充维生素 B_{12} 或（和）叶酸和对症治疗。

（一）一般治疗

改善营养，及时添加富含维生素 B_{12} 和叶酸的辅食，如肉类、肝、肾、禽蛋、绿叶蔬菜、水果等。加强护理，防治感染。

（二）病因治疗

纠正不良饮食习惯，尽可能查找和祛除病因，积极治疗原发病。

（三）补充维生素 B_{12} 或（和）叶酸

1. 补充维生素 B_{12}

有明显神经精神症状者以肌内注射维生素 B_{12} 为主，剂量为每次50～100μg，每周2～3次，连用数周至临床症状明显好转、血常规恢复正常为止。维生素 B_{12} 吸收障碍所致患者应长期肌内注射维生素 B_{12}，每月1mg。应注意的是神经、精神症状一般恢复较慢，少数患者须经数月治疗才能完全恢复正常；单纯缺乏维生素 B_{12} 时，不宜加用叶酸治疗以免症状加重。

2. 补充叶酸

口服叶酸剂量为每次5mg，每日3次，连用数周至临床症状明显好转、血常规恢复正常为止。维生素C能促进叶酸利用，同时口服可提高疗效。先天性叶酸吸收障碍的患儿口服叶酸的剂量需每日15～50mg方能维持正常造血需求；某些因使用抗酸代谢药物而致病的可予亚叶酸钙治疗。

(四) 对症治疗

若患儿出现肌肉震颤应予镇静剂治疗；重度贫血的患儿可予输血治疗；治疗初期，应及时补钾，以防止大量新生红细胞引起低钾血症。

第三节　急性溶血性贫血

溶血性贫血是由于红细胞破坏过多，寿命缩短，骨髓造血功能又不足以代偿红细胞耗损所致的一组贫血。按发病缓急分为急性及慢性两大类，急性溶血性贫血及慢性溶血性贫血的“危象”发作的患儿病情严重，须紧急治疗。按照红细胞破坏部位而分为血管内溶血和血管外溶血。目前临床上较常用以红细胞破坏的原因和发病机制结合来分类，将急性溶血性贫血的病因分为红细胞本身缺陷及红细胞以外的异常，前者包括红细胞膜缺陷、红细胞酶的缺陷及血红蛋白异常；后者包括免疫因素（如ABO、Rh溶血等）及非免疫因素如化学、物理因素、感染因素等。临床上急性溶血性贫血以自身免疫性溶血性贫血、新生儿溶血症、蚕豆病、药物性溶血性贫血、血型不合输血、溶血尿毒综合征及遗传性球形细胞增多症的溶血危象较多见。

一、病因及病理生理

(一) 病因

根据溶血因素存在的部位不同，可将溶血性贫血分为红细胞内和红细胞外两大类。

1. 红细胞内因素

(1) 红细胞膜的缺陷：红细胞膜结构的缺陷可造成膜的可渗透性、硬度异常，或不稳定和容易破碎。在大多数病例中，缺陷在于一种或一种以上骨架蛋白，红细胞形态也异常。这些遗传性膜的疾病，包括遗传性球形细胞增多症，遗传性椭圆形细胞增多症，遗传性口形细胞增多症，遗传性畸形细胞增多症，遗传性棘细胞增生症，阵发性睡眠性血红蛋白尿，其红细胞膜对补体异常敏感，但其膜的缺陷是一种获得性的异常。

血红蛋白结构或生成缺陷 血红蛋白结构异常，使血红蛋白成为不溶性或不稳定，导致红细胞僵硬，最后溶血。见于珠蛋白生成障碍性贫血，镰状细胞贫血，血红蛋白H病，不稳定血红蛋白病，其他同型合子血红蛋白病（CC，DI，EE），双杂合子紊乱（HbSC，镰状细胞珠蛋白生成障碍性贫血）。

(2) 红细胞酶的缺陷：为维持血红蛋白和膜的巯基（硫氢基）处于还原状态或维持足够水平的ATP以进行阳离子交换的红细胞酶的缺乏，可导致溶血性贫血。

①红细胞无氧糖酵解中酶的缺乏：丙酮酸激酶缺乏，磷酸葡萄糖异构酶缺乏，磷酸果糖激酶缺乏，丙糖磷酸异构酶缺乏，己糖激酶缺乏，磷酸甘油酸盐激酶缺乏，醛缩酶缺乏，二磷酸甘油酸盐变位酶缺乏等。②红细胞磷酸已糖旁路中酶的缺乏：嘧啶5’一核苷酸酶缺乏，腺苷脱氨酶过多，腺苷三磷酸酶缺乏，腺苷酸激酶缺乏。③戊糖磷酸盐通路及谷胱苷肽代谢有关的酶缺乏：葡萄糖－6－磷酸脱氢酶（G－6－PD）缺乏，谷氨酰半胱氨酸合成酶缺乏，谷胱苷肽合成酶缺乏，谷胱苷肽还原酶缺乏。

2. 红细胞外因素

（1）免疫性溶血性贫血：A. 同种免疫性溶血性贫血：包括新生儿溶血症、血型不合溶血性贫血等。B. 自身免疫性溶血性贫血：温抗体所致的自身免疫性溶血性贫血、冷抗体所致的自身免疫性溶血性贫血、与免疫现象有关的贫血（移植物排斥，免疫复合物等）。

（2）非免疫性溶血性贫血：包括继发于感染、微血管病及化学物理因素所致的溶血性贫血。

①化学、物理、生物因素 ：化学毒物及药物如氧化性药物及化学制剂、非氧化性药物、苯、苯肼、铅、氢氧化砷、磺胺类等；大面积烧伤感染；生物毒素：尿毒症、溶血性蛇毒、毒蕈中毒等。②创伤性及微血管性溶血性贫血：人工瓣膜及其他心脏异常、体外循环、热损伤（如烧伤、烫伤等）、弥漫性血管内凝血（DIC）、血栓性血小板减少性紫癜、溶血尿毒综合征。③脾功能亢进。④血浆因素：A. 肝脏疾病：如血浆胆固醇、磷脂过高所致脂肪肝、肝硬化等引起靴刺细胞（spur cell）贫血。B. 无β脂蛋白血症。⑤感染性：A. 原虫：疟原虫、毒浆原虫、黑热病原虫等。B. 细菌：梭状茵属感染（如梭状芽孢杆菌）、霍乱、伤寒等。⑥肝豆状核变性（Wilsons 病）。

（二）病理生理

在正常情况下，红细胞衰老时细胞膜表面发生变化，使其在脾、肝、骨髓的单核 巨噬细胞系统中易被吞噬。

小部分红细胞在血循环中被破坏，但是极小的一部分，衰老红细胞的破坏与其酶的活性降低导致正常能量代谢降低有关。失去功能的红细胞从血循环中被清除，在单核 巨噬细胞系统中被破坏。

在溶血性疾病中，因疾病的性质不同，红细胞的过早破坏即可主要发生在脾、肝等器官的单核 巨噬细胞系统中，被巨噬细胞破坏消灭，导致血管外溶血；也可以发生于循环血液中，红细胞的内容物被直接释放入血浆导致血管内溶血。

但无论是血管外溶血抑或是血管内溶血，其最直接的表现便是红细胞的破坏，血红蛋白的大量释放。

与此相关，机体为了恢复这种平衡的状态，一方面加速血红蛋白的分解，以维持其在血液中的正常值；另一方面动员骨髓的造血加速，使血液中丧失的红细胞得到补偿。

故溶血性贫血的病理生理改变主要可以归纳为两个方面，即血红蛋白的分解代谢加速及红细胞系统的代谢增生。

二、临床表现

（1）急性起病、发热寒战、腰背四肢疼痛。

(2) 急性严重贫血所致缺氧表现。

1) 烦躁不安，头痛甚至昏迷。

2) 胸闷、呼吸困难、胸痛。

3) 心悸、心功能不全。

4) 器官功能（如肝功能）下降。

(3) 黄疸轻重不同，重者可出现高胆红素血症，甚至核黄疸。

(4) 急性肾功能不全、由于溶血产物损伤肾小管上皮细胞及引起肾皮质微循环障碍导致肾小管缺血坏死所致，表现为少尿、无尿、水肿等。

(5) 播散性血管内凝血：由于溶血后释放大量促凝物质所致。

三、辅助检查

（一）反映红细胞破坏加速的检查

1. 溶血检查

(1) 血清胆红素（间接）浓度升高：其增高的程度取决于溶血的严重程度和肝脏清除胆红素的功能。

(2) 血浆游离血红蛋白增多：正常＜40mg/L，急性血管内溶血时可达 1000mg/L 以上，血浆呈红色。

(3) 血浆结合珠蛋白减少或消失：血浆中游离血红蛋白增多时，结合珠蛋白与之结合成为复合物被单核巨噬细胞系统清除因而含量降低甚至消失，一般在溶血停止后 3～4 天才恢复正常。

(4) 血结合素：是由肝脏合成的一种β球蛋白，在严重溶血时，血浆中游离血红蛋白易于氧化成正铁血红蛋白，后者释放血红素，血结合素与之相结合成复合物在肝内灭活，因而含量降低。

(5) 血清乳酸脱氢酶（LDH）活性增高。⑥红细胞寿命缩短，正常值为 22～28 天，一般减少至正常值的 50％。

2. 尿液检查

①尿胆原排泄明显增加。②血红蛋白尿常见于血管内溶血，尿色可呈淡红色、红色、棕色及酱油色。

（二）反映红细胞代偿增加的检查

1. 血液检查

①网织红细胞增高，急性溶血可高达 0. 60。②可见有核红细胞，重症急性溶血性贫血可见粒细胞增多，并可出现类白血病反应、血小板增多且体积较大。

2. 骨髓检查

骨髓增生明显活跃以红系为主，各期红细胞均增高，其中以中幼及晚幼红细胞为主，形态正常。急性溶血时，粒细胞系及巨核细胞系亦可明显增生。

3. 血浆铁转运率及红细胞铁转率测定

前者可衡量总的红细胞生成情况，后者衡量有效红细胞生成情况。在溶血性贫血时两者高于正常 2～4 倍。

（三）确定溶血病因的检查

1. 血涂片检查

观察红细胞形态，有助于遗传性球形红细胞增多症（球形红细胞＞0.20～0.30）、遗传性椭圆形红细胞增多症（椭圆形红细胞＞0.15）、球蛋白生成障碍性贫血（靶形红细胞增多）等病的诊断。破碎红细胞、盔形红细胞增多（＞0.20），提示微血管病性溶血性贫血。

2. 红细胞渗透脆性试验

脆性增高见于先天性球形红细胞增多症、自身免疫性溶血性贫血等有球形红细胞增多的情况。脆性减低见于珠蛋白生成障碍性贫血。

3. 自身溶血试验

正常人血液在无菌条件下温育24h不溶血或极轻微溶血（＜0.5%）48h后溶血＞3.5%，如标本中预先加入葡萄糖时溶血＜0.6%。遗传性球形细胞增多症时溶血可增多5～10倍，预先加入葡萄糖能纠正；葡萄糖6－磷酸脱氢酶（G－6－PD）缺乏溶血轻至中度增加，预先加葡萄糖能纠正；丙酮酸激酶缺乏溶血重度增加，预先加入葡萄糖不能纠正，加入ATP能纠正。

4. 抗人球蛋白（Coombs）试验

为诊断免疫性溶血性贫血的重要检查项目，分为直接法和间接法两种。自身免疫性溶血性贫血及药物引起的免疫性溶血，仅少数（2%～4%）直接Coomb's试验阳性。

5. 异常血红蛋白的测定

多用淀粉凝胶电泳及醋酸纤维电泳法。可用碱变性及酸洗脱试验检测胎儿血红蛋白（HbF）。可用氨基酸序列分析查明血红蛋白的异常所在。

6. 红细胞酶活性测定

①红细胞酶活性筛选试验：G－6－PD缺乏可用高铁血红蛋白还原率做过筛试验，还原率≥75%为正常，31%～74%为杂合子值，≤30%为纯合子值，目前对丙酮酸激酶（PK），己糖激酶（HK）、磷酸葡萄糖异构酶（GPT）等7种酶行筛选试验。②红细胞酶活性测定：因试验方法和条件不同，正常值可有较大出入。

7. 其他

如疑为阵发性睡眠性血红蛋白尿（PNH）可做糖水试验、酸溶血试验（Ham试验）等。

根据病史、临床表现、红细胞破坏增加的证据及红细胞代谢增加的证据可诊断急性溶血性贫血，再结合病史、体征、可能诱因及通过各项实验室检查进行病因诊断。

四、诊断与鉴别诊断

（一）诊断

询问病史有阳性家族史，或感染、药物、输血史，以及过去发作史。临床有程度不等的贫血、黄疸和脾肿大等表现。应考虑到溶血性贫血存在的可能性。实验室检查外周血红细胞和血红蛋白有不同程度降低，网织红细胞增加，可有红细胞形态异常。血清间接胆红素、LDH升高。红细胞寿命缩短。尿血红蛋白呈阳性，尿胆原增加。骨髓象幼红细胞增生，粒红比例降低或倒置。

(二) 鉴别诊断

根据抗人球蛋白（Coombs）直接及间接试验的阳性与否区分免疫性（Coombs试验阳性，血型不合溶血除外）与非免疫性（Coombs试验阴性）；非免疫性溶血性贫血可根据红细胞形态、脆性试验、葡萄糖孵育脆性试验、高铁血红蛋白还原试验、酸溶血试验（Ham′s）、D55/CD59流式细胞仪分析、珠蛋白小体（Hein′s body）、血红蛋白电泳等试验区分各种原因引起的溶血性贫血。

1. 自身免疫性溶血性贫血

温抗体型AIHA多为慢性起病，易于反复，部分患者有急性发作史，发作期间可见畏寒、发热、黄疸、腰背酸痛等，血红蛋白尿常见于阵发性冷性血红蛋白尿，少见于冷凝集素病，病情常反复，后期不易控制。有时红细胞的破坏能被骨髓红细胞生成所代偿，临床上不发生贫血，即仅有自身免疫性溶血（AIH）。

2. 地中海贫血

地中海贫血是一组遗传性溶血性贫血。其共同特点是由于珠蛋白基因的缺陷使血红蛋白中的珠蛋 白肽链有一种或几种合成减少或不能合成。导致血红蛋白的组成成分改变，本组疾病的临床症状轻重不一，大多表现为慢性进行性溶血性贫血。

3. 营养性缺铁性贫血

本病以贫血为主要表现，注意与地中海贫血和遗传性红细胞增多症相鉴别。缺铁性贫血红细胞形态除有低血素小细胞表现外无其他明显异常改变，血清铁蛋白、血清铁及骨髓细胞内外铁降低。

4. 黄疸型肝炎或肝硬化

本病伴有肝脾肿大、黄疸，少数病例还可有肝功能损害，故易被误诊为黄疸型肝炎或肝硬化。但通过病史询问、家族调查以及红细胞形态观察、血红蛋白电泳检查即可鉴别。

5. 溶血尿毒综合征

本病在临床有黄疸及贫血等溶血表现，有时易误诊为溶血性贫血。但本病同时具备血小板减少及急性肾功能衰竭，根据临床症状及实验室检查可资鉴别。

五、治疗

治疗原则：去除病因；及时输血、输液，改善贫血，纠正休克，保护肾脏及其他器官功能；降低间接胆红素浓度，防止核黄疸的发生。

(一) 去除病因

去除病因和诱因极为重要。如冷型抗体自体免疫性溶血性贫血应注意防寒保暖；蚕豆病患者应避免食用蚕豆和具氧化性质的药物，药物引起的溶血，应立即停药；感染引起的溶血。应予积极抗感染治疗；继发于其他疾病者，要积极治疗原发病。

(二) 输血输液

(1) 急性大量溶血引起休克、急性肾衰竭时，应先输低分子右旋糖酐或等渗含钠液以改善微循环，纠正水电解质紊乱，待尿量增加，肾功能改善后再子输血。

(2) G6PD缺陷症所致溶血性贫血须及时输血，一般输1～2次病情即可好转。

(3) 自身免疫性溶血性贫血，输血应慎重，因为患者体内抗体对供血者的红细胞也易引起凝集、破坏，同时由于输入补体而引起溶血反应，而且本病患儿进行血型鉴定与交叉配血往往有困难，这是因为红细胞表面的抗原位点被自身抗体阻断所致。为纠正严重贫血而输血时，宜输洗涤同型红细胞，输血速度应缓慢，并密切观察病情，如患者血清中游离血红蛋白增多，应立即停止输血。对冷抗体型免疫性溶血性贫血，输血前将供血加温 37℃，并予以保温。

(三) 肾上腺皮质激素的应用

1. 适应证

对温抗体型自身免疫性溶血性贫血为首选药物，约 80%有效，对寒冷型抗体疗效差。药物性免疫溶血、PNH 可试验，疗效不肯定。

2. 作用机制

(1) 减少 IgG 抗体的产生。

(2) 有助于 IgG 抗体自红细胞表面解脱下来，减少抗体、抗原作用；干扰巨噬细胞的 IgG 及 C_3 补体，从而减少红细胞被吞噬、破坏。

3. 用法

(1) 一般原则：先用足量，待血红蛋白上升至一定程度时（如 Hb 升至 100g/L 左右）即可逐渐减量，然后以最小有效量维持至症状缓解。如在减量过程中溶血又加重，再恢复到最后一次有效剂量。

(2) 一般用法：泼尼松 2mg/（kg·d），连用 3～4 周。如无效，改用其他方法；如有效，则持续用药直到维持 Hb 正常水平 1 个月，然后每周从日量中减去 5mg，直到减至 10mg，再连续口服 4 周，以后改为每日 5mg，连续服药 3 个月，再改为 2. 5mg，连续服 3 个月。如无复发则停药。

(3) 大剂量用法：对病情重或一般剂量无效的病例，在治疗的最初几天可用泼尼松 5～6mg/（kg·d），甚至 8～10mg/（kg·d）口服，或用相当剂量的地塞米松静脉滴注，必要时可用一般剂量。大剂量甲泼尼龙冲击疗法，开始时用至 20～40mg/（kg·d），静脉滴注，逐渐减量，Hb 上升后逐渐恢复正常。

(四) 免疫抑制药的应用

1. 适应证

激素治疗无效或需较大剂量激素才能维持贫血不加重的病例，以及已作脾切除但疗效不明显的病例。

2. 常用药物及剂量

(1) 硫唑嘌呤：2～2. 5mg/（kg·d），一般与小剂量泼尼松（5～10mg/d）同用疗效较好。约需 10 天以上方能见效，泼尼松逐渐减量、停药，但硫唑嘌呤可加大剂量，一般每 1～2 周加 0. 5mg/kg，直至血常规有进步为止。

(2) 环磷酰胺：剂量方法同上。

(五) 大剂量免疫球蛋白疗法

大剂量免疫球蛋白疗法适用于对激素耐药的难治性自身免疫性溶血性贫血。剂量为 400mg/（kg·d），连用 5 天，每 7～10 天用药 1 个疗程，连用 4 个疗程。一般 Hb 可达正常。此法费用昂贵，尚不能广泛应用。

（六）高胆红素血症的处理

（1）输注血浆或清蛋白：血浆每次10mL/kg，清蛋白1g/kg加入25%葡萄糖静脉滴注。

（2）酶诱导剂：酶诱导剂可用苯巴比妥。

（3）光照疗法：光照疗法用于新生儿溶血症，可促使间接胆红素氧化分解，加速黄疸消退。

（七）脾切除

自身免疫性溶血性贫血应用肾上腺皮质激素治疗无效或需用大剂量激素才能维持一定量Hb，且年龄＞4岁者可考虑切脾。脾切除适应证：①遗传性球形红细胞增多症脾切除有良好疗效；②自体免疫溶血性贫血应用糖皮质激素治疗无效时，可考虑脾切除术；③地中海贫血伴脾功能亢进者可做脾切除术；④其他溶血性贫血，如丙酮酸激酶缺乏，不稳定血红蛋白病等，亦可考虑做脾切除术，但效果不肯定。

（八）中西医结合治疗

（1）对急性溶血性贫血，应尽快采用紧急措施控制溶血，以避免溶血危象及休克等到严重并发症。首先应输血，并酌情补液，注意维持水电解质平衡。待病情稳定后，应根据临床表现，辨证施治。急性溶血多属湿热蕴结为患，治疗应侧重清热利湿之法，同时配合活血化瘀药，对控，制急性溶血有一定的疗效。对贫血严重者，应在补益气血的基础上加用清热利湿药。

（2）对慢性溶血性贫血，西药尚无特效药物治疗。中医辨证论治对控制溶血和缓解贫血有一定效果。中医治疗的重点是扶正，调整脏腑阴阳的平衡。对反复黄疸者，配合清热利湿之品。对肝脾肿大者，配合活血化瘀之品。

（3）对自身免疫性溶血性贫血，西医主要采用肾上腺皮质激素和免疫抑制药治疗。此类药物不良反应大，在临床应用过程中，可配合中药同用，这样不仅可减轻不良反应，且可协同发挥治疗效应。具体用法是，在大剂量激素治疗阶级，中药应侧重滋阴养血。在激素撤减过程中，中药应侧重温阳益气。若激素治疗效果不佳，可应用免疫抑制药加扶正类中药。

（4）对脾切除的患儿，术后应较长时间应用中药，以扶正补虚，避免因脾切除致使机体免疫功能低下而发生的各种感染。

第四节　骨髓增生异常综合征

骨髓增生异常综合征（MDS）是一种获得性干细胞疾病。MDS包括这样一组疾病：①难治性贫血（RA）；②难治性贫血伴环形铁粒幼细胞增多（RAS）；③难治性贫血伴原始细胞增多（RAEB）；④难治性贫血伴原始细胞增多在转变中（RAEB－t）；⑤慢性粒－单核细胞白血病（CMML）。本病多见于老年人，但近年发现儿童患者也并非少见。且儿童MDS的某些特点与成人有所不同。

一、病因及病理生理

(一) 病因

病因未明，但多种因素如患儿的敏感性、年龄、性别、发病前接触致白血病物质和感染等均可能导致 MDS。MDS 存在原癌基因突变、骨髓体外培养异常以及细胞遗传学变异均提示本病属克隆性疾患。

1. 原发性

儿童 MDS 与成人 MDS 相比，临床表现区别不大，但染色体改变主要为单体 7，其次为占有较小比例的三体 8 和 3 号染色体的改变。

2. 继发性

MDS 可由恶性血液病，免疫抑制治疗，职业或其他原因暴露于含有致癌物的环境中诱发。实际继发性 MDS 和继发性白血病是一个病的不同阶段，因化疗或（和）放疗而引起 MDS/AL 的疾病有霍奇金病、非霍奇金淋巴瘤、多发性骨髓瘤、卵巢癌、肺癌、乳腺癌、睾丸癌、消化道癌、脑癌、真性红细胞增多症等。约 1/3 儿童 MDS 继发于有发生 MDS/AML 倾向的基因异常性疾病，此类儿童 MDS 发病早，多小于 2 岁。

(二) 病理生理

1. 干细胞首先受损

克隆生长优势增加。

伴有 p53，FLT3（fam 样酪氨酸激酶 3），RAS 突变。

促进继发性遗传事件的发生（e. g. −5，−7，etc.）。

2. 干细胞改变

干细胞中抗原的改变。

直接针对骨髓的自身免疫反应。

最终结局：无效造血。

3. 异常的细胞因子生成

干细胞粘附至。

基质/内皮发生改变：导致凋亡增加。

骨髓微环境异常。

二、临床表现

可见于婴儿到青春期的任何年龄段。年龄最小为 2 个月，最大 14 岁。男孩发病稍多于女孩。其症状主要表现为贫血、出血、发热、感染和肝脾肿大。MDS 的临床表现差别很大，随病情的演进而逐渐增重。

（1）贫血绝大多数都有程度较轻的贫血。一小部分患儿仅有出血、发热而无贫血表现。

（2）出血 发生率为 23%～95%，多为较轻的皮肤、黏膜出血。病情进展至晚期可有严重出血，甚至发生脑出血而死亡。

（3）发热和感染 多为 50%～60%，多随病情的进展而增高。

（4）肝、脾、淋巴结肿大 约 10%～76%可见，轻一中度肝、脾肿大，肝大较脾大多见，有淋巴结肿大者较少，占 0～27%，肿大程度不显著。

三、辅助检查

（一）血常规

外周血任一系或任二系或全血细胞减少，偶可白细胞增多，可见有核红细胞或巨大红细胞或其他病态造血现象。

（二）骨髓

骨髓涂片或病理检查有三系或二系或任一系血细胞呈病态造血。

（三）祖细胞体外培养

祖细胞体外培养包括多向祖细胞（CFU－mix）、粒－单祖细胞（CFU－GM）、红系祖细胞（CFU－E和BFU－E）、巨核祖细胞（CFU－MK）等。

（四）免疫学检查

MDS患者可有细胞免疫异常和体液免疫异常。

（五）染色体检查

MDS骨髓细胞染色体异常的检出率为40％～70％。常见的染色体异常为＋8，20q－，－5/5q－，－7/7q－等。

四、诊断与鉴别诊断

（一）诊断

根据临床表现和除其他有病态造血表现的疾病，实验室检查外周血任一系或任二系或全血细胞减少，偶可白细胞增多，可见有核红细胞或巨大红细胞或其他病态造血现象，骨髓有三系或两系或任一系血细胞呈病态造血可诊断。

2003年Hasle等参照成人MDS的WHO诊断分型标准提出了一个儿童MDS的WHO分型标准，并提出了儿童MDS的最低诊断标准，认为至少符合以下四项中的任何两项方可诊断为MDS：

1. 持续性不能解释的血细胞减少（中性粒细胞减少、血小板减少或贫血）。
2. 至少二系有发育异常的形态学特征。
3. 造血细胞存在获得性克隆性细胞遗传学异常。
4. 原始细胞增高（≥5％）。

（二）鉴别诊断

根据临床表现，外周血常规和骨髓象病态造血的表现，并排除其他有病态造血表现的疾病，即可考虑为MDS。本病与其他某些疾病有一些共同的特点，临床上容易误诊，需予以鉴别。

1. 再生障碍性贫血（AA）

全血细胞减少时须除外急慢性再障。不典型再障往往表现局灶性骨髓增生，但一般无病态造血，并且多部位穿刺往往提示骨髓增生低下可作鉴别。低增生MDS往往会与再障混淆，但MDS患者骨髓原始细胞增多，往往有两系以上的病态造血，骨髓活检有小巨核细胞和ALIP。此与再障不同。

2. 营养性巨幼细胞性贫血

幼红细胞有巨幼变时须除外营养性巨幼细胞贫血，此类患者临床上也可表现贫血、白细胞和血小板减少，骨髓细胞增生活跃，有巨幼变。但测定此类患者血清维生素 B_{12} 和叶酸浓度往往是降低的，应用维生素 B_{12} 和叶酸治疗有效。此外 MDS 患者骨髓病理有粒系不成熟前期细胞异常定位（ALIP）现象也可区别。

3. 幼年型慢性粒细胞性白血病（JCML）

常表现为肝、脾大，外周血白细胞增高，血小板减低，骨髓增生活跃，预后差等，均与 MDS 中的 CMML 有共同的特点，但 CMML 有单核细胞增多，Ph1 染色体和 ber/abl 融合基因阴性可与 CML 区别。

五、治疗

（一）刺激造血

可用司坦唑醇、集落刺激因子（GM－CSF，G－CSF）、白细胞介素－3（IL－3）等。

（二）诱导分化

可选用顺式或全反式维 A 酸、α 干扰素、三尖杉碱或高三尖杉酯碱、骨化三醇等。

（三）化疗

1. 单药化疗

可用小剂量阿糖胞苷（Ara－c）、蒽环类药（阿柔比星、伊达比星）、依托泊苷（VP16）等。

2. 联合化疗

采用 DA（柔红霉素＋阿糖胞苷）、DAT（DA＋6－TG）及 HA（高三尖杉酯碱＋阿糖胞苷）、HOAP（高三尖杉酯碱、长春新碱、阿糖胞苷、泼尼松）、DOAP 及 DHA 或 MA（米托蒽醌＋阿糖胞苷）等。

（四）造血干细胞移植

异基因造血干细胞移植为治愈 MDS 的最有效途径，有条件者可选用。

第五节　血友病

血友病是一组由遗传性凝血因子缺乏引起的出血性疾病，包括血友病甲（Ⅷ因子缺乏）、血友病乙（Ⅸ因子缺乏）和血友病丙（Ⅺ因子缺乏）三种。血友病的共同表现为内源性凝血途径缺陷导致的内脏出血或外伤后出血不止，实验室检查表现为凝血酶原时间正常而部分凝血活酶时间延长。血友病的发病率为（5～10）/10 万，其中以血友病甲最常见占 85%，血友病乙占 10%～15%。

一、病因及病理生理

血友病甲和乙为 X——连锁隐性遗传，由女性传递，男性发病。血友病丙为常染色体不完全性隐隐性遗传，男女均可发病或遗传疾病。

因子、Ⅸ、Ⅺ缺乏均可使凝血着名过程的第一阶段中的凝血活酶生成减少，引起血液凝固障碍，导致出血倾向。因子Ⅷ是血浆中的一种球蛋白（其抗原为Ⅷ：Agg 为，功能部分称为Ⅷ：C)，它与VWF以非共价形式合成复合物存在于血浆中，因子Ⅷ和vWF是由不同基因编码、性质和功能完全不同的二种蛋白质。Ⅷ：C仅占复合物的1%，水溶性，80%由肝脏合成，余20%由脾、肾和单核—巨噬细胞等合成，其活性易被破坏，在37℃储存24负责小时后可丧失50%，vWF的功能主要耐心有：①作为因子Ⅷ的载体而对因子Ⅷ起稳定慢性作用永远，②参与血小板黏附和聚集功能。VWF缺乏时，可引起出血和因子Ⅷ缺乏。

因子Ⅸ是一种由肝脏合成的糖蛋白，在其合成不够过程中需要维生素K的参与。因子Ⅺ也是在肝内合成，在体外储存时其活性稳定这种，故给本病患者主任输适量储存血浆即可补充因子Ⅺ。

二、临床表现

出血症状不愧是本组疾病的主要感谢表现，终身于轻微损伤或小手术本地后有长时间顺心出血的倾向，但血友病丙的出血症状药品帮助一般较轻，血友病甲和乙大多在2时发病，亦可在新生儿期即发病。

（一）皮肤、粘膜出血

明显由于皮下组织、口腔、齿龈粘膜易于受伤，为出血好发部位，幼儿亦常见于头部碰撞后出血和血肿。

（二）关节积血

关节积血是血友病最常见的多钱临床表现之一，多见于膝关节，其次为踝、髋、肘、肩关节等处，关节出血善良可以分为3期：①急性期：关节腔内及周围组织出血，引起局部红肿、热痛和共蒙障碍。由于如些肌肉痉挛，关节多处于屈曲位置，②关节炎期：因反复出血、血液当然不能完全被治疗希望，刺激关节组织，形成还行慢性炎症一下，滑膜增厚，③后期：关节纤维化、强硬、畸形、肌肉萎缩、骨质破坏，导致功能丧失，膝关节反复出血，常引起膝屈曲、外翻、腓骨半脱位，形成特征性的血友病步态。

（三）肌肉出血和血肿

重型血友病甲常发生肌肉出血和血肿，多发生在创伤或活动过久后，多见于用力的肌群。深部肌肉出血时可形成血肿，导致局部肿痛和活动受限，可引起局部缺血性损伤和纤维变性。在前臂可引起手挛缩小腿可引起跟腱缩短，腰肌痉挛可引起下腹部疼痛。

（四）创伤或手术后出血

不同程度的创伤，小手术经常、如把拔牙、扁桃体摘除，脓肿切开，肌肉注射或针灸等。均可以关系引起信心严重的出血。

（五）复杂其他部位的出血

如鼻出血、咯血、呕血、黑便、血便和血尿等。也可发生颅内出血，是最常见的致死报着原因之一。

三、辅助检查

（一）体格检查要点

1. 一般情况

除非有颅内出血，患儿一般情况良好。

2. 皮肤黏膜

可有皮下软组织血肿造成的局部瘀肿，有触痛，多数分布于四肢等易受外力作用处。一般没有皮肤出血点、瘀点等常见于血小板减少的表现。大量出血者可因失血过多有皮肤黏膜苍白等贫血表现。

3. 肝脾、淋巴结

患儿一般无肝脾、淋巴结肿大。

4. 其他表现

反复的关节出血可导致受累关节肿胀畸形以及活动受限，严重颅内出血可有神经系统后遗症表现。

（二）门诊资料分析

1. 血常规

白细胞、红细胞、血小板计数均无异常。出血量大时可伴失血性贫血，血红蛋白降低并有网织红细胞计数增加。

2. 出、凝血检查

出血时间正常；凝血时间延长，轻症患儿凝血时间可正常；血块退缩不良。

3. 其他常规检查

伴肾脏挫伤时尿常规可见红细胞。血友病伴消化道出血者少见，大便常规潜血阳性常常为口腔出血咽下所致。

（三）进一步检查项目

1. 补充门诊未做的血常规和出凝血检查

2. 凝血功能检查

活化部分凝血活酶时间（APTT）延长，重症者常达正常上限的2～3倍，但轻症者可仅较对照延长数秒。凝血酶原时间（PT）、凝血酶时间（TT）均正常。

3. 凝血功能纠正试验

无条件检测凝血因子活性的单位可用凝血功能纠正试验来判断属于何种类型的血友病：正常血浆经硫酸钡吸附后含因子Ⅷ和Ⅺ，不含Ⅸ；正常血清则含因子Ⅸ和Ⅺ，不含Ⅷ；如患者凝血功能试验异常被硫酸钡吸附后的正常血浆纠正而不被正常血清纠正，为血友病甲；如被正常血清纠正而不被硫酸钡吸附后的正常血浆纠正，为血友病乙；两者均可纠正，则为血友病丙。

4. 凝血因子活性测定

直接测定相应的凝血因子活性是确诊血友病最可靠的方法，正常参考范围为60%～150%（0.6～1.5U/mL）。

5. von Willebrand因子（vWF）

vWF为Ⅷ因子的载体，其血浓度降低（von Willebrand病，vWD）也影响到Ⅷ因子水平。测定vWF有助于鉴别vWD与轻型或亚临床型血友病甲。

四、诊断与鉴别诊断

（一）诊断

根据患儿出血的特征，结合阳性家族史，即可考虑为血友病。实验室检查 PT 正常而 APTT 延长支持血友病的诊断，分型则需要进行凝血功能纠正试验。直接测定凝血因子活性不但能确诊并分型，还可以判断病情严重程度。

（二）鉴别诊断

1. 血管性假血友病（vWD）

本病也是遗传性出血性疾病，也有Ⅷ因子活性减低、凝血时间延长，易误诊为血友病甲。但本病为常染色体显性遗传，男女均可发病，其出血机制主要为血小板功能的异常，表现为皮肤黏膜出血，其出血时间延长、束臂试验阳性和阿司匹林试验阳性，测定 vWF 水平有助于与血友病鉴别。

2. 晚发性维生素 K 缺乏症

晚发性维生素 K 缺乏症主要见于 1～2 个月的小婴儿，需与此年龄段发生出血的血友病鉴别。除男女均可发病外，患儿有 PT 延长及用维生素 K 可迅速纠正是其最有力的证据。

3. 血小板减少性紫癜

严重的血小板减少性紫癜也可合并内脏出血及出血不止，但其皮肤黏膜出血更显著，血常规血小板计数减少，易与血友病鉴别。

4. 血小板功能异常

血小板功能异常包括多种疾病引起的血小板功能异常也可引起严重的出血，且血小板计数正常。同样，血小板功能异常引起的出血以皮肤黏膜出血为主，有出血时间延长、束臂试验阳性等，血小板功能检测可以明确。

5. 关节炎

血友病患儿反复关节出血可导致关节的畸形和肿胀，需与各种原因引起的关节炎鉴别。关节炎患儿既往无出血性疾病病史，往往有发热及其他关节炎的表现，APTT 正常。

五、治疗

（一）治疗原则

1. 尽早明确诊断，减少出血损伤。

2. 适当限制活动，防止外伤出血。

3. 避免肌肉注射，避免使用干扰凝血功能的药物。

（4）有出血时，补充凝血因子。

（二）治疗计划

1. 一般治疗

（1）注意日常活动，既要避免受伤又不能过分限制以免影响正常的生长发育，需要向患儿及其监护人进行耐心宣教，使患儿养成安静的生活习惯，成人后选择适当的职业。

（2）在其他疾病的治疗中尽量不采用注射尤其是肌肉注射，避免使用阿司匹林等干扰凝血功能的药物，在拔牙、手术前可能需要预防性输注凝血因子。

（3）发生关节出血时，需限制该关节活动并将其置于功能位置，局部可以冷敷。

（4）发生颅内出血时，在输注凝血因子基础上脱水降颅内压，必要时穿刺或切开引流积血以抢救生命。

2. 凝血因子替代治疗

这是重度血友病并出血时最根本的治疗措施。

（1）纯化Ⅷ因子：鼻出血或早期轻度出血每次用 10～15U/kg，每 12h 静脉滴注 1 次，用1～3次或至出血停止；关节血肿形成或轻度创伤活动性出血每次用 20～25U/kg，每 12h 1 次共 3～4d 或至止血、伤口愈合；危及生命的出血如颅内出血、体腔出血、骨折等每次 50U/kg，每 8h1 次，用 10～14d 或至伤势痊愈；以上情况首剂均需加倍量。

（2）冷沉淀：无纯化Ⅷ因子时可用冷沉淀，每单位（袋）20～30mL，含Ⅷ因子 80～100U 以及丰富的纤维蛋白原。用量同上。

（3）纯化Ⅸ因子：血友病乙可用纯化Ⅸ因子，或含Ⅸ因子的凝血酶原复合物。用法用量与前述大致相仿，但Ⅸ因子的半衰期长，每天仅需用 1 次。

（4）凝血酶原复合物：含因子Ⅱ、Ⅶ、Ⅸ、Ⅹ，用于血友病乙或血友病甲出现凝血因子抑制物时。应注意使用时有发生 DIC 和栓塞的危险，一旦出现，需要停药或减量使用。

（5）新鲜冰冻血浆（FFP）：含多种凝血因子包括Ⅷ、Ⅸ、Ⅺ。由于输注容量的限制，FFP 不能用于严重的血友病甲和乙，仅用于血友病丙、轻症血友病乙及诊断未明需要紧急处理时。每次 10～15mL/kg，每天 1 次。

3. 其他止血药物

（1）脱氧－8－精氨酸加压素（DDAVP）：可促使内皮细胞迅速释放 vWF，使轻症血友病甲患者循环中因子水平升高 2～10 倍，减轻其出血症状，但对重症患者无效。剂量为每次 0. 2～0. 3μg/kg,加入 NS 中缓慢静脉注射，或皮下注射，也可经滴鼻给药。如有必要，12～24h 后可重复使用，但要注意心血管反应和低渗性水中毒等不良反应。

（2）6－氨基己酸（EACA）：轻症血友病患者尤其是在牙科小手术时也可用抗纤溶药物如 EACA 等预防或治疗出血，肾脏出血禁用。剂量为每次 0. 08～0. 12g/kg，静脉滴注，用 5～7d。

（3）糖皮质激素：可减轻出血和炎症，只适用于肾脏出血和关节出血，一般连用 3d。

（三）治疗方案的选择

1. 没有出血症状的患儿，无须凝血因子替代治疗，只需注意日常活动防止外伤。

2. 表浅部位的出血可用局部压迫的方法止血。

3. 轻型患儿在口腔出血时可单用 EACA 等抗纤溶药物，其中轻型血友病甲还可选用 DDAVPP。

4. 重型患儿合并出血时应及时使用凝血因子替代治疗。

第六节　急性白血病

白血病是造血系统的恶性增生性疾病；其特点为造血组织中某一血细胞系统过度地增生、进入血流并浸润到各组织和器官，从而引起一系列临床表现。在我国，小儿的恶性肿瘤中以白血病的发病率最高。据调查，我国小于10岁小儿的白血病发生率为3/100 000～4/100 000，男性发病率高于女性；任何年龄均可发病，新生儿也不例外，但以学龄前期和学龄期小儿多见。小儿白血病中90%以上为急性白血病，慢性白血病仅占3%～5%。

一、病因和发病机制

尚未完全明了，可能与下列因素有关。

（一）病毒因素

人类白血病的病毒病因研究已益受到重视。1986年以来，发现属于RNA病毒的逆转录病毒（称人类T细胞白血病病毒，HTLV）可引起人类T淋巴细胞白血病。这种白血病曾见于日本南方的岛屿、美国和以色列，在这种白血病高发地区的正常人血清测得HTLV抗体，证明病毒确可引起人类白血病。

病毒引起白血病的发病机制未明，近年来实验研究提示可能与癌基因有关；人类和许多哺乳动物，以及禽类的染色体基因组中存在着癌基因，在正常情况时，其主要功能为控制细胞的生长和分化，而在某些致癌物质和病毒感染的作用下，癌基因可发生畸变，导致功能异常而引起细胞癌变，逆转录病毒的RNA中存在着病毒癌基因，它的结构与人类和许多哺乳动物的癌基因类似，这种病毒感染宿主的细胞后，病毒癌基因通过转染突变癌基因或使其畸变，激活了癌基因的癌变潜力，从而导致白血病的发生。癌基因学说为白血病的病因学研究开创了新的途径，但尚存在不少问题有待解决。

（二）物理和化学因素

电离辐射能引起白血病。小儿对电离辐射较为敏感，在曾经放射治疗胸腺肥大的小儿，白血病发生率较正常小儿高10倍；妊娠妇女照射腹部后，其新生儿的白血病发病率比未经照射者高17.4倍、电离辐射引起白血病的机制未明，可能因放射线激活隐藏体内的白血病病毒使癌基因畸变，或因抑制机体免疫功能而致发病。

苯及其衍生物、氯霉素、保泰松和细胞毒药物均可诱发急性白血病。化学物质与药物诱发白血病的机制未明，有可能是这些物质破坏了机体免疫功能，使免疫监视功能降低，从而导致白细胞发生癌变。

（三）体质因素

白血病不属遗传性疾病，但在家族中却可有多发性恶性肿瘤的情况。少数患儿可能患有其他遗传性疾病，如21－三体综合征、先天性睾丸发育不全症、先天性再生障碍性贫血伴有多发畸形（Fanconi贫血）、先天性远端毛细血管扩张性红斑症（Bloom综合征）以及严重联合免疫缺陷病等，这些疾病患儿的白血病发病率比一般小儿明显增高。此外，同卵孪小儿中一个患急性白血病，另一个患白血病的概率为20%，比双卵孪生儿的发病数高12倍。

以上现象均提示白血病的发生与遗传素质有关。

二、临床表现

各型急性白血病的临床表现基本相同，主要表现如下。

（一）起病

大多较急。少数缓慢，早期症状有面色苍白、精神不振、乏力、食欲低下，鼻出血或齿龈出血等；少数患儿以发热和类似风湿热的骨关节痛为首发症状。

（二）发热

多数患儿起病时有发热，热型不定，可低热，不规则发热、持续高热或弛张热，一般不伴寒战。发热原因之一是白血病发热，多为低热且抗生素治疗无效；另一原因是感染，常见者为呼吸道炎症、齿龈炎、皮肤疖肿、肾盂肾炎、败血症等。

（三）贫血

出现较早，并随病情发展而加重，表现为苍白、虚弱无力、活动后气促等。贫血主要是由于骨髓造血干细胞受到抑制所致。

（四）出血

以皮肤和黏膜出血多见，表现为紫癜、瘀斑、齿龈出血，消化道出血和血尿。偶有颅内出血，为引起死亡的重要原因之一；出血的主要原因是由于骨髓被白血病细胞浸润，巨核细胞受抑制使血小板的生成减少。血小板还可有质的改变而致功能不足，从而加剧出血倾向。白血病细胞浸润肝脏，使肝功能受损，纤维蛋白原、凝血酶原和第Ⅴ因子等生成不足，也与出血的发生有关；感染和白血病细胞浸润使毛细血管受损，血管通透性增加，也可导致出血倾向。此外，当并发弥散性血管内凝血时，出血症状更加明显。在各类型白血病中，以 M_3 型白血病的出血最为显著。

（五）白血病细胞浸润引起的症状和体征

1. 肝、脾、淋巴结肿大

肿大的肝、脾质软，表面光滑，可有压痛。全身浅表淋巴结轻度肿大，但多局限于颈部、颌下、腋下和腹股沟等处，有时因纵隔淋巴结肿大引起压迫症状而发生呛咳、呼吸困难和静脉回流受阻。

2. 骨和关节浸润

约25％患儿以四肢长骨、肩、膝腕、踝等关节疼痛为首发症状，其中部分患儿呈游走性关节痛，局部红肿现象多不明显，并常伴有胸骨压痛。骨骼X射线检查可见骨质疏松、溶解，骨骺端出现密度减低横带和骨膜下新骨形成等征象。

3. 中枢神经系统浸润

白血病细胞侵犯脑实质和（或）脑膜时即引起中枢神经系统白血病（CNSL）。由于近年联合化疗的进展，使患儿的寿命得以延长，但因多数化疗药物不能透过血脑屏障，故中枢神经系统便成为白血病细胞的“庇护所”，造成CNSL的发生率增高。浸润可发生于病程中任何时候，但多见于化疗后缓解期。它是导致急性白血病复发的主要原因。常见症状为颅内压增高，出现头痛、呕吐、嗜睡、视盘水肿等。浸润脑膜时，可出现脑膜刺激征。

4. 睾丸浸润

白血病细胞侵犯睾丸时即引起睾丸白血病（TL），表现为局部肿大、触痛，阴囊皮肤可呈现红黑色。由于化疗药物不易进入睾丸，在病情完全缓解时，该处白血病细胞仍存在，常成为导致白血病复发的另一重要原因。

5. 绿色瘤

绿色瘤是急性粒细胞白血病的一种特殊类型，白血病细胞浸润眶骨、颅骨、胸骨、肋骨或肝、肾、肌肉等，在局部呈块状隆起而形成绿色瘤；此瘤切面呈绿色，暴露于空气中绿色迅速消退，这种绿色素的性质尚未明确，可能是光紫质或胆绿蛋白的衍生物。

6. 其他器官浸润

少数患儿有皮肤浸润，表现为丘疹、斑疹、结节或肿块；心脏浸润可引起心肌扩大，传导阻滞、心包积液和心力衰竭等；消化系统浸润可引起食欲缺乏、腹痛、腹泻，出血等；肾脏浸润可引起肾肿大、蛋白尿、血尿、管型尿等；齿龈和口腔黏膜浸润可引起局部肿胀和口腔溃疡，这在急性单核细胞白血病较为常见。

三、辅助检查

实验室检查为确诊白血病和观察疗效的重要方法。

（一）血常规

红细胞及血红蛋白均减少，大多为正细胞正血色素性贫血。网织红细胞数大多较低，少数正常，偶在外周血中见到有核红细胞，白细胞数增高者约占50%以上，其余正常或减少，但在整个病程中白细胞数可有增、减变化。白细胞分类示原始细胞和幼稚细胞占多数。血小板减少。

（二）骨髓象

骨髓检查是确立诊断和评定疗效的重要依据；典型的骨髓象为该类型白血病的原始及幼稚细胞极度增生；幼红细胞和巨核细胞减少。但有少数患儿的骨髓表现为增生低下，其预后和治疗均有特殊之处。

（三）组织化学染色

1. 过氧化酶

在早幼阶段以后的粒细胞为阳性；幼稚及成熟单核细胞为弱阳性；淋巴细胞和浆细胞均为阴性。各类型分化较低的原始细胞均为阴性。

2. 酸性磷酸酶

原始粒细胞大多为阴性，早幼粒以后各阶段粒细胞为阳性；原始淋巴细胞弱阳性，T细胞强阳性，B细胞阴性；原始和幼稚单核细胞强阳性。

3. 碱性磷酸酶

成熟粒细胞中此酶的活性在急性粒细胞白血病时明显降低，积分极低或为0；在急性淋巴细胞白血病时积分增加；在急性单核细胞白血病时积分大多正常。

4. 苏丹黑

此染色结果与过氧化酶染色的结果相似，原始及早幼粒细胞阳性；原淋巴细胞阴性；原单核细胞弱阳性。

5. 糖原

原始粒细胞为阴性，早幼粒细胞以后各阶段粒细胞为阳性；原始及幼稚淋巴细胞约半数为强阳性，余为阳性；原始及幼稚单核细胞多为阳性。

6. 非特异性酯酶（茶酚酯 NASDA）

这是单核细胞的标记酶，幼稚单核细胞强阳性，原始粒细胞和早幼粒细胞以下各阶段细胞均为阳性或弱阳性，原始淋巴细胞为阴性或弱阳性。

（四）溶菌酶检查

血清中的溶菌酶主要来源于破碎的单核细胞和中性粒细胞，测定血清与尿液中溶菌酶的含量可以协助鉴别白血病细胞类型。正常人血清含量为 4～20mg/L；尿液中不含此酶。在急性单核细胞白血病时，其血清及尿液的溶菌酶浓度明显增高；急性粒细胞白血病时中度增高；急性淋巴细胞白血病时则减少或正常。

四、诊断和鉴别诊断

典型病例根据临床表现、血常规和骨髓象的改变即可做出诊断。发病早期症状不典型，特别是白细胞数正常或减少者，其血涂片不易找到幼稚白细胞时，可使诊断发生困难。须与以下疾病鉴别。

（一）再生障碍性贫血

本病血常规呈全血细胞减少；肝、脾、淋巴结肿大；骨髓有核细胞增生低下，无幼稚白细胞增生。

（二）传染性单核细胞增多症

本病肝、脾、淋巴结常肿大；白细胞数增高并出现异型淋巴细胞，易与急性淋巴细胞白血病混淆、但本病病程经过一般良好，血常规多于 1 个月左右恢复正常；血清嗜异性凝集反血阳性；骨体无白血病改变。

（三）类白血病反应

类白血病反应为造血系统对感染，中毒和溶血等刺激因素的一种异常反应，以外周血出现幼稚白细胞或白细胞数增高为特征。当原发疾病被控制后，血常规即恢复正常。此外，血小板数多正常，白细胞有中毒性改变，如中毒颗粒和空泡形成；中性粒细胞碱性磷酸酶积分显著增高等，可与白血病区别。

五、治疗

急性白血病的治疗主要是以化疗为主的综合疗法，其原则是要：①早期诊断、早期治疗。②应严格区分患儿的白血病类型，按照类型选用不同的化疗药物联合治疗。③药物剂量要足，治疗过程要间歇。④要长期治疗，交替使用多种药物，同时要早期防治中枢神经系统白血病和睾丸白血病，注意支持疗法。持续完全缓解 2. 5～3. 5 年者方可停止治疗。

（一）支持疗法

1. 防治感染

在化疗阶段，保护性环境隔离对防止外源性感染具有较好效果。用抗生素预防细菌性感染，可减少感染性并发症。并发细菌性感染时，应根据不同致病菌和药敏试验结果选用有效的抗生素治疗。长期化疗常并发真菌感染，可选用抗真菌药物如制霉菌素，两性霉素 B 或氟康唑等治疗；并发疱疹病毒感染者可用阿昔洛韦治疗；怀疑并发卡氏囊虫肺炎者，应及早采用复方新诺明治疗。

2. 输血和成分输血

明显贫血者可输给红细胞；因血小板减少而致出血者，可输浓缩血小板。有条件时可酌情静脉输注丙种球蛋白。

3. 集落刺激因子

化疗期间如骨髓抑制明显者，可给予 GCSF、GM－CSF 等集落刺激因子。

4. 高尿酸血症的防治

在化疗早期，由于大量白血病细胞破坏分解而引起高尿酸血症，导致尿酸结石梗阻、少尿或急性肾衰竭，故应注意多喝水以利尿。为预防高尿酸血症，可口服别嘌呤醇。

5. 其他

在治疗过程中，要增加营养。有发热、出血时应卧床休息。要注意口腔卫生，防止感染和黏膜糜烂。并发弥散性血管内凝血时，可用肝素治疗。

（二）化学药物治疗

目的是杀灭白血病细胞，解除白血病细胞浸润引起的症状，使病情缓解以至治愈。急性白血病的化疗通常按下述次序分阶段进行。

1. 诱导治疗

诱导缓解治疗是患儿能否长期无病生存的关键，需联合数种化疗药物，最大限度地杀灭白血病细胞。从而尽快达到完全缓解、柔红霉素（DNR）和门冬酰胺酶（LASP）是提高急性淋巴细胞白血病（ALL）完全缓解率和长期生存率的两个重要药物，故大多数 ALI，诱导缓解方案均为包含这两种药物的联合化疗，如 VDLP 等。而阿糖胞苷（Ara－c）则对治疗急性非淋细胞白血病重要。

2. 巩固治疗

强力的巩固治疗是在缓解状态下最大限度地杀灭微小残留白血病细胞（MRLC）的有力措施，可有效地防止早期复发，并使在尽可能少的 MRLC 状况下进行维持治疗。

3. 预防髓外白血病

由于大多数药物不能到达中枢神经系统、睾丸等部位，如果不积极预防髓外白血病，则 CNSL 在 3 年化疗期间的发生率可高达 50%左右。TL 的发生率在男孩可有 5%～30%。CNSL 和 TL 会导致骨髓复发、治疗失败，因此有效的髓外白血病的预防是白血病特别是急性淋巴细胞白血病患儿获得长期生存的关键之一。通常首选大剂量甲氨蝶呤＋四氢叶酸钙（HDMTX＋CF）方案，配合甲氨蝶呤（MTX）Ara－c 和地塞米松三联药物鞘内注射治疗。ANLL 选用三联药物鞘内注射。

4. 维持治疗和加强治疗

为了巩固疗效，达到长期缓解或治愈的目的，必须在上述疗程后进行维持治疗和加强治疗。

（三）造血干细胞移植

这是将正常的造血干细胞移植到患儿骨髓内使增生和分化，以取代患儿原来的有缺陷的造血细胞，重建其造血和免疫功能，从而达到治疗的目的。造血干细胞取自骨髓者称骨髓移植，取自外周血或脐带血者分别称外周血造血干细胞移植和脐带血造血干细胞移植；造血干细胞移植法不仅提高患儿的长期生存率，而且还可能根治白血病。随着化疗效果的不断提高，目前造血干细胞移植多用于急性非淋巴细胞白血病和部分高危型急性淋巴细胞白血病患儿，一般在第1次化疗完全缓解后进行，其5年无病生存率为50%～70%；标危型急性淋巴细胞白血病一般不采用此方法。

(四) 常用化疗方法举例

1. 高危急性淋巴细胞白血病的化疗

(1) 诱导治疗：例如VDLP方案4周；长春新碱（VCR）1. 5mg/m^2（每次最大量不超过2mg）静脉注射，每周1次，共4次；柔红霉素（DNR）30mg/m^2，快速静脉滴注，第8至第10天使用，共3次，门冬酰胺酶（L－Asp）5 000～10 000U/m^2，静脉滴注或肌内注射，从第9开始隔日1次，共8次；泼尼松（Pred）第1～28天使用，每日60mg/m^2，分3次口服，第29开始每2日减半量，1周内减停。

(2) 巩固治疗：在诱导治疗28d达完全缓解时，宜在第29～32天开始巩固治疗。例如CAM方案：环磷酰胺（CTX）800～1 000mg/m^2，于第1天快速静脉滴注（注意水化和保持尿碱性）；阿糖胞苷（Ara－c）1g/m^2，第2～4日使用，每12h静脉滴注1次，共6次；6－MP每日50mg/m^2，第1～7天使用，晚间1次口服。

(3) 早期强化治疗：例如VDLdex方案：VCR、DNR均于第1天，第8天各1次，剂量同前；L－Asp 5 000～10 000U/m^2，于第2天、第4天、第6天、第8天使用，共4次；DEX每日8mg/m^2，第1～14天使用，第3周减停。休息1～2周，接依托泊苷（鬼臼乙叉甙，VP，16）＋Ara－c方案：VP16 100mg/m^{2}静脉滴注，然后继续滴注Ara－c 300mg/m^2，于第1天，第4天，第7天使用，共3次。

(4) 维持治疗：6－MP＋MTX，6－MP每日75mg/m^2，夜间睡前顿服，共21次；MTX每次20～30mg/m^2，肌内注射或口服，每周1次，连用3周；接着VDex 1周（剂量同前）；如此重复序贯用药，遇强化治疗暂停。

(5) 加强治疗：自维持治疗期起，每年第3、第9个月各用COADex方案1个疗程（CTX为600mg/m^2，其余剂量和用法同前）；每年第6个月用VDLDex方案（用法同早期强化治疗）；每年第12个用替尼泊苷（Vm^{2}6）或VP16＋Ara－c 1个疗程（同早期强化治疗）。

(6) HDMTX＋CF治疗和鞘内注射：未做颅脑放射治疗者，从维持治疗第2个月开始，每3个月1次HDMTX＋CF，共8次，然后每3个月三联鞘内注射1次。已做颅脑放射治疗者，只能采用三联鞘注，每12周1次直至终止治疗。

总疗程自维持治疗算起，女孩为3年，男孩为3. 5年。

2. 标危型急性淋巴细胞白血病化疗

基本同高危急性淋巴细胞白血病，但DNR在诱导治疗时减为2次；在髓外白血病预防中，一般不用放疗；加强治疗为每年强化1次，第1，第3年末选用VDLDex，第2年末选用VP16＋Ara－c；维持期HDMTX＋CF共用6次，总疗程自维持治疗算起，女孩2年半，男孩3年。

3. 急性非淋巴细胞白血病的治疗

(1) 诱导治疗：①DA 方案：DNR 每日 30～40mg/m²，静脉滴注，每日 1 次，第 1～3 天使用；Ara－c 每日 150～200mg/m²静脉滴注或肌内注射，分 2 次（2h 一次），第 1～7 天使用。②DEA 方案:DNR 和 Ara－c 同上；VP16（或 Vm²6）每日 100～150mg/m²，静脉滴注，每日 1 次，第 5～7 天使用。

(2) 缓解后治疗：①巩固治疗采用原有效的诱导方案 1～2 个疗程。②维持治疗常选用 DA、DAE、COAP、CAM 中 3 个有效方案作序贯治疗，第 1 年每月 1 个疗程，第 2 年每 6～8周 1 个疗程，第 3 年每 8～12 周 1 个疗程，维持 3 年左右终止治疗。或选用 HDAra－c ＋dNR（或）VP16 方案：Ara－c 每 12h 静脉滴注 1 次，每次 2mg/m²，第 4～6 天使用；DNR 每日 30mg/m²，每日静脉滴注 1 次，第 1～2 天使用；当 DNR 累积量大于 360mg/m²，改为 VP16 每日 100mg/m²静脉滴注，第 1 天，第 3 天各用一次。疗程间歇 3～5 周，共 4～6 个疗程后终止治疗。

第六章　小儿内分泌系统疾病

第一节　生长激素缺乏症

生长激素缺乏症（GHD）又称垂体性侏儒症，是由于垂体前叶合成和分泌的生长激素部分或完全缺乏，或由于生长激素分子结构异常、受体缺陷等所致的生长发育障碍性疾病，其身高低于同年龄、同性别正常健康儿童生长曲线第 3 百分位数以下或低于正常儿两个标准差。

一、病因及病理生理

（一）病因

生长激素缺乏症是由于生长激素分泌不足所致，其原因如下。

1. 原发性（特发性）

占绝大多数：①遗传因素，约有 5%GHD 患儿由遗传因素造成；②特发性下丘脑、垂体功能障碍，下丘脑、垂体无明显病灶，但分泌功能不足；③发育异常：垂体不发育或发育异常。

2. 继发性（器质性）

继发于下丘脑、垂体或其他颅内肿瘤、感染、放射性损伤、头颅外伤、细胞浸润等病变，其中产伤是国内生长激素缺乏症的最主要原因，这些病变侵及下丘脑或垂体前叶时都可引起生长迟缓。

3. 暂时性

体质性青春期生长延迟、社会心理性生长抑制、原发性甲状腺功能减退等均可造成暂时性生长激素分泌不足，当不良刺激消除或原发疾病治疗后，这种功能障碍即可恢复。

（二）病理生理

生长激素由垂体前叶细胞合成和分泌，其释放受下丘脑分泌的生长激素释放激素（GH-RH）和生长激素释放抑制激素（GHRIH）的调节，前者刺激垂体释放生长激素，后者则对生长激素的合成和分泌有抑制作用。垂体在这两种激素的交互作用下以脉冲方式释放生长激素。儿童时期每日生长激素的分泌量超过成人，在青春发育期更为明显。

生长激素的基本功能是促进生长。人体各种组织细胞增大和增生，骨骼、肌肉和各系统器官生长发育都有赖于生长激素的作用。当生长激素缺乏时，患儿表现出身材矮小。

二、临床表现

（一）原发性生长激素缺乏症

1. 身材矮小

出生时身高和体重都正常，1～2 岁后呈现生长缓慢，身高增长速度＜4cm/年，故随着年龄增长，其身高明显低于同龄儿。患儿头颅圆形，面容幼稚，脸圆胖，皮肤细腻，头发纤细，下颌和颏部发育不良。患儿虽然身材矮小，但身体各部比例正常，体形匀称，与实际年龄相符。

2. 骨成熟延迟

出牙及囟门闭合延迟，恒齿排列不整，骨化中心发育迟缓，骨龄小于实际年龄 2 岁以上。

3. 伴随症状

生长激素缺乏症患儿可同时伴有一种或多种其他垂体激素的缺乏，从而出现相应伴随症状。若伴有促肾上腺皮质激素缺乏容易发生低血糖；若伴有促甲状腺激素缺乏可有食欲缺乏、不爱活动等轻度甲状腺功能低下的症状；若伴有促性腺激素缺乏，性腺发育不全，到青春期仍无性器官发育和第二性征，男孩出现小阴茎（即拉直的阴茎长度小于 2. 5cm)，睾丸细小，多伴有隐睾症，女孩表现为原发性闭经、乳房不发育。

（二）继发性生长激素缺乏症

可发生于任何年龄，发病后生长发育开始减慢。因颅内肿瘤引起者多有头痛、呕吐等颅内高压和视神经受压迫等症状和体征。

三、辅助检查

（一）生长激素刺激试验

生长激素缺乏症的诊断依靠生长激素测定。正常人血清 GH 值很低且呈脉冲式分泌，受各种因素的影响，因此随意取血测血 GH 对诊断没有意义，须做测定反应生长激素分泌功能的试验。

1. 生理性试验

运动试验、睡眠试验。可用于对可疑患儿的筛查。

2. 药物刺激试验

所用药物包括胰岛素、精氨酸、可乐定、左旋多巴。由于各种 GH 刺激试验均存在一定局限性，所以必须 2 种以上药物刺激试验结果都不正常时，才可确诊为 GHD。一般多选择胰岛素加可乐定或左旋多巴试验。对于年龄较小的儿童，特别注意有无低血糖症状，以防引起低血糖惊厥等反应。

（二）其他检查

1. X 线检查

常用左手腕掌指骨片评定骨龄。生长激素缺乏症患儿骨龄落后于实际年龄 2 岁或 2 岁以上。

2. CT 或 MRI 检查

对已确诊为生长激素缺乏症的患儿，根据需要选择此项检查，以了解下丘脑和垂体有无器质性病变，尤其对肿瘤有重要意义。

四、诊断与鉴别诊断

（一）诊断

(1) 身材矮小：低于同年龄、同性别正常健康儿生长曲线第 3 百分位以下或低于 2 个标准差（—2SD)。

（2）学龄期年生长速率＜5cm。

（3）骨龄延迟，一般低于实际年龄2岁以上。

（4）GH激发实验峰值＜10μg/L。

（5）综合分析：了解母孕期情况、出生史、喂养史、疾病史，结合体格检查和实验室检查结果综合判断。

（二）鉴别诊断

1. 家族性矮身材

父母身高均矮，小儿身高在第3百分位数左右，但骨龄与年龄相称，智力和性发育均正常。父母中常有相似的既往史。

2. 体质性青春期延迟

男孩多见，有遗传倾向。2～3岁时身高低矮，3岁后生长速度又恢复至≥5cm/年。GH正常，骨龄落后，骨龄和身高一致。青春期发育延迟3～5年，但最终达正常成人身高。

3. 宫内生长迟缓

出生时身高、体重均低于同胎龄儿第10百分位，约8%患儿达不到正常成人身高。

4. 内分泌疾病及染色体异常

甲状腺功能低下、21－三体综合征、Turner综合征等均有身材矮小，根据特殊体态、面容可做出诊断。

5. 全身性疾病

包括心、肝、肾疾病，重度营养不良，慢性感染，长期精神压抑等导致身材矮小者，可通过病史、全面查体及相应的实验室检查做出诊断。

五、治疗

（一）生长激素替代治疗

目前广泛使用基因重组人生长激素（r－hGH），每天0.1U/kg，每晚睡前皮下注射。治疗后身高和骨龄均衡增长，其最终身高与开始治疗的年龄有关，治疗愈早效果愈好。治疗后第1年效果最显著，以后疗效稍有下降。GH可持续使用至骨骺融合，骨骺闭合后禁用。治疗过程中，应密切观察甲状腺功能，若血清甲状腺素低于正常，应及时补充甲状腺激素。

（二）合成代谢激素

可增加蛋白合成，促进身高增长。可选用氧甲氢龙、氟甲睾酮或苯丙酸诺龙。由于此类药可促使骨骺提前融合，反而影响最终身高，故应谨慎使用。疗程不能长于6个月。

（三）性激素

同时伴有性腺轴功能障碍的患儿在骨龄达12岁时可开始用性激素治疗，促进第二性征发育。男孩用长效庚酸睾酮，女孩用妊马雌酮（一种天然合成型雌激素）。

（四）可乐定

为一种α肾上腺素受体兴奋剂，可促使GHRH分泌，使生长激素分泌增加。剂量为每日75～150μg/m^2，每晚睡前服用，3～6个月为1疗程。

（五）左旋多巴

可刺激垂体分泌生长激素。剂量为每日10mg/kg，早晚各一次。

（六）其他

适当使用钙、锌等辅助药物。

第二节　中枢性尿崩症

中枢性尿崩症是由多种原因引起的抗利尿激素（ADH）部分或完全性缺乏，使肾远端肾，小管或集合管对水的重吸收障碍，而引起的大量低渗尿和烦渴多饮。

一、病因

（一）特发性

系自身免疫引起下丘脑视上核、室旁核细胞的退行性变所致。

（二）继发性

颅内肿瘤（松果体瘤、颅咽管瘤等）、颅脑外伤、手术或感染，组织细胞增生症等，累及下丘脑、垂体后叶所致。

（三）遗传性

较少见，有家族史，多为常染色体显性遗传。现已证实系第20号染色体上的加压素－神经垂体后叶素Ⅱ基因突变，抗利尿激素（ADH）合成障碍所致。

二、临床表现

主要为多饮多尿，尿比重和尿渗透压低且固定。由于加压素缺乏的程度不同，症状轻重不等，多数起病突然，夜尿增多，可出现遗尿，喜饮冷水，夜间口渴，不给水喝则哭闹不安，尿量多，尿液清如水，可出现高渗性脱水。惊厥、昏迷、消瘦、情绪不稳、体温升高，生长发育障碍，颅压增高引起视力障碍、头痛等。垂体性尿崩症患者每日尿量可达4～10L，日尿量的波动较小，诊断尿崩症应每日记出入量，测尿比重等。继发性者尚有原发疾病的表现。

三、辅助检查

（1）血渗透压常增高，尿渗透压＜200mmol/L，尿比重1.001～1.005，在限水情况下一般不超过1.010。

（2）头颅磁共振显像（MRI）：对中枢性尿崩症的诊断及病因鉴别很有价值。

四、诊断与鉴别诊断

（一）诊断

（1）尿量多，可达8～10L/d或以上。

（2）低渗尿，尿渗透压低于血浆渗透压，一般低于20mOsm/L；尿比重低，多在1.005以下。

（3）饮水不足时，常有高钠血症，伴高尿酸血症，提示AVP缺乏，尿酸清除减少致血尿酸升高。

（4）应用兴奋AVP释放的刺激试验（如禁水试验、高渗盐水试验等）不能使尿量减少，不能使尿比重和尿渗透压显著增高。

（二）鉴别诊断

1．高渗性利尿

如糖尿病、肾小管酸中毒等，根据血糖、尿比重、尿渗透压及其他临床表现即可鉴别。

2．高钙血症

见于维生素D中毒、甲状旁腺功能亢进症等。

3．低钾血症

见于原发性醛固酮增多症、慢性腹泻、Bartter综合征等。

4．继发性肾性多尿

慢性肾炎、慢性肾盂肾炎等导致慢性肾功能减退时。

5．原发性肾性尿崩症

为X连锁或常染色体显性遗传疾病，是由于肾小管上皮细胞对iVF无反应所致。发病年龄和症状轻重差异较大，重者生后不久即出现症状，可有多尿、脱水、体重不增、生长障碍、发热、末梢循环衰竭甚至中枢神经系统症状。轻者发病较晚，当患儿禁饮时，可出现高热、末梢循环衰竭、体重迅速下降等症状。禁水、加压素试验均不能提高尿渗透压。

6．精神性多饮

精神性多饮又称精神性烦渴。常有精神因素存在，由于某些原因引起多饮后导致多尿，多为渐进性起病，多饮多尿症状逐渐加重，但夜间饮水较少，且有时症状出现缓解。患儿血钠、血渗透压均处于正常低限。由于患儿分泌AVP能力正常，故禁水试验较加压素试验更能使其尿渗透压增高。

五、治疗

（一）病因治疗

如发现颅内肿瘤时应手术治疗。

（二）激素代替治疗

鞣酸加压素（长效尿崩停）每次0．1～0．3mL，用粗针头，深部肌内注射，每次应更换注射部位。药效可维持3～7d。宜小剂量开始，根据治疗反应调整剂量，并待药效消失后再使用第2次。

（三）非激素药物

1．可选用氯磺丙脲

开始剂量为每日20mg/kg，分2次服，24～28h内起效，有效后可酌情减量。该药用量过大并同时有垂体前叶功能减低时可发生低血糖。

2．氯贝丁酯

剂量为45mg/（kg·d），分3次服，24～28h内起效。长期使用可造成肝功能损害。

3．氢氯噻嗪

剂量为2～3mg/（kg·d），分2次服。治疗过程中应给予低钠饮食，使血钠浓度维持在133～137mmol/L，同时补充钾盐，以防产生低钾血症。

第三节　儿童糖尿病

糖尿病（DM）是由于胰岛素绝对或相对缺乏所造成的糖、脂肪、蛋白质代谢紊乱，致使血糖增高、尿糖增加的一种疾病。糖尿病可分为1型、2型和其他类型糖尿病，儿童糖尿病大多为1型。

一、病因及病理生理

（一）病因

1型糖尿病的发病机制目前尚未完全阐明，认为与遗传、自身免疫反应及环境因素等有关。其中，环境因素可能有病毒感染（风疹、腮腺炎、柯萨奇病毒）、化学毒素（如亚硝铵）、饮食（如牛奶）、胰腺遭到缺血损伤等因素的触发。机体在遗传易感性的基础上，病毒感染或其他因子触发易感者产生由细胞和体液免疫都参与的自身免疫过程，最终破坏了胰岛G细胞，使胰岛分泌胰岛素的功能降低以致衰竭。

（二）病理生理

人体中有6种涉及能量代谢的激素：胰岛素、胰高糖素、肾上腺素、去甲肾上腺素、皮质醇和生长激素。胰岛素是其中唯一降低血糖的激素（促进能量储存），其他5种激素在饥饿状态时均可升高血糖，为反调节激素。1型糖尿病患儿β细胞被破坏，致使胰岛素分泌不足或完全丧失，是造成代谢紊乱的主要原因。

胰岛素能够促进糖的利用，促进蛋白质、脂肪合成，抑制肝糖原和脂肪分解等。当胰岛素分泌不足时，葡萄糖的利用量减少，而增高的胰高糖素、生长激素和氢化可的松等又促进肝糖原分解和糖异生作用，脂肪和蛋白质分解加速，使血液中的葡萄糖增高，当血糖浓度超过肾糖阈值时（10mmol/L或180mg/dL）导致渗透性利尿，引起多尿，可造成电解质紊乱和慢性脱水；作为代偿，患儿渴感增加，导致多饮；同时由于组织不能利用葡萄糖，能量不足而使机体乏力、软弱，易产生饥饿感，引起多食；同时由于蛋白质合成减少，体重下降，生长发育延迟和抵抗力降低，易继发感染。胰岛素不足和反调节激素增高促进了脂肪分解，使血中脂肪酸增高，机体通过脂肪酸供能来弥补不能有效利用葡萄糖产生能量，而过多的游离脂肪酸在体内代谢，导致乙酰乙酸、β－羟丁酸和丙酮酸等在体内堆积，形成酮症酸中毒。

二、临床表现

（一）儿童糖尿病特点

起病较急剧，部分患儿起病缓慢，表现为精神不振、疲乏无力、体重逐渐减轻等。多数患儿表现为多尿、多饮、多食和体重下降等三多一少的典型症状。学龄儿可因遗尿或夜尿增多而就诊。约有40％患儿首次就诊即表现为糖尿病酮症酸中毒，常由于急性感染、过食、诊断延误或突然中断胰岛素治疗等而诱发，且年龄越小者发生率越高。表现为恶心、呕吐、腹痛、食欲缺乏等胃肠道症状及脱水和酸中毒症状：皮肤黏膜干燥，呼吸深长，呼吸中有酮味（烂苹果味），脉搏细速，血压下降，随即可出现嗜睡、昏迷甚至死亡。

(二) 婴幼儿糖尿病特点

遗尿或夜尿增多，多饮多尿不易被察觉，很快发生脱水和酮症酸中毒。

三、辅助检查

(一) 尿液检查

尿糖阳性，通过尿糖试纸的呈色强度或尿常规检查可粗略估计血糖水平；尿酮体阳性提示有酮症酸中毒；尿蛋白阳性提示可能有肾脏的继发损害。

(二) 血糖

空腹全血或血浆血糖分别≥6.7mmol/L（120mg/dL）、≥7.8mmol/L（140mg/dL）。1d内任意时刻（非空腹）血糖≥11.1mmol/L（200mg/dL）。

(三) 糖耐量试验

本试验适用于空腹血糖正常或正常高限，餐后血糖高于正常而尿糖偶尔阳性的患儿。

试验方法：试验前避免剧烈运动、精神紧张，停服氢氯噻嗪、水杨酸等影响糖代谢的药物，试验当日自0时起禁食；清晨按1.75g/kg口服葡萄糖，最大量不超过75g，每克加温水2.5mL，于3～5min内服完；喝糖水时的速度不宜过快，以免引起恶心呕吐等胃肠道症状；在口服前（0min）和服后60min、120min、180min各采血测定血糖和胰岛素含量。

(四) 糖化血红蛋白（HbA1c）检测

该指标反应患儿抽血前2～3个月血糖的总体水平。糖尿病患儿此指标明显高于正常（正常人<7%）。

(五) 血气分析

pH<7.30，HCO_3^-<15mmol/L时证实患儿存在代谢性酸中毒。

(六) 其他

胆固醇、甘油三酯及游离脂肪酸均增高，胰岛细胞抗体可呈阳性。

四、诊断与鉴别诊断

(一) 诊断

典型病例根据“三多一少”症状，结合尿糖阳性，空腹血糖≥7.0mmol/L（126mg/dL）即可诊断。糖化血红蛋白等测定有助于诊断。

(二) 鉴别诊断

1. 婴儿暂时性糖尿病

病因不明。多数在出生后6周左右发病。表现为发热、呕吐、体重不增、脱水等症状。血糖升高，尿糖和酮体阳性。经补液等一般处理后即可恢复。

2. 非糖尿病性葡萄糖尿症

Fanconi综合征、肾小管酸中毒等患儿都可发生糖尿，鉴别主要靠空腹血糖测定，肾功能检查，必要时行糖耐量试验。

3. 与酮症酸中毒昏迷相鉴别的疾病

如重度脱水、低血糖、某些毒物的中毒等。可根据原发病及病史鉴别。

五、治疗

（一）治疗原则与目标

①消除糖尿病症状；②防止酮症酸中毒、避免低血糖；③保证患儿正常生长发育和青春期发育，防止肥胖；④早期诊断与预防急性并发症，避免和延缓慢性并发症的发生和发展；⑤长期、系统管理和教育，包括胰岛素的应用、计划饮食、身体锻炼和心理治疗，并使患儿和家属学会自我管理，保持健康心理，保证合理的学习生活能力。

（二）胰岛素的应用

1型糖尿病患儿必须终身使用胰岛素治疗。

1. 常用制剂及用法

有短效的胰岛素（RI），中效的珠蛋白胰岛素（NPH）和长效的鱼精蛋白锌胰岛素（PZI）三类制剂。PZI在儿童中很少单独使用。

应用方法：初始用法：①短效胰岛素（RI）初剂量0.5～1.0U/（kg·d），年龄＜3岁用0.25U/（kg·d），分3～4次，于早、中、晚餐前30min及睡前皮下注射（睡前最好用NPH）。②NPH与RI混合（NPH占60%，RI占40%）在早餐前30min分2次注射，早餐前注射总量的2/3，晚餐前用1/3。根据尿糖定性，每2～3d调整剂量一次，直至尿糖定性不超过＋＋。每次调整2～4个单位为宜。也有人主张年幼儿使用每日2次的方法，年长儿每日注射3～4次。

2. 胰岛素笔

为普通注射器的改良，用喷嘴压力和极细的针头将胰岛素推入皮下，操作简便，注射剂量准确。

3. 胰岛素泵

即人工胰岛，通过模拟正常人胰岛β细胞，按照不同的速度向体内持续释放胰岛素，适用于血糖波动较大、分次胰岛素注射不易控制者。

4. 胰岛素治疗中易发生的问题

（1）注射部位萎缩：由于反复在同一部位注射所致，影响胰岛素的治疗效果。应选用双上臂前外侧、双下肢大腿前外侧、脐两侧和臀部轮换注射，每针间距2cm，1个月内不应在同一部位重复注射。

（2）低－高血糖反应（Somogyi现象）：由于慢性胰岛素过量，夜间低血糖后引发的高血糖现象。此时应逐步减少胰岛素用量使血糖稳定。

（3）黎明现象：是一种在早晨5～9点空腹血糖升高，而无夜间低血糖发生的情况，为晚间胰岛素用量不足所致。可加大晚间胰岛素剂量或将NPH注射时间稍往后移即可。

（4）低血糖：胰岛素用量过大，或使用胰岛素后未按时进食，或剧烈运动后，均易发生低血糖。久病者肾上腺素分泌反应延迟，也是易发生低血糖的因素。严重的低血糖很危险，可造成永久性脑组织损伤，如不及时抢救，可危及生命。一旦发生，立即给予葡萄糖口服或静脉注射。

（三）饮食管理

合理的饮食是治疗糖尿病的重要环节之一，在制定饮食计划时，既要使血糖控制在正常范围，又要满足小儿生长发育的需要。每日所需热量（kcal）为1000＋年龄×（80～100）。饮食供热量按蛋白质占15％～20％，碳水化合物占50％～55％，脂肪占30％。蛋白质宜选用动物蛋白，脂肪应以植物油为主，碳水化合物最好以米饭为主。全日热量分3餐供应，分别占1/5、2/5、2/5，并由每餐中留少量食物作为餐间点心。

（四）运动疗法

胰岛素注射、计划饮食和运动锻炼被称为糖尿病治疗的三要素。运动可使热量平稳并控制体重，减少冠心病的发生。但糖尿病患儿必须在血糖得到控制后才能参加运动，运动应安排在胰岛素注射及进餐后2h之间，防止发生低血糖。若发生视网膜病变时应避免头部剧烈运动，以防发生视网膜出血。

（五）糖尿病的长期管理和监控

由于本病需要终生饮食控制和注射胰岛素，给患儿带来各种压力和心理负担，因此医务人员应介绍有关知识，定期讲座，帮助患儿树立信心，使其坚持有规律的治疗和生活。国内有举办糖尿病夏令营的经验，证实这种活动有助于患儿身心的康复。

对患儿的监控内容主要包括以下几项：

1. 建立病历

定期复诊，做好家庭治疗记录。

2. 监控内容和时间

血糖或尿糖和尿酮体：尿糖应每天查4次（三餐前和睡前，至少2次），每周1次凌晨2～3点钟的血糖。无血糖仪者测尿糖同时测酮体。定期测24h尿糖，至少每年1次。糖化血红蛋白：每2～3个月1次，1年至少4～6次。尿微量清蛋白：病情稳定后2～3个月或每年1～2次。血脂：最好每半年一次，包括总胆固醇、甘油三酯、HDL、LDL、VLDL。体格检查：每次复诊均应测量血压、身高、体重和青春期发育状况。眼底：病程5年以上或青春期患者每年一次。

3. 控制监测

主要目的是使患儿维持尿糖定性在（＋）～（－）之间；尿酮体（－），24h尿糖≤5g；保证小儿正常生长发育，并早期发现合并证。

（六）移植治疗

1. 胰腺移植

多采用节段移植或全胰腺移植，文献报道1年成活率可达80％，肾、胰腺联合移植成活率更高。

2. 胰岛移植

采用人或猪胚胎胰岛细胞，可通过门静脉或肾被膜下移植于IDDM患者，移植后的胰岛细胞可以生存数月，可停止或减少胰岛素用量。

（七）酮症酸中毒的治疗

原则为纠正脱水，控制高血糖，纠正电解质紊乱和酸碱失衡；消除诱因，防治并发症。

酮症酸中毒是引起儿童糖尿病急症死亡的主要原因。主要治疗措施是补充液体和电解质、胰岛素治疗和重要并发症的处理。

1. 液体和电解质的补充

治疗酮症酸中毒最重要的是扩充血容量以恢复心血管功能和排尿。纠正丢失的液体按（100mL/kg）计算，输液开始的第一小时，按 20mL/kg 输入 0. 9%氯化钠溶液，在第 2～3h，输入 0. 45%氯化钠溶液，按 10mL/kg 静脉滴注。当血糖＜17mmol/L 时用含有 0. 2%氯化钠的 5%葡萄糖液静脉滴注，治疗最初 12h 内补充丢失液体总量的 50%～60%，以后的 24h 内补充继续丢失量和生理需要量。

钾的补充：在患儿开始排尿后应立即在输入液体中加入氯化钾作静脉滴注，其浓度为 0. 1%～0. 3%。一般按每日 2～3mmol/kg（150～225mg/kg）补给。

纠正酸中毒：碳酸氢钠不宜常规使用，仅在血 pH＜7. 1、HCO_3^-＜12mmol/L 时，按 2mmol/kg 给予 1. 4%碳酸氢钠溶液静脉滴注，当 pH≥7. 2 时即停用。

2. 胰岛素治疗

现多数采用小剂量胰岛素静脉滴注，胰岛素（RI）最初剂量 0. 1U/kg 静脉注射，继之持续滴注 0. 1U/（kg · h），即将胰岛素 25U 加入等渗盐水 250mL 输入。当血糖＜17mmol/L 时，改输含 0. 2%氯化钠的 5%葡萄糖液，RI 改为皮下注射，每次 0. 25～0. 5U/kg，每 4～6h 1 次，根据血糖浓度调整胰岛素用量。

第四节　性早熟

性早熟是一种生长发育异常；表现为青春期特征提早出现。一般认为女孩在 8 岁以前、男孩在 9 岁以前出现第二性征，或女孩月经初潮发生在 10 岁以前即属性早熟。女孩发生性早熟较男孩多 4～5 倍。

正常的青春发育过程是受下丘脑－垂体－性腺轴控制的。下丘脑的神经分泌细胞产生促性腺激素释放激素（GnRH），刺激垂体分泌促性腺激素，包括尿促卵泡素（FSH）和黄体生成素（LH），后两者再刺激卵巢分泌雌二醇（E2）和睾丸分泌睾酮（T），以促进生殖器官及性征的发育。目前认为中枢神经系统通过神经递质调节着下丘脑的神经分泌，如去甲肾上腺素促进 GnRH 的分泌而 γ－氨基丁酸（GABA）及 5 羟色胺（5－HT）则抑制 GnRH 的分泌。松果体产生的褪黑激素（mLT）也抑制 GnRH 的分泌，而 5－HT 即是松果体合成 MLT 的前体物质。此外，下丘脑分泌 GnRH 还受血中性激素水平的负反馈调节。幼儿至学龄期的儿童下丘脑－垂体－性腺轴处于抑制状态，这主要是由于此时中枢神经系统的抑制因素占优势，以及下丘脑对性激素的负反馈抑制作用高度敏感所致。

接近青春期时中枢神经系统的这种抑制性影响逐渐解除，且随着下丘脑的发育成熟，其受体对性激素负反馈抑制的敏感性显著下降，使下丘脑－垂体－性腺轴功能被激活，导致青春发动。青春期早期主要表现为睡眠时出现阵发性脉冲式的 GnRH 及 LH 释放，随着青春期的进程，白天也出现 GnRH 及 LH 的释放，且脉冲式分泌的频率及振幅也逐渐增加，至青春期后期达到成人的型式，一天中大约每 2h 出现一次脉冲式的 GnRH 及 LH 释放。女性在青春期后期，当血中 E，浓度升高到一个临界水平并持续一定时间后，即引起 GnRH、LH 及 FSH 分泌突然剧增，达到峰值，从而诱发排卵，这种正反馈机制的形成是月经周期的基础。不过正反馈机制的成熟及规则的月经周期的建立往往要到初潮后 2～5 年才能实现。

正常青春期开始的年龄，女孩平均为 10～11 岁，男孩平均为 12～13 岁，但个体差异很大，与遗传、营养状况、疾病及心理因素均有关。

青春发动后，在性激素的影响下，生殖器官及性征迅速发育。乳房发育是女孩首先出现的第二性征，继之大小阴唇发育、色素沉着，阴道分泌物增多，阴腋毛出现。月经初潮平均发生在 13 岁左右。睾丸增大则是男孩青春发动的最早征象，继之阴茎增大，阴囊皮肤变松、着色，阴腋毛出现，接着出现胡须、喉结及变声。首次遗精平均发生在 15 岁左右。临床上通常按性征发育的程度作青春发育的分期（Tanner 分期）。

生长突增也是青春发育的重要标志，表现在体格和体态的发育等诸方面。其中身高的增长最具代表性，经历起始期、快速增长期及减慢增长期，其总增长量男性平均约为 28cm，女性约为 25cm。女孩月经初潮是开始性成熟的标志，并意味着身高快速增长期的结束。此外，由于性激素对蛋白质和脂肪合成代谢的不同促进作用，导致男性身材较高、肩部较宽、肌肉发达，而女性身材较矮、臀部较宽、体脂丰满的不同体态。

一、病因及病理生理

（一）病因

1. 真性性早熟

由下丘脑—垂体性腺轴提前发动、功能亢进所致，可导致生殖能力提前出现，其中非器质性病变所致者称为特发性或体质性性早熟。

2. 假性性早熟

由于内源性或外源性性激素的作用，导致第二性征提早出现，在女孩甚至引起阴道出血，但血中存在的大量性激素对下丘脑－垂体产生显著的抑制作用，故患儿并不具备生殖能力。

3. 部分性性早熟

乳房或阴毛提早发育，但不伴有其他性征的发育。第二性征与遗传性别一致者为同性性早熟，相矛盾时则为异性性早熟，如男孩出现乳房发育等女性化表现，或女孩出现阴蒂肥大、多毛、肌肉发达等男性化表现。

（二）病理生理

1. CPP

在青春期以前，早期分泌促性腺激素激活性腺，促进分泌性类固醇激素，出现第二性征，CPP 多见于女性，女与男之比达 23：1。

正常情况下内分泌系统的激素分泌复杂而严谨，由下丘脑垂体和性腺构成一个互相制约的轴，一旦打破这种制约，性腺分泌激素就会异常。CPP 是由于下丘脑－垂体系统早期异常开始分泌 LHRH 引起，其原因不明时考虑为特发性的性早熟（ICPP）。

女孩的 CPP 80～90％为特发性，而男孩一半以上为器质性病变引起。由于中枢神经系统存在肿瘤、炎症、畸形等病变刺激引起下丘脑－垂体异常，早期释放 LHRH，称器质性性早熟。ICPP 此类疾病机理不甚明确。

青春发动机理从神经生化研究的基础，提出可能涉及四种设想机制：

(1) 青春未发育前，存在中枢神经系统对下丘脑 GnRH 释放的抑制信号，青春发动时，该抑制信号解除。

(2) 青春发动时出现兴奋 GnRH 分泌的信号。

(3) 有单一双重效应的信号存在，该信号特点是未发动前抑制下丘脑，待青春发动时转而兴奋，机体有许多因子（包括类固醇、神经介质、肽等）具有此特性。动物实验发现，谷氨酸盐 N-甲基-D-天门冬酸（NMDA）受体，对 GnRH 的分泌在动物成熟前和成熟后显示双向效应，且 NMDA 双向效应的转换并不依赖性腺激素。

(4) 松果体分泌的黑素紧张素对下丘脑 GnRH 释放有抑制作用，推测青春发动与黑素紧张素有关。青春发动除与内源性下丘脑发育的成熟有关，尚有外周环境信号的干预，包括营养、生长、应激、物理活动等。但其可改变性成熟的进程，而非决定青春发育所必需。

2. GnRH 非依赖性性早熟

此类性早熟不是受控于 HPGA 轴的真正青春发动，而是与下丘脑 GnRH 无关的内、外源性性甾体激素水平升高有关。如以上介绍中的一些性腺肿瘤等引起的第二性征异常。

3. 部分性性早熟

此类早熟下丘脑一垂体、睾丸、卵巢、肾上腺等所有器官内分泌均无异常，仅有阴毛、胶毛或乳房早期发育，而无其它第二性征出现。其发病机理不明，认为可能是 HPGA 暂时性部分性地激活而分泌较多的 FSH，在 GnRH 兴奋试验中以 FSH 升高为主。本症可自限但也有部分患儿可转为 CPP。

二、临床表现

（一）真性性早熟

1. 特发性性早熟

以女孩多见，占女孩性早熟的 80%以上，男孩性早熟的 40%。部分患儿有家族性。绝大多数在 4～8 岁出现，但也有婴儿期发病者。发育顺序与正常青春发育相似，但提前并加速。女孩首先出现乳房发育，可有触痛，继而外生殖器发育、阴道分泌物增多及阴毛生长，然后月经来潮和腋毛出现。开始多为不规则阴道出血，亦无排卵，以后逐渐过渡到规则的周期性月经，故有妊娠的可能。男孩首先出现睾丸及阴茎增大，以后可有阴茎勃起及排精，并出现阴毛、痤疮和声音低沉，体力较一般同龄儿强壮。

在性发育的同时，患儿的身高及体重增长加快，骨骼生长加速，故身材常较同龄儿高，然而由于其骨骼成熟加速，骨骺提前融合，成年后身材将比正常人矮小，约有 1/3 患儿最终身高不足 150cm。患儿的智能及心理状态则与其实际年龄相称。不同患儿临床表现及其发展速度快慢可有较大差异。少数轻症病例，经 1～2 年自行缓解。

2. 颅内肿瘤

男孩远多于女孩。往往先出现性早熟表现，病情发展至一定阶段方出现中枢占位性症状，故应警惕。肿瘤多位于第三脑室底、下丘脑后部，故常可伴有多饮、多尿、过食、肥胖等下丘脑功能紊乱的表现。常见者为下丘脑错构瘤、胶质瘤、颅咽管瘤、松果体瘤等。

3. 原发性甲状腺功能减低

部分甲状腺功能减低的女孩乳房发育，男孩睾丸增大，但生长仍缓慢，骨龄仍延迟，可能由于 T_4 分泌减少，负反馈作用减弱，导致下丘脑 TRH 分泌增多，刺激垂体 PRL、TSH 分泌增加，且可能 FSH、LH 分泌也同时增加之故。

（二）假性性早熟

1. 卵巢肿瘤

因瘤体自律性分泌大量雌激素所致。患儿乳房发育，乳晕及小阴唇色素沉着，阴道分泌物增多并可有不规则阴道出血。恶性肿瘤有卵巢颗粒细胞瘤及泡膜细胞瘤，良性的多为卵巢囊肿。切除后阴道出血停止，第二性征可完全消退。有的卵巢囊肿也可自行消退。

2. 先天性肾上腺皮质增生症

在男孩引起同性性早熟，但睾丸不增大，女孩则为异性性早熟（假两性畸形）伴原发性闭经。因肾上腺皮质 21 羟化酶或 11β 羟化酶缺陷引起脱氢异雄酮分泌过多所致。男性患儿用皮质激素替代治疗开始过晚者，往往发展为真性性早熟。

3. 后天性肾上腺皮质增生症及肿瘤

除雄激素增多表现外，还伴有库欣征。

4. 异位产生促性腺激素的肿瘤

绒毛膜上皮癌或畸胎瘤可产生绒毛膜促性腺激素，肝母细胞瘤可产生类似 LH 样物质，均可引致性激素分泌过多。但患儿并无下丘脑一垂体一性腺轴的真正发动，也不具备生殖能力，故属假性性早熟。

5. 外源性

因摄入含性激素的药物或食物，如避孕药，含蜂王浆、花粉、鸡胚、蚕蛹等的制剂所引起，近年来有逐渐增多的趋势。摄入的雌激素过多，可致乳房发育、乳晕色素沉着，女孩还可出现小阴唇色素沉着，阴道分泌物增多，甚至阴道出血。停止摄入后，上述征象会逐渐自行消退。

6. Mc Cune－Albright 综合征

几乎皆为女孩，除性早熟外还伴有单侧或双侧多发性的骨纤维结构不良，同侧肢体皮肤有片状棕褐色色素沉着（牛奶咖啡斑），也可伴有多种内分泌腺的功能异常，如结节性甲状腺肿性甲亢、肾上腺皮质增生症、高泌乳素血症等。其性早熟是由卵巢黄体化的滤泡囊肿自主性产生过多的雌激素所致。本征的发病机制是胚胎早期的体细胞内编码细胞膜上 G_5 蛋白 α 亚基的基因发生点突变，使其内在的 GTP 酶活性显著降低，引起腺苷酸环化酶持续的激活，导致 cAMP 水平的增高与累积，从而诱生激素反应细胞的增生及自主性的功能亢进。

（三）部分性性早熟

1. 单纯性乳房早发育

女孩为主，多在 4 岁以前出现，2 岁以下更多。乳房增大但无乳头、乳晕增大或色素沉着，不伴有其他性征发育及生长加速。可能与此年龄期下丘脑稳定的负反馈机制尚未建立而有 FSH 及 E_2 增高有关。病程呈自限性，大多于数月或数年内回缩，或持续存在，个别的发展为真性性早熟。

2. 单纯性阴毛早现

女孩多见，自5～6岁即有阴（腋）毛出现，可伴生长加速，但无其他性征发育。可能与肾上腺皮质过早分泌脱氢异雄酮或阴（腋）毛囊受体对后者；过早敏感有关。

三、辅助检查

（一）基础性激素测定

基础促黄体生成激素（LH）有筛查意义，如LHL提示未有中枢性青春发动，LH＞3. 0～5. 0IU/L可肯定已有中枢性发动。凭基础值不能确诊时需进行激发试验。β－HCG和甲胎蛋白（AFP）应当纳入基本筛查，是诊断分泌HCG生殖细胞瘤的重要线索。雌激素和睾酮水平升高有辅助诊断意义。

（二）促性腺激素释放激素（GnRH）激发试验

1. 方法

以GnRH 2. 5～3. 0μg/kg（最大剂量100μg）皮下或静脉注射，于注射的0、30、60和90min测定血清LH和卵泡刺激素（FSH）水平。

2. 判断

如用化学发光法测定，激发峰值LH＞3. 3～5. 0 IU/L是判断真性发育界点，同时LH/FSH比值＞0. 6时可诊断为中枢性性早熟。目前认为以激发后30～60min单次的激发值，达到以上标准也可诊断。如激发峰值以FSH升高为主，LH/FSH比值低下，结合临床可能是单纯性乳房早发育或中枢性性早熟的早期，后者需定期随访，必要时重复检查。

3. 子宫卵巢B超

单侧卵巢容积≥1～3ml，并可见多个直径≥4mm的卵泡，可认为卵巢已进入青春发育状态；子宫长度＞3. 4～4cm可认为已进入青春发育状态，可见子宫内膜影提示雌激素呈有意义的升高。但单凭B超检查结果不能作为CPP诊断依据。

4. 骨龄

骨龄是预测成年身高的重要依据，但对鉴别中枢和外周性无特异性。

三、诊断与鉴别诊断

对性征过早出现的患儿，首先应确定是同性还是异性，其次确定性征发育程度及各性征是否相称，再应区分真性还是假性，最后则区分其病因系特发性还是器质性。详细询问病史，全面体格检查，并选择下列有关的实验室检查作出鉴别诊断。

（一）骨龄

骨龄代表骨骼的成熟度，能较准确地反映青春发育的成熟程度。真性性早熟及先天性肾上腺皮质增生症骨龄往往较实际年龄提前，单纯性乳房早发育骨龄不提前，而原发性甲状腺功能减低则骨龄显著落后。

（二）盆腔B超

可观察子宫的形态，测定子宫、卵巢体积，卵泡直径，了解内生殖器官发育情况，并可确定卵巢有无占位性病变。

（三）性激素测定

性激素分泌有显著的年龄特点。男孩血清T、女孩血清E_2均在2岁前较高，2岁后下降并持续维持在低水平，至青春期再度升高，其水平与发育程度密切相关。性早熟者性激素水平较正常同龄儿显著升高，而性腺肿瘤者则性激素往往增加极甚。先天性肾上腺皮质增生者血 17α 羟孕酮及尿 17 酮类固醇显著升高。

(四) 促性腺激素测定

测定促性腺激素水平对鉴别真性和假性性早熟意义较大。真性者水平升高，假性者水平低下，而分泌促性腺激素肿瘤者则显著升高。FSH、LH 的分泌也具有与性激素类似的年龄差异，此外，在青春期早期其分泌特点为睡眠诱发的脉冲式释放，因此一次血标本往往不能反映其真正的分泌水平，如留取 24h 尿标本测定则意义较大。

(五) 促性腺激素释放激素（GnRH）兴奋试验

对鉴别真性和假性性早熟很有价值。真性者静脉注射 GnRH 后 15～30min，FSH、LH 水平成倍升高，而假性者无此反应。单纯性乳房早发育者仅稍有增高。

(六) 其他

头颅磁共振显像（MRI）及眼底检查可协助鉴别颅内肿瘤，长骨摄片则可鉴别 Mc－Cune－Albright 综合征。

五、治疗

(一) 药物治疗

1. 促性腺激素释放激素拟似剂

是目前治疗真性性早熟最有效的药物。这类药物系将天然的 GnRH 的肽链序列作化学改变后产生，可引起对受体的亲和力增加，并增强对酶降解的抵抗力，从而使活性增高，半衰期延长。用药后最初 2～3 周内刺激促性腺激素分泌，但接着便引起垂体促性腺细胞的 GnRH 受体发生降调节，造成受体位点显著减少，使垂体对内源性 GnRH 失敏，促性腺激素分泌减少，从而使性激素水平下降，性征消退，并能有效地延缓骨骼的成熟，防止骨骺过早融合，有利于改善最终身高，这种抑制作用是高度可逆的。

早期的制剂需每天皮下注射或鼻腔吸入，近年来又研制出长效的控释制剂，可供肌肉注射，每月 1 次，较为方便。常用的几种为：亮丙瑞林，曲普瑞林剂量分别为 140～300μg/kg 和 50～100μg/kg，每月 1 次肌肉注射。布舍瑞林，那法瑞林剂量分别为每天 1200～1800μg 和 800～1600μg，分次鼻腔吸入。

2. 甲孕酮

能反馈抑制垂体分泌促性腺激素，使性激素水平下降，从而使性征消退，但不能控制骨骼生长过速，故不能防止身材矮小。口服剂量为 20～60mg/d，分次服用，或肌肉注射 100～150mg，每 2 周 1 次。甲地孕酮效价较高，疗效较好，剂量为 4～8mg/d，分次服用。出现疗效后减量。

3. 环丙氯地孕酮

能反馈抑制垂体分泌促性腺激素并拮抗雄激素对靶器官的作用，使性征消退并可能对控制骨骼生长过速有一定效果。剂量为每天 70～150mg/m^2，分次服用。上述孕酮类药物长期使用可能抑制垂体分泌 ACTH，使皮质激素分泌减少。

4. 睾内酯

系芳香化酶的竞争性抑制剂，可阻止雄激素向雌激素转化，使雌激素水平降低，可有效地治疗 Mc Cune－Albright 综合征。剂量为开始用每天 20μg/kg，4 周后加量至 40μg/kg。

5. 中药

中医认为性早熟的病机为肾阴虚相火旺，给予滋阴泻火中药，如大补阴丸、知柏地黄丸等有一定疗效。

(二) 手术治疗

1. 颅内肿瘤所致的真性性早熟，可采用立体定向放射外科技术（χ－刀、γ－刀或高能粒子加速器等）治疗。经头颅 MRI 将肿瘤准确定位后，由计算机自动控制的了射线或高能粒子束聚焦在病灶部位。经照射治疗后肿瘤显著缩小、机化，性征明显消退，而对病灶周围正常的中枢神经组织损伤很小。由于这种“手术”安全、不良反应小、并发症少而疗效肯定，因此使此类患儿的预后大为改观。

2. 确诊性腺、肾上腺肿瘤所致的假性性早熟，应尽早手术切除。

第五节　小儿肥胖症

肥胖是威胁儿童健康的一种重要儿科内分泌疾病，近 20 多年来，世界各国儿童的肥胖患病率呈现成倍增长的趋势。以往肥胖的定义主要参考体重超过平均体重的程度，由于忽视了身高的因素，体重与体脂含量、肥胖的并发症关联性并不十分密切。近年来，国际上已倾向于统一采用体重指数（EMI），作为衡量肥胖程度的指标。目前国际上公认的 18 岁以下儿童肥胖定义为 BMI 指数达到或超过同年龄、同性别儿童 BMI 的 95％以上，而 BMI 在 85％～95％为超重。对于年龄小于 2 岁的婴幼儿，不建议考虑肥胖的诊断，也不采用 BMI 评估该年龄组儿童的肥胖程度，而采用身高和体重进行评价。国外一般把相应身高比体重超过 95％定义为超重。

一、病因及病理生理

(一) 病因

肥胖的病因复杂多样，是遗传易感和环境因素综合交互作用的结果，常见的相关因素如下：

1. 肥胖家族史

研究显示，父母双方均瘦其子女仅有 14％肥胖；父母一方肥胖其子女约有 40％肥胖；父母双方均胖其子女 70％～80％肥胖。

2. 肥胖相关基因

目前有 ob/ob 基因、神经肽 Y（NPY）、β_3 肾上腺素受体（β_3－AR）、ENPP1、FTO、MC4R 等 20 余种单基因突变与肥胖有关，总体上超过 600 种基因、染色体上的区域与肥胖的发生有关，但肥胖的相关基因有一定的种族特异性。

3. 出生体重

出生前孕妇营养过度会导致小儿生后肥胖。研究显示，后天肥胖发生率随出生体重增加而增加，而且低出生体重组肥胖以轻度为主，高出生体重组以中重度为主。

4. 孕期吸烟

孕妇孕期吸烟是其子女发生肥胖的高危因素，孕期暴露于烟草环境使胎儿的生长受到限制，导致生后对食物及能量需求增高进而引起肥胖。

5. 人工喂养

人工喂养较母乳喂养者更易肥胖。

6. 行为因素

流行病学调查表明，肥胖相关的因素中，高脂肪、高热量的食物摄入增多以及运动减少、久坐等行为因素最为重要。①膳食结构不合理：摄入大量高热量、高油脂的食物。②摄入过多：每餐主食量大、暴饮暴食以及爱吃零食等非饥饿性进食。③进食过快。④体力活动减少。⑤久坐的生活方式每天静坐 2h 以上者，肥胖发病率显著增加。⑥研究显示，睡眠时间越短越有可能发生肥胖。

7. 社会因素

发达国家中，社会经济地位，文化水平越低者，其子女肥胖的发生率明显增高。

（二）病理生理

肥胖的主要病理改变是脂肪细胞的数目增多、体积增大。

二、临床表现

儿童单纯性肥胖临床表现除体型的均匀性肥胖、体重增加外，还包括多系统的损害。

（一）代谢并发症

肥胖最常见的代谢并发症就是代谢综合征，儿童常见的代谢综合征包括肥胖、胰岛素抵抗、高血压和其他代谢异常。在重度肥胖的儿童中，代谢综合征的比例近 50%。

（二）心血管系统疾病

肥胖儿童高血压的危险性是非肥胖儿童的 3 倍，肥胖儿童高血压常伴有其他代谢综合征的组分如高血脂、胰岛素抵抗和高胰岛素血症。肥胖高血压者常伴左心室肥大。

（三）呼吸系统疾病

阻塞性睡眠呼吸暂停综合征（OSAS）是肥胖儿童常见的并发症，其特征是睡眠时上呼吸道部分或完全阻塞，肥胖儿童扁桃体和增生腺切除术后容易出现持续性 OSAS。

（四）胃肠道疾病

非酒精性脂肪肝与肥胖和胰岛素抵抗密切相关，是儿童慢性肝病最常见的原因之一，其特征是肝内过量的脂肪沉积。脂肪肝临床常无症状，通常表现为轻、中度转氢酶的增高，预后一般较好，但也可发展成非酒精性脂肪性肝炎、肝硬化和肝衰竭。

（五）妇科疾病

儿童肥胖患者可出现肾上腺皮质功能早现、雄激素合成增加，伴发多囊卵巢综合征（P-COS）。肾上腺皮质功能早现可导致一过性生长和骨成熟加速。PCOS 患者可表现为月经不调、多毛和黑棘皮病。

（六）肌肉和骨骼系统疾病

股骨头骨骺脱位（SCFE）容易发生在男孩和超重肥胖患者中，常见的症状是髋关节或膝盖疼痛。早发性肥胖容易出现 SCFE。此外，还可出现退行性关节炎、胫骨内翻。肥胖患者骨密度通常增加，但却容易发生骨折。

（七）神经系统疾病

特发性颅内高压（假性脑瘤）在肥胖儿童中的发病率增加。

（八）血管疾病

成年肥胖患者容易出现静脉血栓，尽管儿童肥胖患者尚未观察到类似表现，但认为肥胖儿童存在深静脉血栓和肺动脉栓塞的危险性。此外，肥胖儿童动脉内膜的厚度也增加。

三、辅助检查

（一）人体测量学指标

如腰围、臀围、大/小腿围、臂围、皮下脂肪厚度等过度增加。行为偏差。

（二）血清胆固醇增高

三酰甘油、胆固醇大多增高，严重者β脂蛋白也可增高。

（三）内分泌紊乱

常有高胰岛素血症，血糖增高、性发育常较早，血生长激素水平减低，故最终身高常略低于正常小儿，肥胖女童初潮早易伴各种月经紊乱。

（四）免疫机能降低

尤其 T、B 淋巴细胞数量减低，细胞免疫功能明显下降，迟发皮肤反应可转阴，中性粒细胞功能减低。

（五）肺活量

有氧能力下降，心肺功能下降。常发生肥胖一换气不良综合征膈升高限制胸廓扩张和膈肌运动，肺通气减少，肺功能减弱，肺活量明显低于正常儿童，活动中提前动用心力储备，至心功能不足，通气功能下降，有氧能力降低。

（六）心电图。

（七）胸片

心肺功能不全综合征者心脏扩大或出现充血性心力衰竭。

四、诊断与鉴别诊断

（一）诊断

1. 身高标准体重法

1～6 个月 标准体重（克）＝出生体重（克）＋月龄×600

7～12 个月 标准体重（克）＝出生体重（克）＋6×600＋（月龄－6）×500

1～2 岁的体重 标准体重（千克）＝年龄（岁）×2＋8

计算标准体重的一般公式：标准体重（千克）＝身高（厘米）－105

具体而言，儿童的体重超过身高标准体重的 10～19% 为超重，超过 20～29% 为轻度肥胖，超过 30～49% 为中度肥胖，超过 50% 为重度肥胖。

2. 体重指数法

WHO 建议采用年龄、性别、BMI 评价 10～24 岁青少年超重和肥胖情况。并根据 Must 等建立的年龄、性别、BMI 百分位曲线和年龄、皮褶厚度百分位曲线，将 BMI≥第 85 百分位定义为具有超重的危险，如果 BMI≥第 85 百分位同时肱三头肌皮褶厚度和肩胛下皮褶厚度≥第 90 百分位则定义为肥胖。可见使用 BMI 判断儿童青少年肥胖时最好同时与其他指标结合评价。

3. 目测法

这是最为简单的一种方法，单纯性的肥胖症儿童，其脂肪分布特点为：男性主要聚积在头颈、脊背和腹部，女性主要聚积在胸部、腹部、臀部和大腿。目测法就是用眼睛看他们皮下脂肪并加以比较，来判断是否肥胖。

4. 皮褶厚度测定法

皮脂厚度也叫皮褶厚度，可用 X 线照片、超声波、皮褶卡钳等方法测量。体重过重和肥胖不完全一样。有的人体重过重确定是脂肪过多，而有的人是因为肌肉发达所致，皮脂厚度可以反映全身脂肪量的多少。所以皮褶厚度能代表皮下脂肪厚度，进一步可推算出身体脂肪量。

5. 常见测量部位

（1）肱三头肌的部位：上肢在身体侧面放松下垂，在肩峰与尺骨鹰咀连续的中点、皮褶方向与上臂的长轴平行。成年男性大于 10. 4 毫米，女性大于 17. 5 毫米为肥胖。

（2）肩胛下角的部位：刚好在肩胛下角的下端，皮褶方向与脊柱成 40 度角。正常人厚度为 12. 5 毫米，若大于 14 毫米为肥胖。

（3）腹壁皮褶的部位：腹部从脐旁 5 厘米处，沿身体横轴方向捏起皮褶测量，成年男性大于 15 毫米，女性大于 20 毫米为肥胖。

（二）鉴别诊断

1. 皮质醇增多症

皮质醇增多症源于垂体疾病者称库欣病，源于肾上腺者称库欣综合征。儿童常见病因为长期应用糖皮质激素、肾上腺皮质增生、肾上腺皮质肿瘤（腺瘤或癌）、异源 ACTH 综合征（垂体、肾上腺以外的癌肿可分泌具有 ACTH 活性的物质）。临床以向心性肥胖、满月脸、水牛背、多血质面容为特征性表现。皮肤多毛、紫纹、痤疮，女性男性化。常伴高血压、糖代谢异常。肾上腺皮质肿瘤者腹部可扪及肿块，如垂体肿瘤所致肾上腺皮质增生可有视野缺损或颅内高压症状。化验检查示皮质醇含量升高，昼夜节律消失，小剂量地塞米松抑制试验不能被抑制。肾上腺或头颅 CT 和 MRI 检查有助诊断。

2. 弗勒赫利希综合征（Frohlich 综合征）

弗勒赫利希综合征是由下丘脑、垂体及其周围的病变引起神经内分泌功能紊乱所致。常见病因为脑炎、脑外伤或颅内肿瘤，少数为血管病变、退行性变或先天缺陷引起神经内分泌功能紊乱，使促性腺激素释放激素分泌不足而致病。临床以肥胖、性发育障碍为主要表现。患者身材矮小，骨龄延迟，部分伴尿崩症。化验检查示促性腺激素和性激素水平低下，头颅 CT 等有助于颅内病变的诊断。

3. 甲状腺功能减退症

由于先天性发育不良、甲状腺缺如、甲状腺炎、碘缺乏或下丘脑一垂体疾病等疾病引起，由于甲状腺激素合成不足时，细胞间液增多，自微血管漏出的清蛋白和黏蛋白的含量也增多，体液大量潴留在机体内，导致黏液性水肿、体重增加而表现肥胖。患儿有表情呆滞，食欲不佳、便秘，皮肤苍白、粗糙，身材矮小等临床特征；患儿骨龄通常显著延迟；血清 T_3、T_4 降低，TSH 升高。

4. 劳一穆一比综合征

或称性幼稚一色素性视网膜炎一多指（趾）畸形综合征。患者视网膜色素变性合并肥胖，生殖器发育不全、智力迟钝及多指畸形等综合征症状。除肥胖、智力迟钝、视网膜色素变性、生殖器官发育不良、多指（趾）畸形典型症状外，还可有眼下垂、眼球震颤、斜视、小头畸形、矮小、先天性心脏病、尿道下裂等，根据临床表现一般不难诊断。

5. 贝一韦综合征（Prader一Willi 综合征）

亦称低肌张力一低智力一性功能减退一肥胖综合征，发病与父系 15q11q13 染色体表达缺失有关。临床表现肌张力低下、肥胖、智能障碍和性发育不良。患儿骨龄延迟，血生长激素水平低下。部分患儿糖耐量受损，10 岁后易出现糖尿病。

6. 多囊卵巢综合征

由于下丘脑一垂体一卵巢轴功能紊乱，初潮后月经量少或闭经，无排卵，长大的卵泡在卵巢皮质内形成多发囊肿性改变。患者表现肥胖、多毛、毛发分布有男性化倾向，脸部、唇周及小腿有较多汗毛，眉毛及阴毛较浓。基础体温呈单相，长期不排卵。双侧卵巢增大，血浆 LH 水平增高，FSH 水平较低，LH/FSH 比值＞3。可通过 B 超、CT、腹腔镜检查确诊。

7. 胰岛素瘤

胰岛素瘤细胞分泌胰岛素属自主性，既不受高血糖刺激也不受低血糖抑制，血糖低时仍有胰岛素分泌。由于血糖低，迫使患者通过增加进食以缓解症状。食欲亢进加上高胰岛素血症使合成代谢增加，导致患者肥胖。临床表现为反复发作空腹低血糖，发作时脸色苍白、软弱、多汗、焦虑、心率加快、饥饿感等。尚可表现意识蒙胧，定向力与识别力渐丧失，精神失常，言语不清，久病者甚至智力低下。有时可出现低血糖抽搐似癫痫大发作。多次测定空腹血糖及血胰岛素含量有助于诊断。B 超和 CT 对较大肿瘤的定位有价值，由于 75％的胰岛素瘤体积较小，直径＜2cm，因此确诊率不高。必要时可作选择性动脉造影定位或经皮经肝门静脉置管分段取血测胰岛素以提高确诊率。

五、治疗

（一）治疗目标

7 岁以下儿童，如没有继发的并发症，体重控制的目标是保持目前体重。如果体重超过 95％，有继发的并发症，则减重有助于减少并发症。7 岁以上儿童如果体重指数在 85％～95％且没有特殊并发症，体重控制目标是保持体重不变。如有并发症则建议减轻体重，体重超过 95％建议减轻体重。如果有假脑瘤、阻塞性睡眠呼吸暂停综合征、糖尿病、高血压等并发症，宜较快速度减重。

（二）饮食控制

目前多数营养师推荐食物热量轻度减少、营养均衡的饮食，饮食干预的目标是减少高脂、单糖、含糖饮料等食物的摄入，增加低热量、高纤维食物如水果、蔬菜、谷物的摄入。长期低碳水化合物、高蛋白饮食对儿童减重的效果还不清楚。推荐食物含脂肪 20％～25％、糖 40％～45％、蛋白质 30％～35％，不同年龄热量供给量如下：6 个月以下 460．2kJ（110kcal）/kg；6～9 月：376．6kJ（90kcal）/kg；5 岁以下：2510．4～3347．2kJ（600～800kcal）/d；5～10 岁：3347．2～4184kJ（800～1000kcal）/d；10～15 岁：4184～5026．8kJ（1000～1200kcal）/d。

（三）运动

肥胖行为干预的措施就是增加运动，减少静坐的生活方式。研究发现，规律的有氧运动效果不如与生活相关的活动，如有游戏性质的跳舞、足球等活动。为达到减重效果，每周至少一半以，上的天数需要活动 30～60min。

（四）药物治疗

2003 年美国 FDA 批准脂肪酶抑制剂奥利司他可用于 12 岁以上儿童肥胖的治疗。奥利司他通过抑制脂酶的活性而抑制了脂肪的吸收，但也可影响脂溶性维生素 A、维生素 D、维生素 E、维生素 K 的吸收，因此建议服药前或后 2h 补充多维维生素。中枢去甲肾上腺素、5－羟色胺和多巴胺再摄取抑制剂西布曲明可用于 16 岁以上青少年，服用者中有出现心动过速和头痛现象。

（五）手术

BMI＞40 可采用外科手术治疗，儿童常用胃转流术（GBP）和胃束带术。外科手术减肥的早期并发症主要有肺栓塞、伤口感染、狭窄、脱水、溃疡，后期并发症主要是小肠阻塞、切口疝和微量元素缺乏，约 15％的手术病例体重复又增加。

第七章　小儿泌尿系统疾病

第一节　急性肾小球肾炎

急性肾小球肾炎（AGN）简称急性肾炎，是儿科常见的一种与感染有关的急性免疫反应性肾小球疾病。其临床主要表现为急性起病，水肿、少尿、血尿和不同程度蛋白尿、高血压或肾功能不全，病程多在 1 年内。

本病在我国是一常见的儿科疾患，占小儿泌尿系统疾病的首位。多见于儿童及青少年，2 岁以内者少见，男女之比为 2∶1。发病以秋冬季节较多。绝大多数预后良好，少部分可能迁延。

一、病因与病理生理

（一）病因

本病绝大多数由链球菌感染后引起，故又称急性链球菌感染后肾炎（APSGN）。其他细菌、病毒、原虫或肺炎支原体等也可导致急性肾炎，但较少见。故本节主要介绍 APSGN。

目前已明确本病的发生与 A 组 B 溶血性链球菌中的致肾炎菌株感染有关。所有致肾炎菌株均有共同的致肾炎抗原性，包括菌壁上的 M 蛋白内链球菌素、“肾炎菌株协同蛋白（NSAP）”。

其主要发病机制为抗原抗体免疫复合物引起肾小球毛细血管炎症病变，有循环免疫复合物致病学说、原位免疫复合物致病学说和某些链球菌通过神经氨酸酶的作用或其产物如某些菌株产生的唾液酸酶，与机体的 IgG 结合，改变了 IgG 的化学组成或其免疫原性，产生自身抗体和免疫复合物而致病学说。

上述链球菌有关抗原诱发的免疫复合物或链球菌的菌体外毒素激活补体系统，在肾小球局部造成免疫病理损伤，引起炎性过程。

（二）病理生理

主要病理特点为急性、弥散性、渗出性、增生性肾小球肾炎。光镜下可见肾小球体积增大、毛细血管内皮细胞和系膜细胞增生肿胀，基质增生。急性期有多型核白细胞浸润，毛细血管腔狭窄甚至闭锁、塌陷。部分患儿可见上皮细胞节段性增生所形成的新月体，使肾小囊腔受阻。肾小管病变较轻，呈上皮细胞变性，间质水肿及炎症细胞浸润。电镜检查可见电子致密物呈驼峰状在上皮细胞下沉积，为本病的特征。免疫荧光检查在急性期可见粗颗粒状的 IgG、C3 沿肾小球毛细血管袢和（或）系膜区沉积，有时也可见到 IgM 和 IgA 沉积。

二、临床表现

急性肾炎临床表现轻重悬殊，轻者仅表现为无症状性镜下血尿，重者可呈急进性过程，短期内出现肾功能不全。

（一）前驱感染

90％病例有前驱感染史，以呼吸道及皮肤感染为主。在前驱感染后经1～3周无症状的间歇期而急性起病。间歇期长短与前驱感染部位有关，咽炎引起者6～12d，平均10d，多有发热、颈部淋巴结大及咽部渗出。皮肤感染者14～28d，平均20d。

（二）典型表现

起病时可有低热、乏力、头痛、头晕、恶心呕吐、食欲减退、腹痛及鼻出血等症状，体检在咽部、皮肤等处发现前驱感染未彻底治愈的残迹。典型表现为：

1. 水肿少尿 70％的病例病初表现为晨起颜面及眼睑水肿，重者2～3d遍及全身。水肿多呈非凹陷性。水肿同时伴尿量减少。

2. 血尿 50％～70％患儿有肉眼血尿，酸性尿呈烟灰水样或茶褐色，中性或弱碱性尿呈鲜红色或洗肉水样，1～2周后转为镜下血尿。镜下血尿可持续1～3个月，少数可持续半年或更久。同时常伴有不同程度的蛋白尿，一般尿蛋白定量＜3g/d，有20％病例可达肾病水平。

3. 高血压 30％～80％的病例有高血压，一般呈轻中度增高，为16.0～20.0kPa/10.7～14.7kPa（120～150mmHg/80～110mmHg），1～2周后随尿量增多血压恢复正常。

（三）严重表现

少数病例在疾病早期（2周内）可出现下列严重症状，应及早发现，及时治疗。

1. *严重循环充血*

多发生在起病1周内，主要是由于水钠潴留，血容量增加使循环负荷过重所致。轻者仅表现为气急、心率增快，肺部出现少许湿啰音等。严重者可出现呼吸困难，端坐呼吸，颈静脉怒张，频咳、吐粉红色泡沫痰，两肺满布湿啰音，心脏扩大，甚至出现奔马律，肝大压痛，水肿加剧。如不及时抢救，可在数小时内迅速出现肺水肿而危及患儿生命。

2. *高血压脑病*

在疾病早期，由于脑血管痉挛，导致脑缺血缺氧、血管渗透性增高发生脑水肿。近年亦有人认为是脑血管扩张所致。血压（尤其是舒张压）急剧升高＞18.7/12.0kPa（1.40/90mmHg），伴视力障碍、惊厥或昏迷三项之一者 即可诊断。年长儿可诉剧烈头痛、呕吐、复视或一过性失明。高血压控制后上述症状迅速消失。

3. *急性肾功能不全*

主要由于肾小球内皮细胞和系膜细胞增生，肾小球毛细血管腔变窄、甚至阻塞，肾小球血流量减少，滤过率降低所致。表现少尿、无尿等症状，引起暂时性氮质血症、电解质紊乱和代谢性酸中毒。一般持续3～5d，不超过10d迅速好转。若持续数周仍不恢复，则预后严重，病理上可能有大量新月体形成。

三、辅助检查

（一）尿液检查

尿蛋白可在＋～＋＋＋，且与血尿的程度相平行，尿镜检除多少不等的红细胞外，可见透明、颗粒或红细胞管型，疾病早期可见较多白细胞及上皮细胞，并非感染。尿常规一般4～8周恢复正常，12h尿细胞计数4～8个月恢复正常。急性期尿比重多增高。

（二）血常规检查

常有轻、中度贫血，与血容量增多、血液稀释有关，待利尿消肿后即可恢复正常。白细胞轻度升高或正常。血沉增快，一般 2～3 个月恢复正常。

（三）肾功能及血生化检查

血尿素氮和肌酐一般正常，明显少尿时可升高。肾小管功能正常。持续少尿、无尿者，血肌酐升高，内生肌酐清除率降低，尿浓缩功能受损。早期还可有轻度稀释性低钠血症，少数出现高血钾及代谢性酸中毒。

（四）抗链球菌溶血素 O（ASO）抗体测定

50％～80％患儿 ASO 升高，通常于链球菌感染 2～3 周开始升高，3～5 周达高峰，50％于 3～6 个月恢复正常，75％于 1 年内恢复正常。判断结果时应注意：①早期应用抗生素治疗者可影响阳性率；②某些致肾炎菌株可能不产生溶血素 O；③脓皮病患者 ASO 常不增高。

（五）血清补体测定

80％～90％的急性期患儿血清补体 C3 下降，6～8 周恢复正常。若超过 8 周补体持续降低，应考虑为膜增生性肾小球肾炎。血清补体下降程度与急性肾炎病情轻重无明显相关性，但对急性肾炎的鉴别诊断有重要意义。

（六）肾活组织病理检查

急性肾炎出现以下情况时考虑肾活检：①持续性肉眼血尿在 3 个月以上者；②持续性蛋白尿和血尿在 6 个月以上者；③发展为肾病综合征者；④肾功能持续减退者。

四、诊断和鉴别诊断

典型病例诊断不难，根据：①起病前 1～3 周有链球菌前驱感染史；②临床表现有水肿少尿、血尿、高血压；③尿检有蛋白、红细胞和管型；④急性期血清 C3 下降，伴或不伴有 ASO 升高即可确诊。但应注意与下列疾病鉴别。

（一）其他病原体感染后引起的肾炎

多种病原体感染可引起急性肾炎，如细菌（葡萄球菌、肺炎球菌等）、病毒（乙肝病毒、流感病毒、EB 病毒、水痘病毒和腮腺炎病毒等）、支原体、原虫等。可从原发感染灶及各自的临床特点进行鉴别。如病毒性肾炎，一般前驱期短，3～5d，临床症状轻，无明显水肿及高血压，以血尿为主，补体 C3 不降低，ASO 不升高。

（二）IgA 肾病

以血尿为主要症状，表现为反复发作性肉眼血尿，常在上呼吸道感染后 1～2d 出现血尿，多无水肿、高血压、血清 C3 正常，确诊依靠肾活检。

（三）慢性肾炎急性发作

患儿多有贫血、生长发育落后等体征。前驱感染期甚短或不明显，肾功能持续异常，尿比重低且固定可与急性肾炎鉴别。尿液改变以蛋白增多为主。

（四）特发性肾病综合征

具有肾病综合征表现的急性肾炎需与特发性肾病综合征鉴别。若患儿呈急性起病，有明确的链球菌感染证据，血清 C3 降低，肾活检病理为毛细血管内增生性肾炎，有助于急性肾炎的诊断。

（五）其他

还应与急进性肾炎或其他系统性疾病引起的肾炎如紫癜性肾炎、系统性红斑狼疮性肾炎、乙肝病毒相关性肾炎等鉴别。

五、治疗

本病为自限性疾病，无特异治疗。主要是对症处理，清除残留感染病灶，纠正水电解质紊乱，防止急性期并发症，保护肾功能，以待自然恢复。重点把好防治少尿和高血压两关。

（一）严格休息

急性期（起病 2 周内）绝对卧床休息，水肿消退、血压正常、肉眼血尿消失，即可下床作轻微活动或室外散步。血沉正常可上学，但 3 个月内应避免重体力活动。待 12h 尿沉渣细胞绝对计数正常后方可恢复体力活动。

（二）合理饮食

有水肿及高血压者应限盐，食盐限制在 1～2g/d。对有严重少尿、循环充血者，每日水分摄入一般以不显性失水加尿量计算。有氮质血症者应限蛋白入量，可给优质动物蛋白 0.5g/（kg·d）。供给高糖饮食以满足小儿热量需要。待尿量增加、水肿消退、血压正常、氮质血症消除后应尽早恢复正常饮食，以保证小儿生长发育的需要。

（三）控制感染

应用抗生素的目的是彻底清除体内感染灶，对疾病本身无明显作用。疾病早期给予青霉素 10～14d 或据培养结果换用其他敏感抗生素，应注意勿选用对肾有损害的药物。

（四）对症治疗

1. 利尿

经控制水盐入量仍水肿、少尿者可用噻嗪类利尿剂，如氢氯噻嗪 1～2mg/（kg·d），分 2～3 次口服。无效时可静脉注射强效的袢利尿剂，如每次呋塞米 1mg/kg，每日 1～2 次，静脉注射剂量过大时可有一过性耳聋。

2. 降压

凡经休息、利尿及限制水盐后，血压仍高者应给予降压药。首选硝苯地平，开始剂量为 0.25mg/（kg·d），最大剂量 1mg/（kg·d），分 3 次口服。亦可用卡托普利等血管紧张素转换酶抑制剂，初始剂量为 0.3～0.5mg/（kg·d），最大剂量 5～6mg/（kg·d），分 3 次口服，与硝苯地平交替使用降压效果更佳。严重病例用利舍平，首剂 0.07mg/kg（每次最大量不超过 2mg）肌肉注射，必要时间隔 12h 重复一次，用 1～2 剂后改为 0.02～0.03mg/（kg·d），分 2～3 次口服。

（五）严重循环充血的治疗

1. 严格限制水盐入量和应用强利尿剂呋塞米，促进液体排出，矫正水钠潴留，恢复正常血容量，而不在于应用洋地黄制剂。

2. 有肺水肿表现者，除一般对症治疗外，可加用硝普钠 5～20mg 溶于 5%葡萄糖液 100mL 中，以 1μg/（kg·min）速度静脉滴注，严密监测血压，随时调整药液滴速，不宜超过 8μg/（kg·min），防止发生低血压。滴注时药液、针筒、输液管等须用黑纸覆盖，以免药物遇光分解。

3. 对难治病例可采用腹膜透析或血液透析治疗。

(六) 高血压脑病的治疗

原则为选用降压效力强而迅速的药物。首选硝普钠，用法同上。通常用药后1～5min内可使血压明显下降，抽搐立即停止，并同时静脉注射呋噻米每次2mg/kg。有惊厥者给予地西泮止痉，每次0.3mg/kg，总量不超过10mg，缓慢静脉注射。如在静脉注射苯巴比妥钠后再静脉注射地西泮，应注意发生呼吸抑制可能。

(七) 急性肾功能不全的治疗

1. 应严格限制液体入量，掌握“量出为入”的原则。每日液量＝前一天尿量＋不显性失水量＋异常丢失液量－内生水量。不显性失水按400mL/（m^2·d），内生水量按100mL/（m^2·d）计算。

2. 注意纠正水电解质酸碱平衡紊乱；积极利尿，供给足够热量，以减少组织蛋白质分解。

3. 必要时及早采取透析治疗。

第二节　IgA肾病

IgA肾病是以发作性短暂肉眼血尿和镜下血尿为其临床特点，以肾小球系膜增生，系膜区有IgA沉积为其主要病理改变的一种肾小球疾病。

一、病因

不十分清楚。多数学者认为本病的肾小球内免疫病理检查可见IgA和C3（补体）沉着，血循环中能测出IgA免疫复合物，故考虑因有IgA的循环免疫复合物在肾内沉积而致病。复合物中的抗原可能是呼吸道或胃肠道黏膜处感染的病毒、细菌或食物中的某些抗原成分。

(一) 年龄因素

小儿IgA肾病的发病与小儿的年龄有很大关系，这种疾病的发病年龄平均在10岁左右，这个年龄段的孩子其体质是最容易发生IgA肾病的。在IgA肾病发病之前，小儿常常有过感染史，它可以是身体各个部位、系统的感染，比较常见的是急性上呼吸道感染。

(二) 疾病感染

此外，肺部感染、消化道感染、泌尿道感染也十分常见，这些感染都可能导致IgA肾病的发生。一些小儿IgA肾病的发生还可遗传因素有关，如家族中有IgA肾病患者，小儿发生IgA肾病的几率也会更高。人种、居住环境等与IgA肾病的发病也有一定关系。

(三) 疾病影响

泌尿系统的障碍、比如尿液排泄发生失常，尿液长时间聚集于人体内，可产生毒素，损害肾脏，引发IgA肾病。还有一些药物虽然对肾脏没有太大损害，但对于一些本身肾脏就不好的人来说，很容易引起肾中毒，引发IgA肾病。

二、临床表现

1. 发作前 1～2d 常有呼吸道感染或胃肠道感染病史。

2. 反复肉眼血尿，持续 2～6d。发病间期尿常规正常或持续镜下血尿。无浮肿及高血压。

3. 少数以急性肾炎或肾病综合征起病。

4. 肾功能检查正常或轻度异常，血 IgA 浓度可升高。

三、辅助检查

确诊有赖于肾活检。病理检查以肾小球系膜区增生为主，可为弥散性，也可呈局灶节段性分布。免疫荧光有明显的 IgA 于系膜区沉积，其荧光强度＞IgG、C_3。IgA 的沉着主要限于肾小球系膜区，也可延及毛细血管襻。应排除能导致 IgA 于肾小球系膜沉着的全身疾患(如过敏性紫癜、肝脏疾病等)。电镜下有电子致密物沉积于系膜区。

四、诊断与鉴别诊断

(一) 诊断

IgA 肾病的诊断主要依靠肾组织的免疫病理检查。根据本病临床特点：先出现呼吸道感染及肠道感染，紧跟其后出现肉眼血尿或镜下血尿，年长儿童反复发作，应考虑本病；表现为单纯镜下血尿或肉眼血尿或伴中等度蛋白尿时，也应怀疑 IgA 肾病，争取尽早肾活体组织检查；以肾病综合征、急进性肾炎综合征，高血压伴肾功能不全为表现者，也应考虑本病，确诊有赖肾活体组织检查。

(二) 鉴别诊断

1. 除外其他能导致血尿的疾病，如尿路损伤、高钙尿症、结石、结核、家族性良性血尿等。

2. 免疫病理显示肾小球内 IgA 沉着时，应与其他全身性疾病鉴别，有继发的 IgA 肾病的可能。(1) 全身性多系统疾病：过敏性紫癜、系统性红斑狼疮、慢性肝病等。

(2) 感染性疾病：支原体感染、弓形虫病、病毒性肝炎、EB 病毒感染等。

五、治疗

(一) 一般治疗

有呼吸道感染、胃肠道感染者给予抗感染治疗，如扁桃体为感染病灶，多主张切除，可减少发作。避免剧烈运动，对有食物过敏者减少该类食物的摄入。

(二) 药物治疗

目前无疗效肯定的药物。

1. 尿蛋白＞1g/d 者可试用肾上腺皮质激素或联合应用免疫抑制剂。

2. 抗凝药物如潘生丁、华法林、丹参对缓解血尿可能有一定疗效 。

第三节　过敏性紫癜性肾炎

过敏性紫癜性肾炎（APN）是小儿时期最常见的继发性肾炎，常在紫癜发作时或发作后1～8周内出现肾损害，病理改变为系膜增生性肾炎或局灶节段性肾炎，偶有新月体形成。

一、病因及病理生理

（一）病因

过敏性紫癜性肾炎是白细胞碎裂性小血管炎，主要是由免疫球蛋白（IgA）沉积引起的免疫复合物病，其病因仍未完全明了，可能与下列因素有关：感染、疫苗接种、虫咬、寒冷刺激、药物过敏和食物过敏等。尽管这些因素都可能诱发过敏性紫癜性肾炎，但临床上仍难明确过敏原，脱敏治疗的效果往往难以令人满意。

（二）病理生理

鉴于过敏性紫癜性肾炎免疫病理的显著特点是系膜区颗粒状免疫球蛋白（IgA）沉积，与免疫球蛋白（IgA）肾病改变极为相似，因此推测免疫球蛋白（IgA）在发病中有重要作用，甚至有人认为它们本质上是同一种疾病。

进一步研究发现两者免疫发病机制确有惊人的一致性，如均有血清免疫球蛋白（IgA）升高、单体以及多聚体免疫球蛋白（IgA）升高、λ－IgAl升高，两者血清中均有循环免疫球蛋白（IgA）免疫复合物；沉积在肾小球上的均以多聚IgA1为主，且有J链沉积；两者都有C4a、C4b亚型缺陷，都有免疫球蛋白（IgA）lO型糖基化异常等等。

过敏性紫癜性肾炎的肾脏损伤中补体发挥重要作用，补体的激活可能是通过旁路途径实现的：①免疫球蛋白（IgA）无激活C1q的能力，而能直接激活C3；②小球系膜区证实有C3、备解素C3PA，而无C1q、C4；③缺乏的患者易患本病。补体系统的激活，产生一系列炎症介质，导致局部炎性改变，继之发生凝血和纤溶系统障碍，出现小血管内血栓形成和纤维蛋白的沉积，最终导致肾小球损伤。

二、临床表现

（一）皮肤紫癜病史

包括有腹痛、关节痛及便血史等。

（二）肾损害表现

大多为镜下血尿或有肉眼血尿。可有浮肿，大多仅为面部轻微浮肿，少数呈肾病综合征样的重度浮肿。高血压的发生较急性肾炎少且轻。少数出现大量蛋白尿。

三、辅助检查

1. 尿常规有程度不等的血尿和蛋白尿，多为轻度～中度的选择性蛋白尿。

2. 表现为肾病综合征者有大量蛋白尿，清蛋白降低，胆固醇升高。

3. 肾脏病理改变，Meadow分型分6型：①Ⅰ型：轻微病变。②Ⅱ型：单纯系膜增生性病变。③Ⅲ型：局灶（Ⅲa）和弥散（Ⅲb）系膜增生，伴新月体形成（50％以下肾小球受累）。④Ⅳ型：局灶（Ⅳa）和弥散（Ⅳb）系膜增生，伴新月体形成（50％～75％肾小球受累）。⑤Ⅴ型：局灶（Ⅴa）和弥散（Ⅴb）系膜增生，伴新月体形成（75％以上肾小球受累）。⑥Ⅵ型：系膜毛细血管性肾炎。免疫荧光于系膜区可见弥散性IgA呈颗粒状荧光，伴补体G_3及备解素沉着。

四、诊断与鉴别诊断

（一）诊断

过敏性紫癜性肾炎是指继发于过敏性紫癜的肾小球肾炎，儿童是过敏性紫癜性肾炎的高发人群。过敏性紫癜性肾炎的诊断标准是必须符合以下三项：

1. 有过敏性紫癜的皮肤紫癜等肾外表现。

2. 有肾脏损害的临床表现，如血尿、蛋白尿、高血压和肾功能不全。

3. 肾活检时表现为系膜增生以及IgA免疫复合物在系膜区沉积。对于诊断为过敏性紫癜性肾炎的患儿，一般预后较好，绝大多数患者可在3～4周内取得临床缓解，但少部分患者对药物反应性较差，病情无法缓解，或者是因为过敏性紫癜反复发作导致疾病迁延，转为慢性肾小球肾炎。

(二) 鉴别诊断

当临床表现不典型时，应与急性肾小球肾炎、IgA肾病、狼疮性肾炎和急性间质性肾炎相鉴别。

1. 急性肾小球肾炎

原发性急性肾小球肾炎是肾脏首次发生免疫性损伤，并以突发血尿、蛋白尿、水肿、高血压和/或有少尿及氮质血症为主要表现的一种疾病，又称急性肾炎综合征。轻者为眼睑水肿或伴下肢轻度水肿，重者可出现胸、腹水，全身水肿。多伴轻、中度血压增高。蛋白尿轻重不一（1～3g/d)，都有镜下血尿，红细胞呈多形性、多样性，有时可见红细胞管型、颗粒管型及肾小管上皮细胞。尿纤维蛋白降解产物（FDP）可阳性。血尿素氮及肌酐可有一过性升高，血清总补体（CH50）及C3下降，多于8周内恢复正常，可有血清抗链球菌溶血素“O”滴度升高。

2. gA肾病

小儿过敏性紫癜肾炎和IgA肾病尽管免疫发病机制相似，但临床上有明显区别，IgA肾病缺乏HSP肾炎的肾外表现。小儿过敏性紫癜肾炎呈急性发病过程，临床表现轻重不一，病程较短，其肾损伤的程度取决于肾小球新月体的多少。而IgA肾病呈慢性持续性发展，较易发展为肾功能不全，新月体形成不甚明显，而节段性肾小球硬化较为突出。

3. 狼疮性肾炎

狼疮性肾炎（LN）概述 狼疮性肾炎是指系统性红斑狼疮合并双肾不同病理类型的免疫性损害，同时伴有明显肾脏损害临床表现的一种疾病。其临床表现复杂，除有常见的皮疹、关节痛、发热、怕光、脱发及多器官或系统损害外，肾脏损害较为突出，表现为血尿、蛋白尿、水肿、高血压、肾功能损害。

4. 急性间质性肾炎

急性肾小管间质性肾炎是由多种病因引起的突然发生的以肾间质炎症水肿、炎症细胞浸润、肾小管呈不同程度退行性变伴肾功能不全的一个综合征，习惯上简称急性间质性肾炎。临床表现轻重不一。潜伏期2～44天，平均15天。常有发热、皮疹、关节酸痛和腰背痛。80%患者有外周血嗜酸性粒细胞增高，但历时短暂。95%患者有血尿，其中约1/3为肉眼血尿；部分患者可有无菌性脓尿，少数患者可见嗜酸性粒细胞尿。蛋白尿量常为轻至中等量。20%～50%患者可出现少尿或无尿，可伴程度不等的氮质潴留，约1/3患者出现严重尿毒症症状。

五、治疗

（一）一般治疗

急性期宜卧床休息，除去一切可能的过敏原及诱因，针对感染灶应用抗生素。

（二）药物治疗

1．对症治疗

关节痛可用小剂量阿司匹林，50～80mg/（kg·d），分3次口服，2周后停药；有血尿者用潘生丁5～10mg/（kg·d），分3次口服，疗程3个月。

2．肾上腺皮质激素

①对缓解急性胃肠道症状及关节痛有效。常用泼尼松1～2mg/（kg·d），分次口服，症状控制后减量停用。②对表现为急进性肾炎者可予甲基泼尼松龙冲击疗法治疗（见急性进行性肾炎）。③对表现为肾病综合征者可按原发肾病综合征应用激素治疗，也可加用其他免疫抑制剂如环磷酰胺。

第四节　远端肾小管酸中毒（Ⅰ型）

远端肾小管酸中毒（dRTA）亦称经典的RTA，是由于各种原发性或继发性因素引起远端小管上皮细胞排泌H^+障碍、尿NH_4^+及可滴定酸排出减少，体内H^+储积而HCO_3^-降低，Cl^-代偿性增高导致高氯性代谢性酸中毒。其特征在于虽有明显的酸中毒，但尿仍不能被酸化，pH＜5.5。

一、病因及病理生理

（一）病因

dRTA可分为原发性和继发性两类。原发性为常染色体显性或隐性遗传，继发性者常是由于其他疾病影响到肾小管功能所致，可见于高丙种球蛋白血症、原发性甲状旁腺功能亢进、维生素D中毒、移植肾排斥反应、髓质海绵肾、梗阻性肾病、特发性高钙尿症肾钙化、Wilson病、失盐性先天性肾上腺皮质增生症、药物及毒素导致肾损害（如锂、两性真素B、甲苯、地高辛等）。

（二）病理生理

正常情况下，在远端肾小管和集合管是通过H^+-Na^+交换分泌H^+，以调节酸碱平衡。本病时远端肾小管排H^+障碍，H^+在体内积聚，尿NH_4^+和可滴定酸（TA）排出减少，引起代谢性尿酸化障碍和酸中毒。由于远端肾小管H^+-Na^+交换减少，导致K^+-Na^+交换占优势，使大量K^+丢失，造成低钾血症。同时Na^+回吸收减少，引起低钠血症和继发性醛固酮增多，以增加Na^+和Cl^-的吸收。Cl^-的潴留造成高氯血症。长期低钾使远端肾小管浓缩功能受损，出现多饮、多尿。持续酸中毒导致机体动用骨缓冲系统，骨中的钙、磷游离入血，尿钙排出增加，血钙降低，因而刺激甲状旁腺分泌甲状旁腺激素，促进骨质溶解破坏，减少骨质生成，使尿钙进一步增多，抑制磷的再吸收，使尿磷增多，血磷降低。碱性尿有助于浓度增高的尿钙、尿磷形成肾结石和肾实质钙盐沉着，继而引起肾间质损害，最终导致肾功能不全，枸橼酸盐是尿钙溶解的重要因素，酸中毒时，枸橼酸盐排出减少，重吸收增加，促进肾钙化。

二、临床表现

临床上可分为婴儿型及幼儿型。前者生后几个月内发病，男婴多见，为常染色体隐性遗传。后者常在2岁后出现症状，以女性多见，为染色体显性遗传。

dRTA主要临床特点有：

（1）发病年龄：原发性dRTA可以在生后即有临床表现，但出现典型症状时多在2岁以后。

（2）慢性酸中毒表现：生长发育落后及厌食、恶心、呕吐、腹泻、便秘等慢性代谢性酸中毒表现，有时生长落后为唯一表现。不完全型dRTA可无酸中毒表现而仅出现低钾、肌无力或肾钙化。

（3）尿浓缩功能功能减退：多饮、多尿、不明原因脱水，还可出现脱水热、休克，系由于低钾引起尿浓缩功能减退所致。

（4）低钾血症：肌肉软弱无力甚至周期性瘫痪等低钾表现比较突出，系泌H^+减少引起低钾血症所致。严重时影响心脏，出现期前收缩等严重心律失常和循环衰竭。

（5）佝偻病表现：骨质脱钙、骨骼软化、骨骼畸形、前囟宽大且闭合延迟等佝偻病表现，维生素D治疗无效。

（6）肾钙化与肾结石：肾结石常见于年长儿及成人，可与肾钙化同时或单独出现，并可伴有血尿、肾积水与泌尿道感染。结石多为磷酸钙，少数为草酸钙和鸟粪石。脓尿常持续存在，可能与肾钙化有关。

（7）几种特殊的dRTA：①兼有近端肾小管性酸中毒和远端肾小管性酸中毒（Ⅲ型）见于婴儿，可早至生后1月发病，随着年龄增长，HCO_3^-丢失可减轻，本节另做详细介绍。②不完全性dRTA：可伴有肾钙化但无代谢性酸中毒，虽尿液酸化障碍，但排NH_4^+多，排TA少。大多在对完全性dRRA家族进行筛查时发现，也有不少为散发病例或继发于其他疾病。③dRTA伴耳聋：为常染色体隐性遗传，男女均可患病，耳聋出现时间从新生儿期至年长儿不等。④短暂性肾小管酸中毒：最早由Lightwood于1935年报道，酸中毒为一过性，可能是一些未被认识的环境因素所致，如维生素D中毒、磺胺药肾损害或汞中毒等。多在2岁左右自愈。⑤继发性dRTA：见于多种全身性疾病或肾脏疾病。患者同时，具有原发病的临床表现。

三、辅助检查

（一）尿pH

尿pH反映尿中H^+量，dRTA时，尽管血pH＜7.35，但尿pH仍≥6.0，并且还可高达6.5、7.0以上。测定尿pH必须采用pH计，pH试纸以及尿液分析仪测定的结果不够准确。只测定尿pH有一定局限性，尿pH＜5.5并不能说明尿酸化功能一定完好，如患儿有泌NHs障碍，但由于少量H^+不能与NH_3结合成NH_4^+，尿pH仍可＜5.5，因此应同时测定尿pH与尿NH_4^+值，以综合分析、判断。

(二) 尿可滴定酸及尿 NH_4^+ 值的测定

远端肾小管分泌的 H^+ 大部分与 NH_3 结合成 NH_4^+ 排出，另一部分以可滴定酸的形式排出。因此，尿可滴定酸与 NH_4^+ 值之和代表肾脏净酸排泄量。在体内酸性物质增多时，正常人尿 pH 可＜5.5，尿中可滴定酸及 NH_4^+ 排出率可分别达 251.1mol/min 及 39μmol/min，在远端肾小管酸中毒时，两者均明显降低。

(三) 尿电解质及尿阴离子间隙

dRTA 大多有尿钠排泄增多以及尿钙增高，尿 Ca/Cr＞0.21，24h 尿钙＞4mg/（kg·d)。尿阴离子间隙＝$Na^+ + K^+ - Cl^-$，可反映尿 NH_4^+ 值水平，为正值时提示尿 NH_4^+ 排泄减少。

(四) 血气分析及电解质

dRTA 的典型改变为高氯血症性阴离子间隙正常的代谢性酸中毒。不完全性 dRTA 可表现为代偿性代谢性酸中毒或正常。血阴离子间隙（AG）＝$Na^+ + K^+ - (Cl^- + HCO_3^-)$，正常为 8～16mmol/L，增高表明体内无机酸根（如硝酸根、硫酸根）或（和）有机酸根离子等酸性产物潴积，RTA 时 CI 代偿了 HCO_3^- 的减低，因而 AG 正常。血钾降低也是 dRRA 的重要表现，甚至为不完全性 dRTA 的唯一表现。血钠及血钙可正常或降低。

(五) 尿二氧化碳分压检测

正常人给予碳酸氢钠或中性磷酸盐后，到达远端小管的 HCO_3^- 或 HKO_4^{2-} 增多，前者与 H^+ 结合生成 HCO_3^-；后者与 H^+ 结合生成 $H_2PO_4^-$，再与 HCO_3^- 生成 H_2CO_3，进而生成 CO_2，使尿 CO_2 分压增高。dRTA 时由于泌氢障碍，尿 CO_2 不升高，尿 CO_2 分压与血 CO_2 分压差值＜20mmHg，正常人＞30mmHg。

(六) 24h 尿枸橼酸

dRTA 时常减低。

(七) X 线影像学检查

可了解骨病情况并发现肾结石，超声波检查可了解肾脏有无钙化及结石。

四、诊断与鉴别诊断

(一) 诊断

本病典型者诊断不难，根据生长发育落后，烦渴、多饮、多尿，顽固性佝偻病和肾钙化、肾结石等表现，血生化检查具备五低二高特征，即低血磷、低血钾、低血钙、低血钠和低二氧化碳结合力（或低血清 pH）以及高血氯、高血清碱性磷酸酶，且在酸中毒时，尿 pH＞6.0 即可确定诊断。

下述一些诊断试验主要用于酸中毒不明显的不完全性 dRTA 诊断以及用于了解 dRTA 是泌 H^+ 缺陷、电压依赖性缺陷（高 K^+ 性 dRTA)，还是梯度缺陷（反漏型)。

1. NH_4Cl 负荷试验

NH_4Cl 负荷试验通过服用酸性药物使肌体产生代谢性酸中毒，来测试肾小管泌氢功能，主要用于轻型或不完全性 dRTA 的诊断。

(1) 三日法：口服氯化铵［0.1g/（kg·d)，分 3 次服用］或氯化钙［0.5g/（kg·d)，分 3 次服用］3d，当血气分析示 pH＜7.35，HCO_3^-＜20mmol/L 时，尿 pH 仍＞5.5

则说明存在肾小管酸化功能障碍，提示 dRTA。试验中应避免出现严重酸中毒，血 HCO_3^- 不宜降得过低（<15mmol/L）。

（2）单剂简便方法：30min 内口服氯化铵（0.1g/kg），随后留 6h 尿测尿 pH，由于此剂量氯化铵可降低 HCO_3^- 4～6mmol/L，故如尿 pH 仍>5.5 则为阳性。

2. 硫酸钠试验

原理是在有贮钠因素情况下，硫酸钠的滴注增加到达远端的肾单位的 Na^+，并有效地被吸收。而 SO_4^{2-} 属于难吸收的负离子，增加了管腔内的负电位，使肾小管上皮细胞与管腔的电位差加大，负电位促进 H^+ 的排泄（主要增加尿 NH_4^+ 的排泄）。若对硫酸钠滴注无反应，尿仍不能酸化，表明 H^+ 分泌缺陷。

试验方法：试验前 12h 口服贮盐激素氟氢化可的松 1mg，或在试验前 12h 以及 2～4h 前各肌内注射去氧皮质酮 5mg。试验前如采用低盐饮食则结果更为正确。4% Na_2SO_4 1000mL 于 40～60min 内静脉滴注完毕。每升中加入 30mEq 的 $NaHCO_3$ 以避免由于迅速灌注 Na_2SO_4 发生中毒。尿标本应在灌注后连续 3h 收集。正常人尿 pH 应降至 5.5 以下（正常<5.0），泌 H^+ 障碍以及电压依赖型则>5.5，但反漏型（梯度缺陷）亦可<5.5。

3. 呋塞米试验

肌内注射呋塞咪 2mg/kg（<40mg/kg），髓袢 Cl^- 吸收减少，远端小管及集合管 Cl^- 增多，负电荷增加，与输注 Na_2SO_4 产生同样效果，方法简单、敏感，也较为可靠。

4. $NaHCO_3$ 负荷试验

反映集合管泌氢及维持 H^+ 梯度的能力。当有 H^+ 泵功能障碍或因电压依赖缺陷而影响泌氢时，尿中 HCO_3^- 缺少，使尿 CO_2 压力不升高，尿与血 CO_2 分压差<20mmHg，反漏型则可>30mmHg。方法：静脉注射 1mmol/L 的 $NaHCO_3$，3m/min，每 15～30min 直立位排尿一次，测尿 pH 以及 CO_2 分压，当连续 3 次尿 pH>7.8 时，于 2 次排尿间抽血查 CO_2 分压，再计算尿 CO_2 分压与血 CO_2 分压差值。

5. 中性磷酸盐负荷试验

原理与 $NaHCO_3$ 负荷试验相同，也用于区别反漏型 dRTA。

（二）鉴别诊断

dRTA 临床上应与肾小球性酸中毒、各种佝偻病、家族性周期性瘫痪相鉴别。

（1）肾小球性酸中毒，既往有肾脏疾病史，有明显尿异常，常伴贫血与高血压，血 Cl^- 多正常而血肌酐增高，血与尿 pH 一致性降低。

（2）家族性周期性瘫痪有家族史，男性多见，尿检正常，无酸中毒，发作之前常有饱餐、高糖饮食、剧烈运动、外伤、感染等诱因。

（3）家族性低血磷性抗维生素 D 佝偻病。佝偻病症状与体征突出，但无酸中毒及其他 dRTA 表现。

五、治疗

dRTA 的治疗以控制酸中毒、纠正电解质紊乱、防止骨骼畸形及肾脏钙化为原则，继发性 dRTA 应尽可能消除病因，对于先天性 dRTA 需终身坚持服药，在儿童生长发育时期尤为重要。

（一）纠正酸中毒

dRTA 应给予 2～5mmol/（kg·d）的碱性药物，以纠正酸中毒，防止各种骨病及生长落后的发生。可选用①碳酸氢钠 0．2～0．4g/（kg·d）；②Shohl 合剂，含 14％枸橼酸及 9．8％枸橼酸钠，2～5mL/（kg·d）；③ 10％枸橼酸钠及 10％枸橼酸钾合剂，2～5mL/(kg·d)。

（二）纠正电解质紊乱

严重低钾者，可短期服用氯化钾，长期服用易加重高氯性酸中毒。一般情况下可使用 Shohl 合剂或单用 10％枸橼酸钾口服，剂量 2～4mL/（kg·d）；有低钙血症者可适当补充钙剂，如 10％葡萄糖酸钙 2mL/（kg·d），总量＜20mL/d。

（三）骨病与肾脏钙化防治

纠正酸中毒是防治骨病与肾钙化的关键。对伴有骨病者可应用维生素 D 制剂，如维生素 D 5000～10000μg/d、1，25－（OH）$_2$D$_3$、维生素 D$_3$（Rocaltrol，0．25μg/d）治疗，应注意高钙血症发生。对高钙尿症，可服用上述枸橼酸制剂治疗，必要时还可加氢氯噻嗪，2mg/（kg·d）口服，常可减轻高钙尿症，并促进溶石与排石。

（（四）手术治疗

适用严重骨骼畸形影响功能者。

第五节　近端肾小管酸中毒（Ⅱ型）

近端肾小管酸中毒是近端肾小管因各种继发因素（药物、毒物损伤、胱氨酸储积病、Wilson 病）和（或）先天原因导致近端肾小管碳酸酐酶功能障碍及 H^+ 排泌障碍，HCO_3^- 在近端小管回吸收减少，而出现高氯血症性代谢性酸中毒及碱性尿，同样也可致低血钾。

一、病因及病理生理

（一）病因

1．原发性

病因不明，一般认为与遗传有关。仅表现为 HCO_3^- 再吸收障碍，不伴有其他肾小管和肾小球功能障碍。①散发性婴儿为暂时性。②遗传性为持续性，呈常染色体显性遗传或常染色体隐性遗传。

2．继发性

常继发于全身性疾病，可伴多种肾小管功能异常，以范可尼综合征最为多见。①伴有其他近端肾小管功能障碍的遗传性疾病如特发性范可尼综合征、胱氨酸病、眼－脑－肾综合征(Lowe 综合征)、遗传性果糖不耐受症、酪氨酸血症、半乳糖血症、糖原累积病、线粒体肌病、异染性脑白质营养不良等。②药物和毒素肾损害：如碳酸酐酶抑制物、过期四环素、甲基色酮、马来酸中毒、重金属（钙、铅、铜、汞）中毒等。③其他如亚急性坏死性脑脊髓病(Leigh 综合征)、法洛四联征、肠吸收不良、甲状旁腺功能亢进、肾囊肿病、遗传性肾炎、肾移植慢性排斥反应、多发性骨髓瘤、Ogren 综合征、淀粉样变性、慢性活动性肝炎、复发性肾结石、肾髓质囊性病、Wilson 病等。

(二) 病理生理

在正常情况下，肾小球滤过的 HCO_3^- 99%被重吸收，其中近端小管重吸收 80%～90%，其余 2%在髓袢，8%在远端小管重吸收。而 HCO_3^- 重吸收和小管细胞分泌 H^+ 的功能密切相关。在小管中 H^+-Na^+ 交换，Na^+ 被重吸收入细胞内与 HCO_3^- 结合成 $NaHCO_3$，再进入血液中，为身体保留了碱储备。依赖 Na^+-K^+-ATI 酶，近端小管重吸收肾小球滤液中大部分的钠，Cl^- 和水随 Na^+ 被动重吸收。另外，近端小管主动重吸收全部 K^+、2/3 钙和部分磷酸盐。

pRTA 为近端肾小管重吸收 HCO_3^- 不足、HCO_3^- 肾阈降低，正常人为 25～26mmol/L，婴儿为 22mmol/L，而 pRTA 时为 18～20mmol/L 当患者血浆 HCO_3^- 浓度正常时，即有 15%以上的 HCO_3^- 排至尿中（正常人仅为 1%）。即使在轻度酸中毒时，若患者血浆中 HCO_3^- 浓度仍高于肾阈则 HCO_3^- 仍排至尿中。只有严重酸中毒时，患者可排出酸性尿。

由于近端肾小管对 HCO_3^- 重吸收减少，使 Na^+-H^+ 交换减少，Na^+ 从尿中大量丢失，引起低钠、脱水。失 Na^+ 导致继发性醛固酮增多，使 Na^+、Cl^- 潴留。加之由于 HCO_3^- 丢失增多，为自持阴离子平衡，而保留 Cl^-，因而出现高氯血症在醛固酮作用下，以 Na^+-K^+ 交换而保留。Na^+ 可引起低钾血症，长期代谢性酸中毒可能通过阻碍生长激素的分泌或应答而引起生长发育障碍。导致近端肾小管重吸收 HCO_3^- 障碍的原因尚不清楚，可能是由于肾小管功能发育不成熟。在继发性病因中，大都是由于内生代谢产物或外来物质损坏近端小管上皮引起。

二、临床表现

(一) 原发性 pRTA

主要见于男性婴儿，多伴其他近端肾小管重吸收功能缺陷如糖尿、磷尿等，在 1～2 岁可自发消失。

(二) 代谢性酸中毒与低钠、低钾血症

可有生长发育迟缓、恶心呕吐等酸性中毒以及软弱、疲乏、肌无力、便秘等低钠血症和低钾血症表现。由于 HCO_3^- 肾阈在 pRTA 时降至15～18mmol/L，低于 15mmol/L 后可排酸性尿（pH ＜5. 5），严重酸中毒少见。

(三) 继发性 pRTA

除上述表现外，还有原发病症状。

(四) 其他

由于多无严重酸中毒，如不伴近端小管磷吸收障碍时，无高磷尿症，很少出现代谢性骨病、肾钙化、肾结石。

三、辅助检查

pRTA 血液生化检查有血浆 HCO_3^- 和 pH 降低、高氯血症，钠、钾正常或下降，尿 pH 根据血 HCO_3^- 水平可呈碱性或酸性。24h 尿 HCO_4^- 仅可滴定酸正常，尿钙可增高或正常。

四、诊断与鉴别诊断

（一）诊断

当患者有高氯性酸中毒而阴离子间隙正常，特别是伴低钾血症、肾性糖尿、高氨基酸尿症、高磷酸盐尿伴低磷酸盐血症和高尿酸盐尿症时，应考虑 pRTA。如代谢性酸中毒严重[血浆 HCO_3^- ＜15～18mmol/L，而晨尿 pH≤5. 5，NH_4^+ 排量＞40μmo/（min·1. 73 m^2）]，且排除自胃肠道丢失 HCO_3^-，可诊断本病。如有一定酸中毒，但尿 pH 不低，应作氯化铵负荷试验，以排除 dRTA。

碳酸氢钠重吸收试验有助于确诊。方法有：

1. 口服法

口服碳酸氢钠 2～10mmol/（kg·d），每三天增加一次剂量，直到酸中毒纠正，测定血浆和尿 HCO_3^- 及肌酐含量。

2. 静脉法

静脉滴注 5%碳酸氢钠 2. 5mL/（kg·h），当血 HCO_3^- 恢复正常水平或正常水平以上处于稳定时，每小时留尿 1 次，并于留尿中间抽血，查 HCO_3^- 及肌酐，按上述公式计算尿 HCO_3^- 排泄率。

（二）鉴别诊断

高氯血症性代谢性酸中毒为本病的主要临床表现。临床上多种疾病可引起脱水和酸中毒，如腹泻、酮症中毒等。凡遇难以纠正的脱水和酸中毒时，应警惕本病可能，作相应检查。在年幼儿童中生长发育迟缓可为本病最主要、甚至是唯一表现，因此对发育迟缓患儿，应高度注意有无 pRTA。

五、治疗

本病无特效疗法，一般采用对症治疗，以补充丢失的 HCO_3^-，中和内生酸性物质。

（一）碱制剂

口服碳酸氢钠，开始剂量为 5～10mmol/（kg·d），视病情增加剂量，有的患者需 10～15mmol/（kg·d）。为维持血中 HCO_3^- 恒定浓度，以上剂量分次口服。

也可服用 10%枸橼酸钠钾合剂 5～10m/（kg·d）。由于 pRTA 对补碱有一定抵抗性，因此碱性药物多 2～3 倍于 dRTA 时的剂量。

（二）钾盐

一般无须补钾，但继发性范可尼综合征者，一半以上碱制剂需用钾盐。用利尿剂治疗时也应同时补钾。

（三）利尿剂

对病情严重者，仅给碱制剂往往难以奏效，需合并应用利尿剂。一般选用氯氢噻嗪。其作用包括：①减少细胞补液容量，从而增加肾小管回吸收 HCO_3^-；②减少尿钙排泄，提高血钙浓度，使甲状旁腺素分泌减少，从而增加肾小管回吸收 HCO_3^- 甲状旁腺素可抑制肾小管回收 HCO_3^-。呋塞米虽也可减少 HCO_3^- 排泄，但与氢氯噻嗪相反，可增加尿钙排泄，故少选用。

第六节　范可尼综合征

Fanconi（范可尼）首先描述1例小儿有蛋白尿、非糖尿病性葡萄糖尿、生长迟缓伴低血磷性佝偻病，此综合征因此得名。本病以多种肾小管功能紊乱为特征，导致氨基酸、葡萄糖、磷酸盐、碳酸氢盐和其他由近端或远端肾小管处的有机物或无机物从尿中丢失过多，因而出现酸中毒、低磷酸盐血症、低钙血症、脱水、佝偻病、骨质疏松、生长过缓等表现。范可尼综合征可分为先天性或获得性，原发性或继发性、完全性或不完全性。临床上较为罕见，起病缓慢，且多于青壮年出现症状，预后与治疗早晚和对治疗的反应有关。

一、病因及发病机制

（一）病因

幼儿大多与遗传有关，年长儿多继发于免疫性疾病、毒物或药物中毒以及各种肾脏病。

1. *原发性（原因不明或无全身性疾病）*

原发性（原因不明或无全身性疾病）包括遗传性［常染色体显性（AD）、常染色体隐性（AR）、X连锁隐性（XLR）］、散发性、特殊型（即刷状缘缺失型）。

2. *继发性（症状型）*

（1）先天性代谢障碍：①氨基酸代谢障碍：a. 胱氨酸病（常染色体隐性，AR）；b. 酪氨酸血症Ⅰ型（AR）；c. Busby综合征（AR）；d. Luder sheldon综合征（AD）。②碳水化合物代谢障碍：a. 糖原累积病Ⅰ型（Fanconi－Bickel综合征，AR）；b. 半乳糖血症（AR）；c. 遗传性果糖不耐受症（AR）。③其他：a. Lowe综合征（XLR）；b. 肝豆状核变性（AR）；c. 细胞色素C氧化酶缺陷（AR）；d. Dent病（家族性近端肾小管疾病，xLR）；e. Pearson综合征，Wilson病。

（2）获得性疾病如：①多发性骨髓瘤；②肾病综合征；③肾移植；④肿瘤；⑤糖尿病；⑥急、慢性间质性肾炎；⑦急性肾小管坏死；⑧营养不良；⑨巴尔干肾病；严重低钾血症。

（3）药物损伤及中毒如：①重金属（汞、钠、铅、镉）；②化学毒剂马来酸、来苏儿、甲苯、甲酚、硝苯等；③过期四环素、丙酸；④顺铂、I. Fostamide、氨基糖苷类抗生素、维生素中毒；⑤雷米替丁、西咪替丁、中草药如马兜铃肾损害等。

（二）发病机制

本病发病机制尚未完全清楚，有以下几种可能：①内流缺陷，管腔内向组织内流减少，见于刷状缘缺失型；②细胞内回漏到肾小管腔增加，如马来酸中毒型；③通过基底侧细胞膜回流减少，致细胞内物质堆积；影响回吸收，如Fanconi－Biekel综合征；④从血液向细胞灌注增加，通过细胞紧密联结处反流管腔增加，如细胞色素C氧化酶缺乏型。肾小管膜的输送异常在病理组织学检查中未见特异性表现。有实验提示本征的细胞内ATP活性的转运功能不全是由于磷酸盐耗竭，引起细胞内腺嘌呤核苷酸降解，因而发生ATP消耗。

二、临床表现

本病临床表现取决于肾小管功能障碍的类型和程度。全氨基酸尿、糖尿以及高磷酸盐尿导致低磷血症为本症的 3 大特征，但不完全性 Fanconi 综合征不是全部具备，上述 3 个特征，往往只具备其中 1～2 项。

（一）原发性 Faneoni 综合征

1. 婴儿型

婴儿型也称急性型，特点有：①起病早，6～12 月发病；②常因烦渴、多饮、多尿、脱水、消瘦、呕吐、便秘、无力而就诊；③生长迟缓、发育障碍，出现抗维生素 D 佝偻病及营养不良、骨质疏松甚至骨折等表现；④肾性全氨基酸尿，但血浆氨基酸正常；⑤低血钾，低血磷，碱性酸酶活性增高，高氯血症性代谢性酸中毒，尿中可滴定酸及 $NH4^{+}$ 可减少，尿糖微量或增多，血糖正常；⑥预后较差，可死于尿毒症性酸中毒或继发感染。

2. 幼儿型

起病较晚（2 岁以后)，症状较婴儿型轻，以抗维生素 D 佝偻病及生长迟缓为最突出表现。

3. 成人型

特点有：①10～20 岁或更晚发病；②多种肾小管功能障碍：如糖尿、全氨基酸尿、高磷酸盐尿、低血钾、高氯酸中毒；③软骨病往往是突出表现；④晚期可出现肾衰竭。

（二）继发性 Fanconi 综合征

因病因不同 表现有所不同。

三、辅助检查

（一）实验室检查

可有凝血功能异常，伴有糖尿病的患者有血糖的升高。

（二）影像学检查

1. 超声

可以作为大部分周围血管疾病的初步诊断辅助检查，具有简便、无创等优点。

2. 血管造影

血管造影是有创性的检查，目前是大多数周围血管疾病诊断的金标准。

3. CT 或磁共振

无创性检查，一般与血管造影联合使用，可提供较为直观的信息。

四、诊断与鉴别诊断

本病无特异诊断试验，根据生长迟缓、佝偻病、多尿及脱水、酸中毒、电解质紊乱相应的临床表现，血生化检查见低血钾、低血磷、低血钠、低血氯性酸中毒、高 AKP、低血尿酸、糖尿而血糖正常，全氨基酸尿、尿 pH 低而尿氨和可滴定酸低、X 线检查有骨质疏松、佝偻病表现均有助于诊断，注意询问家族史。应注意原发病的诊断，如胱氨酸储积病者，眼裂隙灯检查可见角膜有胱氨酸结晶沉着，骨髓或血白细胞中胱氨酸含量增加并见到胱氨酸结晶，对本病确切诊断十分重要。由于多种类型 Fanconi 综合征可通过特异性治疗及对症处理取得良好疗效，因此病因诊断尤为重要。

五、治疗

（一）病因治疗

对代谢缺陷类型已被认识的继发性 Fanconi 综合征，可进行特异性治疗。通过饮食疗法减少或避免有毒代谢产物积聚的疾病有半乳糖血症、遗传性果糖不耐受、酪氨酸血症Ⅰ型。通过促进排泄治疗的疾病有 Wilson 病和重金属中毒。由药物引起的 Fanconi 综合征，清除体内药物可纠正肾小管功能障碍。坚持、恰当地进行特异性治疗，可使患者完全恢复正常。对于由肾脏疾病或全身疾病后引起的 Fanconi 综合征则相应针对原发病治疗。

（二）对症治疗

1. 纠正酸中毒

根据肾小管受损的程度给予碱性药物，剂量 2～10mmol/（kg·d），可采用碳酸氢钠或者枸橼酸钠钾合剂，全天剂量分 4～5 次口服，然后根据血中 HCO_3^- 浓度调整剂量。应注意同时补钾、如碱性药物用量过大，可合用氢氯噻嗪，促进 HCO_3^- 回吸收。

2. 纠正低磷血症

口服中性磷酸盐以纠正低磷血症，剂量为 1～3g/d，分次服，每4～5h时用药一次，不良反应有胃肠不适和腹泻，减少用量可减轻上述症状。在部分患者，应用磷酸盐可加重低钙血症，诱发甲状旁腺功能亢进，可口服钙剂和维生素 D 预防。中性磷酸盐配方：$Na_2HPO_4 \cdot 7H_2O$ 145g，$NaH_2PO_4 \cdot H_2O$ 18. 2g，加水至 1000mL，每 1000mL 供磷 2g。

3. 其他

应补充血容量，防脱水，纠正低钾血症。对于低尿酸血症、氨基酸尿、糖尿及蛋白尿，目前尚缺乏有效的治疗方法。肾功能不全者，则酌情采用保守式肾脏替代治疗。

第七节　Bartter 综合征

Bartter 综合征以低血钾性碱中毒，血肾素、醛固酮增高，但血压正常，肾小球旁器增生和肥大为特征。早期表现为多尿、烦渴、便秘、厌食和呕吐，多见于 5 岁以下小儿。

1962 年 Bartter 首次报告 2 例，以后陆续有类似报告。本病较少见，迄今报告几百例，国内已报告几十例。但更多病例可能被漏诊。

一、病因与病理生理

（一）病因

本病原发病因尚无定论。多数学者认为是常染色体隐性遗传性疾病。曾有一家 9 个同胞中 5 个患病和一家连续二代 4 例患病的报告。可能的原因有：

1. 氯化钠丢失性肾小管缺陷。

（1）近端肾小管缺陷。

（2）远端肾小管缺陷。

（3）远端和近端肾小管缺陷。

（4）髓袢升支粗段缺陷。

（5）为膜缺陷的一部分。

2. 失钾性肾小管缺陷。

3. 肾前列腺素产生过多。

4. 血管壁对血管紧张素Ⅱ反应低下。

5. 原发性肾小球旁器增生。

6. 原发性利钠心房肽增高。

(二) 病理生理

在先天性巴特综合征就有如下几种变异型。

1. 经典型巴特综合征

此型病因是由于 Henle 襻的氯通道 KB（CLCNKB）基因突变有关，已报道有 20 多种突变。除 Batter 综合征外，还有先天性肌强直症和 Dent 病也有 CLCNKB 突变。氯通道参与细胞容量和细胞内 pH 的调节，在哺乳类动物中有 9 种类型，各类型的结构、功能和组织分布不同，有 10～12 个穿膜区及 2 个 C 末端。

氯通道有因突变而致功能失活，肾小管重吸收氯减少，因此，分流到远端肾单位的尿流量增加，尿排钾增多而导致丢钾。低钾血症使肾脏释放前列腺素增多，刺激肾素和醛固酮释放，醛固酮释放增多，加重了尿钾丢失，从而引起低钾血症和碱血症。前列腺素还可激活激肽释放酶－激肽系统，使血管扩张，因此患者虽有血浆醛固酮中水平增高，但无高血压。前列腺素增多可能为继发性病理生理现象而不是病因。

2. Gitelman 综合征

Gitelman 综合征是巴特综合征的一种变异型，又称伴低尿钙、低血镁巴特综合征。其病因是由于远曲小管细胞中的噻嗪类敏感性氯化钠协同转运蛋白基因（TSC）发生突变所致。噻嗪类利尿药通过关闭此通道而使 Na^+，Cl^- 及水排出增多，故有降压作用。突变有点突变、插入和缺失。已鉴定出来的突变有 Arg642Cys，Leu623Pro，Val578Met 加 26P 缺失， Thr180Lys， Ala569Glu， Leu849His， Gly439Set， Gly731Arg， Gly741Arg，Thr304Pro 及 2745 插入 AGGA。如 Na＋、Cl－及水排出增多，使血容量缩减，血钠降低，二者均刺激肾素－醛固酮系统，使醛固酮增多而导致钠重吸收增加和尿钾排泄增多而引起低钾血症和碱血症。低血钾使肾脏前列腺素分泌增加，故无血压升高。

3. 产前型巴特综合征

在宫内即发病，其病因为编码 Na－K－2Cl（NKCC2）或内向性钾通道调控蛋白（ROMK）的基因有突变而使这两种蛋白失活。ROMK 由一组蛋白组成，其中内向性钾通道控蛋白（KIR1. 1 亚型）的主要功能是促进肾小管 K^+ 的分泌，调节 NaCl 的重吸收。细胞内 pH 为中性时，KIR1. 1 开放，如 KIR1. 1 发生突变即可引起产前型巴特综合征。到 1998 年止，已鉴定 14 种突变。Na－K－2Cl 通道蛋白有障碍，肾小管重吸收：Na^+、K^+、Cl^- 均减少，可导致血清 Na^+、K^+ 和氯化物均降低，使尿量增加，肾素－醛固酮系统被激活，肾小管重吸收钠增加，尿排钾也增加，从而引起碱血症和低钾血症；前列腺素释放增多，故无血压升高。内向性钾通道调控蛋白功能丧失，原发缺陷在远曲小管和集合管对钾重吸收发生障碍而引起低钾血症。低钾血症再刺激肾脏释放前到腺素，后者一方面刺激肾素－醛固酮系统；一方面刺激肽释放酶－激肽系统。前者使低钾血症进一步加重和碱血症；后者使血管扩张而不发生高血压。

先天性或后天性巴特综合征患者都可有肾小球旁器中的颗粒细胞增生，可达正常人的10～17倍。胞浆中含有肾素颗粒。在后天性巴特综合征中还有肾脏原发性疾病的病理改变。在病理生理方面主要是血管壁对AT－Ⅱ和醛固酮无反应。

二、临床表现

本病比较罕见。据瑞典28例回顾性研究，估计发病率为19/000000。世界各地及所有种族均有报告，但黑人发病率偏高，女性稍多于男性。明确诊断年龄最早为孕20周，最晚至50岁。本病常见于儿童，5岁之前出现症状者占半数以上。本病发病有明显的家族倾向，但罕见垂直遗传。曾有报道一个家族2个家庭中有4个患者，遗传方式符合常染色体隐性遗传。

本病临床表现复杂多样，以低血钾症状为主。儿童型最常见症状为生长延缓（占51%），其次为肌乏力（41%），还有消瘦（31%）、多尿（28%）、抽搐（26%）、烦渴（26%）等。成人型最常见症状为肌乏力（40%），其次为疲劳（21%）、抽搐（26%），其他较少见症状有轻瘫、感觉异常、遗尿、夜间多尿、便秘、恶心、呕吐，甚至肠梗阻，嗜盐、醋或酸味腌菜，直立性低血压，身材矮小，智力障碍，痛风，高钙尿症，肾钙化，进行性肾衰竭，佝偻病，镁缺乏，红细胞增多症等。值得注意的是，部分患者（10%小儿，成人37%）无症状，因其他原因就诊时被诊断。曾报告2例本病患者有特殊面容，头大、前额突出、脸呈三角形、耳郭突出、大眼睛、口角下垂。胎儿期Batter综合征表现为间歇性发作的多尿，致孕22～24周出现羊水过多，需反复抽羊水，以阻止早产。

三、辅助检查

大多数病例有显著低血钾症，一般在2.5mmol/L以下，最低可至1.5mmol/L。代谢性碱中毒也为常见表现，血HCO_3^-增高（28～45mmol/L），血H^+值受代谢机制、低血钾或肾功能不全的影响而增高或正常，还可出现低钠或低氯血症，婴幼儿低氯血症和碱中毒最为严重，血氯可低至62±9mmol/L。高肾素血症、高醛固酮血症以及对血管紧张素和加压素不敏感也是本病的实验室检查特点。另有报道血、尿前列腺素增高，缓激肽和肾血管舒缓素排泄增加，尿为低渗性，pH为碱性。肾浓缩稀释功能常降低，约30%患者有蛋白尿，部分患者肾功能减退。有些患者还可出现高血钙、低血磷、低血镁、红细胞内钠浓度增加和钠外流减少，偶有高钙尿症。

肾活体组织检查可见膜增生性肾小球肾炎、间质性肾炎、肾钙化等病理学改变。肾小球旁器的增生和肥大是本症主要的病理学异常。从这些细胞上可见到肾素合成增加的所有征象。电镜检查可见粗面内质网和高尔基复合体肥大，可能为肾素沉着，肾素合成增加。免疫细胞化学已确认致密斑细胞萎缩、明显扁平。致密斑结构异常因不能反馈调节而引起肾素分泌异常。肾小球系膜细胞增生，形成了新月体，肾小球周围纤维化，特别是小动脉和微小动脉平滑肌细胞被肾小球旁器细胞所替代，肾小动脉增厚和硬化，使入球动脉灌注减少，又可促使肾素分泌增加，而后者又作用于血管平滑肌，使血管收缩，肾小管萎缩空泡形成，肾髓质可见间质细胞增生，但补钾后可迅速消失。

四、诊断与鉴别诊断

（一）诊断

本病诊断要点为：①低钾血症（1.5～2.5mmol/L）；②高尿钾（＞20mmol/L）；③代

谢性碱中毒（血浆 HCO_3^- ～＞30mmol/L）；④高肾素血症；⑤高醛固酮血症；⑥对外源性加压素不敏感；⑦肾小球旁器增生；⑧低氯血症（尿氯＞20mmol/L）；⑨血压正常。临床上可按 Bartter 综合征诊断步骤来逐步确诊该病。

（二）鉴别诊断

1. 原发性与继发性醛固酮增多症

原醛有血压明显升高，继发性醛固酮增多症如肝硬化、心力衰竭、慢性肾炎和妊娠毒血症则有原发性疾病临床表现可资鉴别。另外，原醛还有血浆肾素活性降低。

2. 其他原因引起的周期性瘫痪

如原发性周期性瘫痪、甲亢、Ⅰ型慢性肾小管性酸中毒、棉酚中毒等，这些疾病均无血浆肾素活性和醛固酮升高。甲亢者有 T_3 和 T_4 升高。肾小管性酸中毒者有血 pH 值和 CO_2 结合力降低，棉酚中毒有食用棉子油史等，可与本综合征鉴别。

3. 假性巴特综合征

长期使用襻利尿剂患者可发生假性巴特综合征，可根据病史鉴别。

五、治疗

Bartter 综合征治疗药物的选择依其类型、发病机制、临床特征的不同而有区别。主要措施有：替代疗法，如氯化钾、氯化镁；抗醛固酮类药物，如螺内酯、氨苯蝶啶；前列腺素酶抑制药，如吲哚美辛（吲哚美辛）、阿司匹林、布洛芬；血管紧张素转化酶抑制药，如卡托普利、依那普利等。分述如下。

（一）经典型巴特综合征的治疗

主要是针对低钾血症及代谢性碱中毒。治疗措施包括：①替代疗法，补充钾盐，口服氯化钾，剂量个体化。②抗醛固酮类药物，如螺内酯、氨苯蝶啶；③前列腺素酶抑制药，吲哚美辛 2～5mg/（kg·d），阿司匹林 100mg/（kg·d），布洛芬 30mg/（kg·d）。儿童对此类药物的耐受性及治疗反应都比较好，可纠正低钾，减少尿量。但不能取代氯化钾。④有低镁血症者给予补充镁盐、氯化镁，有助于提升血镁。长期应用吲哚美辛者，若症状反复可考虑调整剂量。

（二）变异型巴特综合征的治疗

主要是替代疗法，需终身服用镁剂。多采用氯化镁，可部分纠正低镁血症，以防止出现搐搦，并可补充氯的丢失。有时也需给予钾盐及抗醛固酮类药物。

（三）新生儿型巴特综合征的治疗

由于此型突出特点为前列腺素水平增高，长期应用吲哚美辛为首选。此类药物可减少尿钙排出，减轻肾钙化；减缓低钾性代谢性碱中毒的发生，部分改善尿的浓缩功能。吲哚美辛的推荐剂量为 1. 15～2. 15mg/（kg·d）、3mg/（kg·d）以内较为安全、超过此限就会出现肾毒性，最大剂量不超过 5mg/（kg·d）。吲哚美辛可导致早产儿坏死性小肠炎及降低肾小球滤过率，应注意观察，必要时停药。且应在早产儿出生 4～6 周以后应用。吲哚美辛小剂量 0. 12mg/（kg·d）可维持正常尿量及盐的平衡，但对高钙尿及肾钙化无效。对于 2～3 周以内的新生儿型患儿，应以静脉补充氯化钠为主，2～3周以后可口服 15％氯化钠和氯化钾。剂量个体化，全日量分 3～4 次口服。应用螺内酯，有利于减少尿钾丢失，但可加重高钙尿症及肾钙化。对于应用吲哚美辛的新生儿型患者，若疗效欠佳可换用血管紧张素转化酶抑制药，如卡托普利、依那普利疗效较好。托普利小儿口服剂量为1mg/（kg·d），剂量应由小到大渐增，最大为6mg/（kg·d），分3次空腹时服用。

（四）假性巴特综合征的治疗

对于假性应积极寻找病因，针对病因采取相应治疗措施，并同时纠正水和电解质紊乱。另外，防治继发感染，保护肾功能也不容忽视。

第八节　胱氨酸病

胱氨酸病又称胱氨酸储积病，是儿童Fanconi综合征最常见的病因之一。本病是由于胱氨酸转运载体的缺陷，导致细胞内胱氨酸大量贮积而影响细胞功能，从而导致的多器官受累的一种疾病，因此与胱氨酸尿症不同，后者是由于肾小管上皮细胞转运胱氨酸障碍，导致尿中胱氨酸浓度异常增高而沉积在肾脏形成胱氨酸结石。

一、病因与病理生理

（一）病因

胱氨酸储积病为一种常染色体隐性遗传病，是细胞溶酶体膜上的胱氨酸转运蛋白缺陷所引起的疾病。溶酶体是细胞内蛋白的降解部位，降解产生的游离氨基酸通过溶酶体转运系统输入胞浆再利用，因此胱氨酸转运蛋白的缺陷势必导致胱氨酸在细胞内大量贮积而影响细胞的功能。与一些溶酶体贮积病如戈谢病不同，胱氨酸在溶酶体内的贮积并非进行性，因为患本病的胎儿肾脏中胱氨酸含量与发生终末肾衰竭时患儿肾组织中的含量相似，为150～200nmol/mg蛋白水平，而血中白细胞中胱氨酸为5～10nmol/mg蛋白。

胱氨酸转运蛋白除转运胱氨酸外，还转运胱硫醚，但不转运半胱氨酸及其他二碱基氨基酸。小管细胞内胱氨酸浓度增加后，可以妨碍离子转运，同时代谢下降、氧耗减小、ATP产生减、线粒体氧化反应减少，这种能量代谢异常进一步导致细胞结构与功能的异常。

有关胱氨酸储积病的基因缺陷已基本阐明。其疾病基因（CTNS）位于17号染色体短臂上17P[13]，编码有7个跨膜区域的溶酶体膜蛋白即胱氨酸转运蛋白，在酸性环境下，H^+可驱动该蛋白将溶酶体内的胱氨酸转移到胞浆内。在北欧及美国，胱氨酸储积病主要是由CTNS基因的一段缺失所引起，该缺失约52kb大小（也有报道为65kb），致该基因的第1～10个外显子丢失。除这种突变外，还发现有约50种突变，而且突变类型与临床表现有一定关联，婴儿型胱氨酸储积病多为上述基因缺失或错义突变等严重改变所致，使该转运蛋白功能完全丧失，而成年型则是由不重要的错义突变引起，仅使该蛋白的功能降低，青少年型则介于两者之间。

（二）病理生理

病理变化因疾病的类型及病期而有所不同。早期，胱氨酸晶体仅见于肾小管上皮细胞、间质以及个别肾小球上皮细胞。近端小管的鹅颈样变形或变薄有一定的特异性，但一般在6

个月后才出现，且并非胱氨酸病所特有。随着疾病的进展，开始出现大量的晶体沉积、小管萎缩及间质纤维化，肾小球脏层上皮细胞形成巨细胞，出现节段性硬化，最后小球完全废弃。肾小球旁器增生肥大与肾素一血管紧张素系统活化相关。在电镜下除可见到晶状胱氨酸包涵体外，还可见到本病的独特变化——黑细胞，该细胞胞浆均匀变黑，分布于肾间质及小球上皮细胞处，也见于亨氏袢、集合管以及毛细血管内皮、系膜及小血管平滑肌层。

二、临床表现

本病发生率约为 1/20 万，根据临床表现及细胞内胱氨酸浓度可分为 3 型。

（一）婴儿型又称肾病型

最常见，细胞内胱氨酸浓度最高，往往在 3～6 月时发病，常表现为乏力、恶心、呕吐、脱水、便秘、多汗、多尿、食欲减退，生长障碍、佝偻病、发育缓慢，半岁后出现高氯血症性酸中毒。糖尿、全氨基酸尿、低磷血症等 Fanconi 综合征表现以及低钠血症、低尿酸血症也较常见。如不治疗，则导致肾脏钙化及结石，往往于 7～10 岁出现肾衰竭。

（二）青少年型又称中间型

10 岁左右发病进展较慢，也以肾脏病为主要表现，细胞内胱氨酸浓度较婴儿型低，但高于成人型。

（三）成人型又称良性型

多无肾脏病表现，以其他脏器受累为主。

（四）肾外表现

①眼色素性视网膜炎，角膜、结合膜、虹膜以及晶体有胱氨酸结晶沉积，有些婴儿型的患者可出现畏光以及失明；②甲状腺功能低下；③糖尿病；④肝脾肿大；⑤脑水肿；⑥肌病。

三、辅助检查

除了上述血生化、尿生化的改变外，胱氨酸病的。

（一）特异性检查

有外周血白细胞内胱氨酸定量分析是确诊及分型的重要依据之一。

应同时作正常对照分析。婴儿型患者白细胞胱氨酸定量为正常的 50～100 倍，达到 5～10nmol/mg 蛋白，而成人型含量仅有婴儿型的 1/4～1/2，2～2.85nmol/mg 胱氨酸转运蛋白，青少年型介于两者之间。

（二）细胞胱氨酸结晶检查

骨髓细胞、血白细胞、直肠黏膜细胞作电子衍射分析可发现胱氨酸结晶。

（三）眼角膜胱氨酸结晶体检查

裂隙灯下可发现非常细小的金属箔样折光发亮的胱氨酸结晶体。

（四）肾活体组织检查

发现近端小管鹅颈样变形、胱氨酸结晶体、黑细胞等改变。

（五）基因诊断

可采用 PCR 及序列分析检测 CTNS 基因突变对胱氨酸储积病作基因诊断。

四、诊断与鉴别诊断

具有常染色体隐性遗传特征，以多饮、多尿、乏力、便秘、生长发育迟缓为突出表现，并出现糖尿、氨基酸尿、低磷血症、代谢性酸中毒等Fanconi综合征的表现，眼角膜或血白细胞发现胱氨酸沉积即可诊断胱氨酸储积病，对疑诊患者可行肾活体组织检查、白细胞内胱氨酸定量分析以及CTNS基因突变分析来确诊。与其他氨基酸尿病相鉴别，根据临床和实验室检查多可确诊。

五、治疗

治疗包括对症治疗、降胱氨酸治疗及肾脏替代治疗。

（一）对症治疗

以往对胱氨酸储积病只能进行对症治疗，早期通过补充枸橼酸钾来纠正低钾，晚期则针对肾衰竭来治疗。补充磷及维生素D对有佝偻病表现的患者有较好的效果。

（二）降胱氨酸治疗

Depape－Brigger和Goldman试用二硫苏糖醇治疗2例也未获效果。现已证明半胱胺可以降低白细胞及组织内的胱氨酸水平，减慢肾小球滤过率降低的速率，在2岁前使用效果尤为明显，有望维持正常血肌酐水平，保持生长速率。其作用机制在于半胱胺易于进入到溶酶体中，与胱氨酸结合形成半胱氨酸以及二硫基半胱胺－半胱氨酸混合物，这些产物通过其他转运蛋白进入胞浆。但半胱胺对Fanconi综合征无效。其不良反应主要有恶心、呕吐，腐臭味较难忍受，血清病样反应等。磷酸半胱氨无恶臭味，但生产困难，价格昂贵。现市售配方为二酒石酸半胱胺，与磷酸半胱胺相比，服药3周后，白细胞胱氨酸水平可降低得更明显，且不良反应小，易于耐受。治疗宜从小剂量开始，0．2～0．5g/（m^2·d）4～6周后增量至1．3g/（m^2·d），分4次口服，每次间隔6h。采用逐步增加剂量的方法可预防血清病样反应。治疗过程中，应每3～4周检测血白细胞胱氨酸含量，调整剂量使白细胞胱氨酸水平保持在1．0nmol/mg胱氨酸转运蛋白水平以下。

（三）肾脏替代治疗

当患者发展到终末肾衰竭时，应行透析或肾移植治疗。使用生长激素有助于患儿的生长。

（四）其他

由于肾脏替代治疗的出现，以前未能出现的一些胱氨酸病的并发症，可出现在透析或移植患者身上，如甲状腺功能低下，重度肝脾肿大，视力下降，角膜溃疡，全身性肌病，甚至糖尿病（胱氨酸沉积在胰腺所致）、脑瘤等。因此，需进行相应治疗。

第九节　胱氨酸尿症

胱氨酸尿症是一种家族性遗传性疾病，为常染色体隐性遗传，是由近端肾小管上皮细胞及空肠黏膜对二碱基氨基酸（包括赖氨酸、精氨酸）及胱氨酸等转运障碍所致。本病临床罕见，发病率国外统计为1/7000人（纯合子为1/40000），男女发病均等，男性症状重，可能与男性泌尿系解剖不同有关。

一、病因与病理生理

（一）病因

本病为常染色体隐性遗传病，由于近端肾小管对胱氨酸回吸收障碍而导致尿中胱氨酸浓度异常增高，在酸性尿中形成大量结石。氨基酸跨细胞膜转运由相关转运系统完成。该转运单位由氨基酸转运蛋白异聚体组成，包含一重一轻的2个亚单位，自1992年来已发现2种重的亚单位即rBAT及4F2hc，并且很快发现胱氨酸尿症患者存在rBAT基因即SIC3A1突变，后来证实编码rBAT的基因SLC3A1突变是引起Ⅰ型胱氨酸尿症的原因。近2年又陆续发现7种轻的亚单位即LAT－1、LAF－2、asc－1、y＋LAT－1、Y＋LAT－2、xCT和b（0，＋）AT，其中b（0，＋）AT由SLC7A9基因编码，其突变是引起Ⅱ型、Ⅲ型胱氨酸尿症的原因。最初认为rBAT与b（0，＋）AT一起组成胱氨酸转运单位，但免疫组化分析显示rBAT主要分布在近端小管直部，而b（0，＋）AT则在近曲小管中最丰富，因此也有可能rBAT与其他轻的亚单位组成胱氨酸转运单位，而b（0，＋）AT也同样与其他重的亚单位组成转运单位。

肾内大量的胱氨酸结石形成后，通过梗阻、压迫或者诱发感染损害肾组织，使患者肾功能减退、尿量减少，尿中胱氨酸更易形成新的结石，如此恶性循环，最终有可能导致肾衰竭。

（二）病理生理

胱氨酸尿症的主要问题是肾小管对胱氨酸重吸收减少，从而引起尿中胱氨酸浓度增加。胱氨酸于酸性尿中很少溶解，当它的浓度超过其溶解度时就发生沉淀，形成结晶或结石。

二碱基氨基酸（赖氨酸，精氨酸，鸟氨酸）的重吸收也受影响，但不引起症状，因为它们除与胱氨酸共用一转运通道外另有一转运系统。它们亦较胱氨酸易溶于尿，从而不引起结晶和结石形成。它们（包括胱氨酸）在小肠的吸收也是减少的。

二、临床表现

患者出生后即发病，常在双肾出现大量结石时才确诊，根据尿中氨基酸的含量及临床表现可分为Ⅰ、Ⅱ、Ⅲ3型。临床特征如下：

（一）尿路胱氨酸结石

反复、多发的大量结石是本病的特征。原因是胱氨酸在酸性尿中溶解度很低，大量胱氨酸超过尿中的饱和浓度时，形成结石。胱氨酸结石呈黄棕色，较硬，大小不等，大者可呈鹿角形，在腹部平片上呈淡薄阴影。后期可出现高血压，甚至肾衰竭。

（二）生长发育障碍

由于氨基酸丢失引起营养障碍，导致生长迟缓及智能障碍。

（三）其他

少数患者可合并高尿酸血症、遗传性低钙血症、血友病、肌萎缩、遗传性胰腺炎、色素性视网膜炎等。

三、辅助检查

尿中含大量胱氨酸、赖氨酸、精氨酸及鸟氨酸。每日尿胱氨酸增多达730mg/g尿肌酐(正常最高值约18mg/g尿肌酐)。

(一) 尿胱氨酸结晶检查

取晨尿作离心沉淀，光镜下可见六角形扁平状与苯环相似的结晶。结晶出现常提示尿胱氨酸浓度超过200～250mg/L。

(二) 氰化硝普钠试验

将结石研成粉末，放少许于试管中，加1滴浓氨水，然后再加1滴5%氰化钠，5min后再加3滴5%硝普钠，如立即呈现特征性深樱桃红色为阳性，表示存在胱氨酸。但同型胱氨酸、丙酮酸、全氨基酸尿及某些药物可使该试验呈假阳性，应注意鉴别。此外，因尿排胱氨酸可呈波动性，需注意排除假阴性。

(三) 尿胱氨酸高效液相色谱法

定量测定对确诊及分型有帮助。

四、诊断与鉴别诊断

(一) 诊断

根据临床表现，家族史及尿中排出大量胱氨酸即可确诊。当肾结石患者合并1个或多个以下发现，即可诊断胱氨酸尿症：

1. 结石分析显示解释成分为胱氨酸。
2. 有胱氨酸尿症家族史。
3. 尿液分析中见到具有诊断意义的六角形胱氨酸结晶。

(二) 鉴别诊断

胱氨酸尿症的鉴别诊断实际上就是与其他肾结石的鉴别诊断。当患者是以肾结石所致的腰痛为主要表现时，需与肾盂肾炎进行鉴别。

肾盂肾炎：多表现为肾绞痛，但多伴有发热等全身症状，而肾结石如果不伴有感染，多不会发热。

五、治疗

本病为遗传性疾病，无根治办法。治疗原则为主要防治胱氨酸结石形成并治疗其并发症。

(一) 饮食控制

采用低蛋氨酸（胱氨酸最重要的前身）饮食，可在一定程度上减少尿中胱氨酸的含量。

(二) 增加饮水量

多饮水，尤其夜间，以防止尿浓缩时析出胱氨酸结晶。每日摄水量至少在4000mL以上，尽量使尿胱氨酸稀释，浓度保持在250mg/L以下，可以防止结石的形成。

(三) 碱化尿液

服枸橼酸钠或碳酸氢钠，以碱化尿液（使尿pH >7.5），可增加胱氨酸溶解度，防止结石形成。一般尿pH为7.5时，胱氨酸的溶解度最高，但有促进磷酸钙沉积的危险。在睡前还可服用醋唑酰胺一次，剂量为5～10mg/kg。

（四）药物治疗

D—青霉胺是β—二甲基半胱氨酸，它可使尿中游离胱氨酸减少约50%，同时又可与胱氨酸作用生成可溶性的半胱氨酸—青霉胺二硫化合物从尿中排出，故能防止结石形成。用法：20mg/（kg·d），分3～4次服。本药不良反应常有如皮疹、发热、关节痛、骨髓抑制、类狼疮反应、肾损害（肾病综合征）等，因此，只用于上述一般治疗不能控制以及出现严重胱氨酸结石的病例。较新的药物如N—乙酰—D—青霉胺，毒性较低，有相同效果。巯基丙酚甘氨酸，作用同青霉胺，但毒性较小。

（五）肾结石治疗

可考虑用体外震波碎石或手术取石，解除梗阻，保护肾功能。

（六）并发症治疗

包括防治尿路感染、尿路梗阻，尿毒症则予以透析或肾移植等治疗。

第十节　眼—脑—肾综合征

眼—脑—肾综合征又称lowe眼—脑—肾综合征是一种性连锁隐性遗传病，自1952年开始报道以来，现已发现数百例患者，临床上以先天性白内障、智能低下以及肾小管酸中毒为特点，男性多见，出生时缺陷即存在，但症状多出现在婴儿期或更晚。眼脑肾病变也可分别出现在不同年龄，导致诊断困难。现简述如下。

一、病因与病理生理

（一）病因

现已知本病是一种X染色体隐性遗传，但有关本病的发病机制不十分清楚。近年已发现本病的基因为OCRL，位于X染色体长臂Xq^{25-26}，长约58kb，含24个外显子，编码一105kb的高尔基复合物蛋白，该蛋白具有磷酸酰肌醇（4、5）二磷酸—5—磷酸酶活性，可以催化：①1，4，5—三磷酸肌醇（IP_3）转化为1，4—二磷酸肌醇（IP_3）；②1，3，4，5—四磷酸肌醇（IP_4）转化为1，3，4—三磷酸肌醇；③4，5—二磷酸肌醇转化为4磷酸肌醇。上述 肌醇磷脂分子本身就是细胞内信号分子或者是信号分子产生的前体，IP_2可水解为二酰甘油（DG）和IP_3，IP_3与DG均为重要的胞内信使，IP_3促使内质网释入Ca^{2+}，从而启动细胞内Ca^{2+}信号系统，而DG则激活PKC，使信号下传发挥重要的生理功能。因此，OCRL基因突变后将影响IP_2及IP_3水平，IP_2通过调节ADP核糖基化水平、磷脂酶D活性以及细胞骨架肌动蛋白组装等作用来影响高尔基复合体中小泡的转运，这种高尔基复合物功能的异常最终导致眼晶体、肾及神经系统发育上的缺陷，最终表现为Lowe眼—脑—肾综合征。

（二）病理生理

5岁前肾脏病理改变仅有肾小管扩张，内含蛋白管型及钙沉积；5岁后肾小管上皮细胞进行性萎缩、间质纤维化；某些肾小球纤维化或玻璃变性、基膜增厚。脑的病理改变包括脑萎缩、脑积水、脑室扩张等。眼晶体白内障也可见到。

二、临床表现

如前所述，本病为性连锁隐性遗传，因此患儿绝大多数为男性。尽管患儿出生时即存在缺陷，但往往在婴儿期或以后才发现，而眼、脑、肾表现可先后出现，按自然病程可分为3期。

（一）婴儿期

此期以各种眼部异常以及头颅畸形为显著特点，眼部以先天性白内障及先天性青光眼常见，可伴眼震、眼球飘浮样运动、失明，且常因失明而就诊，可出现各种头颅畸形如长卡头、前额高突、马鞍鼻、高腭弓等，伴严重智能低下，肌张力低下、腱反射减弱或消失。可出现过度兴奋、喊叫乃至全身惊厥等神经系统表现。本期往往无肾脏异常表现，但可出现明显佝偻病体征。

（二）儿童期

随着病情进展，逐步出现一项或多项 Fanconi 综合征表现，因此临床上多表现为不完全性 Fanconi 综合征。可先后出现肾小管性蛋白尿，全氨基酸尤以赖氨酸和酪氨酸明显，还可出现高磷尿症而致血磷降低，引起抗维生素 D 性佝偻病或骨质疏松，肾小管性酸中毒也较常见，而糖尿往往不明显，多无低血钾以及多尿，即使有也表现轻微。此外，部分患者可出现脐疝、隐睾以及手指小关节炎。

（三）成年期

随着疾病进一步发展，患者可在成年期出现不同程度的肾功能减退，并且因肾衰竭、营养不良致严重感染等并发症而死亡。有报道表明，女性杂合子（携带者）可仅出现白内障或肾脏改变，但症状多轻微，亦无神经系统异常。

三、辅助检查

（一）血尿生化代谢改变

包括：①肾小管酸中毒；②含氨基酸尿症：出现较早，可在新生儿期出现，尿中赖氨酸及酪氨酸浓度升高最显著；③有机酸尿；④肾小管性蛋白尿；⑤低磷血源性佝偻病；⑥高钙尿症；⑦高胆固醇血症。

（二）头部影像学

头部可见脑室周围白质密度减低，脑积水，脑穿通畸形、小脑发育不良等。MRI 可见两类改变：①T_2相或增强扫描可见不规则片状高密影，可能系脑胶质增生或脱髓鞘病变；②T_1相及增强扫描低密度改变，提示囊性改变。

（三）眼部异常

晶体混浊、眼压增高、瞳孔缩小、角膜混浊、视力减退等。

四、诊断与鉴别诊断

（一）诊断

根据先天性白内障、青光眼、智能及生长发育障碍，Fanconi 综合征的典型表现，确诊 Lowe 眼一脑一肾综合征并不困难，诊断困难往往是因为只发现眼部先天性改变，而脑部与肾脏表现轻微或不典型，此时需作详细的血、尿的生化分析来帮助诊断，必要时动态观察肾脏及脑部的变化，对确立诊断有较大作用。

由于本病基因已明确，已发现近20种突变，60%以上患者可检出突变致病基因。因此，对疑诊为Lowe眼脑肾综合征的患者可筛查有无OCRL基因突变，可确诊患者及携带者，而且可在发病前确立诊断。

(二) 鉴别诊断

须与其他原因所致的多发性发育畸形以及维生素D缺乏或营养不良所致严重生长发育障碍、佝偻病、氨基酸尿及眼异常等疾病鉴别。

五、治疗

尽管本病的致病基因已明确，但其详细的病理生理过程并不非常清楚，目前治疗上尚无突破，仍以对症、支持治疗为主。

(一) 眼疾治疗

针对本病眼部表现可相应行小梁切除、晶体切开以及前玻璃体切除手术。

(二) 神经系统症状治疗

本症存 在的各种神经系统畸形一般不需外科处理，全身惊厥者可给予止痉药口服，均能收到良好效果，而对于各种行为异常以及智能低下尚缺乏有效治疗药物。

(三) 肾脏病治疗

包括纠正酸中毒、补足液体量、补磷、给予维生素D制剂等以维持酸碱平衡，缓解佝偻病表现。有高钙尿症者还需口服氢氯噻嗪，降低尿钙，以免形成肾脏钙化及肾结石。

(四) 抗感染治疗

本病患儿易并发各种感染，这也是重要的死因之一，因此需积极控制感染。

第十一节　低磷血症性抗维生素D佝偻病

低磷血性抗维生素D佝偻病，又称家族性低磷血性维生素D难治性佝偻病，多为性联显性遗传性疾病。亦有人称本病为肾性磷丢失症。对一般治疗剂量的维生素D无效。

一、病因和病理生理

(一) 病因

本病多为性联显性遗传的肾小管功能缺陷，少数为常染色体显性或隐性遗传。由于染色体的先天病变致肾近曲小管细胞膜刷状缘钠－磷转运系统异常，肾小管对磷的重吸收障碍，引起大量磷从肾脏排出；另外，染色体的异常也使成骨细胞功能不良，致成骨缺陷，造成临床上低磷血症、骨发育不良。目前认为与下列发病机制有关。

1. 肾小管保留磷和肠道吸收磷障碍

认为肾小管本身功能障碍，可能缺乏一种磷结合蛋白，因为肾小管和肠黏膜上皮细胞的磷结合蛋白可能受同一基因位点的密码控制，当此基因缺陷可出现尿磷丢失增加，肠道磷摄取障碍。

2. 肾脏1—α羟化酶缺陷

肾脏1—α羟化酶活性减低，使1，25—$(OH)_2D_3$合成减少，肠道钙吸收减少，尿磷排出增加，同时引起继发性甲状旁腺功能亢进，甲状旁腺素（PTH）增加，加重尿磷排出，最后导致骨钙化不全而造成佝偻病或骨软化症。

（二）病理生理

主要的病理生理变化是近端肾小管对磷酸盐重吸收减少，小肠对钙，磷酸盐吸收亦减少。甲状旁腺激素和维生素D水平正常。

二、临床表现

本病发病率约为1：2500，女性多见，但发病常较男性为轻，常有家族性，部分患者呈散发性，无明显家族史。临床上有不同程度的表现。患儿多在1岁半出现症状，常表现为生长发育障碍，身材矮小；骨骼呈佝偻病样表现，特别是下肢短小和畸形。成人则发生骨软化症。在较严重的患者，其临床特征与维生素D缺乏性佝偻病相同。儿童在6岁左右可出现典型的佝偻病，严重骨骼畸形，侏儒症，剧烈骨痛。有些患者可因骨骼疼痛以至不能行走。小儿出现骨病前，早期常出现牙齿病变（牙折断、磨损、脱落、釉质矿质过少或发育不全）。维生素D治疗效果欠佳。

三、辅助检查

血磷显著降低，常为0.32～0.78mmol/L（1～2.4mg/dL），24h尿磷升高达21mg/kg以上（正常24h 12～20mg/kg）。血钙正常，尿钙正常，血钙磷乘积降低，常＜30；活动期血碱性磷酸酶升高，血甲状旁腺激素正常或轻度升高，血1，25—$(OH)_2D_3$多正常。骨X线表现为典型佝偻病及骨软化象征。

四、诊断和鉴别诊断

根据上述临床表现和实验室检查结果，诊断不难。本病应与下述疾病作鉴别：①维生素D缺乏性佝偻病：有缺乏维生素D的病因，对常规剂量维生素D治疗后反应良好，可资鉴别。此外，尿磷不增加，血甲状旁腺激素含量增加；尿cAMP升高，亦有助于鉴别。②还需注意与维生素D依赖性佝偻病、范可尼综合征、Lowe综合征、肾小管性酸中毒、慢性肾功能不全等鉴别。

五、治疗

（一）补充维生素D

大剂量维生素D_2，可用2万～10万U/d，或肌肉注射维生素D_3 2.5万～5万U/d。有条件应服用活性维生素D_3 0.5～1μg/d。在治疗期间应根据患者的血钙、血磷、尿钙及骨X线征来调节剂量，防止发生高钙血症。单独补充维生素D不能纠正低磷血症及生长迟缓。

（二）补充磷

用磷酸盐合剂20mL，每日4～5次。其配方为：磷酸二氢钠18g，磷酸氢二钠145g，水加至1000mL。补给磷后可减少维生素D用量，口服磷和1，25—$(OH)_2D_3$可使近90%的病例骨痛明显减轻。

（三）其他治疗

给予维生素C（降低尿pH）及钙剂可加强肾对磷的再吸收。骨骼畸形明显而病情已静止，X 线及生化检查已正常者，于 12 岁以后可作矫形手术，术前 2 周停服维生素 D，以避免高钙血症的肾损害发生。

第十二节 特发性高钙尿症

特发性高钙尿症是指病因不明尿钙排出增多而血钙正常的一组疾病。系儿童单纯性血尿的常见原因之一。

一、病因

肾脏和钙代谢关系非常密切，从肾小球滤过的钙 50%～70%在近端肾小管被重吸收，30%～40%在远端肾小管重吸收，尿中排出的钙，离子钙占 20%，复合钙占 80%，以枸橼酸钙为主。钙的重吸收和钠相似，是通过主动转运完成的，且受 PTH 和活性维生素 D 的调节。特发性高钙尿症病因不明，此病有明显的家族史，可能系常染色体显性遗传，但也有认为家族中同一饮食或环境因素引起。

（一）肠钙吸收亢进（吸收型）

主要由于空肠对钙选择性吸收过多，使血钙短暂升高致肾小球滤过钙增多及甲状旁腺分泌抑制而使肾小管重吸收钙减少。肠吸收钙亢进原因尚不明，可能系维生素 D 合成增多及调节功能障碍所致。也有人认为与原发性肾失磷，致 1，25－ $(OH)_2D_3$ 合成增加，肠吸收钙增多所致。

（二）肾小管重吸收钙障碍（肾漏型）

由于肾小管重吸收钙缺陷致尿钙漏出增多，束激甲状旁腺的分泌及 1，25－ $(OH)_2D_3$ 合成增多，引起继发性肠钙吸收亢进并维持血钙正常。

临床常有吸收型和肾漏型同时存在，仅为程度差异。

高钙尿引起血尿的机制尚未肯定，有人认为系 X 线不能发现的细微钙结晶引起尿路损伤所致，亦有人提出和肾间质炎症有关。一般认为高钙尿达 10d 以上会出现血尿，高钙尿可能损伤肾脏而出现血尿，但也并非高钙尿都有血尿。

成人特发性高钙尿者最终可有 40%～60%发生肾结石，而儿童仅有 2%～5%可出现肾结石。

二、临床表现

（一）血尿

主要为镜下血尿，肉眼血尿一般为反复发作性，有时可见血丝。尿中红细胞形态为非肾小球性。发病年龄可从婴幼儿到成人，儿童病例中以 2～12 岁多见。

（二）泌尿系症状

少数病例有尿频、尿急、尿痛、排尿困难、遗尿、肾绞痛等症状。易并发尿路感染，也有病例出现多尿、多饮。

（三）尿路结石

小儿肾结石中仅2%～5%系由本病引起。

（四）其他

少数患者身体矮小，体重不增，肌无力，骨质稀疏等。

三、辅助检查

血钙正常，血磷有时可降低；粪钙、磷减少；血碱性磷酸酶增高。尿钙增多（尿钙/尿肌酐>0.18；24小时尿钙定量>0.1mmol/kg）；X线及B超等影像学检查应常规进行。不能完全确诊，长期伴有血尿者可考虑做肾活体组织检查。

四、诊断与鉴别诊断

（一）诊断

1. 随意尿Ca/Cr比值

一般采用早餐后2h随意尿标本测定，当尿Ca/Cr比值>0.21者，提示有高钙尿可能。因儿童收集24h尿较为困难，经实验证明，可用随意尿Ca/Cr比值来做筛查。

2. 24h尿钙测定定量

当尿Ca>4mg/（kg·d）[0.1mmol/（kg·d）]时，可诊断高钙尿症，但尿钙排出量是受多种因素影响，如饮食中钙、钠、磷及蛋白质的含量，维生素D的摄入量等，一般上述检查应重复2次以上，排除各种已知病因引起的高钙尿后，可诊断为特发性高钙尿。

3. 钙负荷试验

可做钙负荷试验进一步分型：给患儿低钙低钠饮食1周（停服乳品及钙剂，钙<250～300mg/d）；试验前晚餐后禁食，于晚9时及午夜各饮水5～10mL/kg，试验日清晨7～9时留尿测空腹尿Ca/Cr比值；正常早餐后，口服葡萄糖酸钙糖浆（含钙1g/1.73m^2或元素钙15～20mg/kg），收集上午9时至下午1时共4h尿，再测尿Ca/Cr比值。如为吸收型IH则空腹尿Ca/Cr比值正常，钙负荷后增高（>0.28），肾性IH则不受限钙影响，空腹尿Ca/Cr>0.21。

（二）鉴别诊断

本病主要与其他原因所致肾结石，如原发性甲状旁腺功能亢进症、肾小管酸中毒、维生素D中毒、手术后制动等相鉴别；尚应注意排除其他病因所致的高钙尿症如髓质海绵肾、结节病、肝豆状核变性、糖尿病、长期皮质醇治疗、慢性镉/铅中毒、Wilson病及幼年类风湿关节炎等；可根据各原发病特点进行鉴别。儿童中以手术后制动、先天性肾小管功能紊乱及糖皮质激素引起较为常见。

五、治疗

（一）一般治疗

应多饮水维持较高尿流量，限制高草酸饮食如巧克力，果汁等，因草酸盐易形成结晶可进一步促进结石形成。低钠低钙饮食，尤其在吸收型。但注意饮食钙量不应低于正常儿童生长发育需要量。

（二）噻嗪类利尿剂

对肾漏型者噻嗪类利尿剂治疗有效，可促进远端肾小管重吸收钙，使尿钙恢复正常，并调节甲状旁腺及1，25－$(OH)_2D_3$至正常水平，使肠钙吸收正常。常用氢氯噻嗪1～2mg/(kg·d)，疗程一般小于4个月，可取得较显著效果，尚应注意药物不良反应。

（三）磷酸纤维素钠

为一种不被肠道吸收的离子交换树脂，能减少肠道钙的吸收，从而减少尿钙排出，对吸收型有效。不良反应为影响肠道镁的吸收，可致血镁降低，应注意补充镁。

（四）口服锌或铁剂

可减少钙的吸收而降低尿钙，适用于低锌血症或缺铁性贫血患儿。

（五）其他

有人报告用未加工的麦麸服用治疗，能使80％患儿尿钙减少，其中近半数尿钙达正常水平。其机制可能是影响肠钙吸收，故更适用于因肠吸收钙过多者。

第十三节　肾小管间质性肾炎

肾小管间质性肾炎是指主要累及肾小管和肾间质的炎症，而肾小球及血管受累相对不明显的一种疾患。虽早在1898年Culincilman已有报告。但多年来他的意义特别是在急性或慢性肾衰竭中的意义很少受到重视。近年认识到他是引起小儿肾衰竭的重要原因：据估计成年人TIN占急性肾衰竭5％～15％，进入终末期肾衰中占25％；小儿则分别为5％和6％～8％。此外因其临床表现常为非特异性，故极易漏诊。一旦小儿出现无明确原因的肾功不全时应想到本症：因急性TIN是可逆的，及时治疗可防治肾功能的恶化。

临床上常分为急性和慢性两种。前者急起，可表现为急性肾衰竭、肾小管功能障碍、尿沉渣异常，组织学上以肾间质水肿和细胞浸润为主；慢性者常呈一不可逆过程，以间质纤维化和小管萎缩为特点。

一、病因及病理生理

（一）病因

1. 急性TIN

在小儿由全身性感染和药物引起者为主：

(1) 感染：可由病原体直接侵袭间质（肾盂肾炎）或间接（亦称反应性）机制引起。前者如细菌、钩端螺旋体、分枝杆菌、CMV病毒、Hanta病毒、多瘤病毒等。后者如布氏杆菌、白喉棒状杆菌、A族溶血链球菌、支原体、沙门氏菌；病毒如EB病毒、乙肝病毒、人免疫缺陷病毒（HIV）、川崎病及风疹、麻疹病毒，也见于寄生虫（蛔虫、利什曼原虫、弓形虫属）感染。

(2) 药物：多种药物可通过过敏机制引起TN，如抗癫痫药（卡马西平、苯巴比妥、苯妥英钠）抗炎药（磺胺药）、止痛药（NSAID）、抗生素（尤其是β－内酰胺类，如头孢菌素及青霉素及其衍生物）、利尿剂等。某些药物还可在引起微小病变肾病综合征同时发生TIN（如氨苄青、二苯基乙内酰脲、干扰素、锂、NSAID及利福平）。

(3) 免疫性疾病时的 TIN：全身性免疫性疾患时可同时有肾小球和肾小管间质受累。儿科最突出的是系统性红斑狼疮，在 13%～67%的狼疮患者中肾小管可见免疫复合物沉着，而且 TIN 是狼疮肾进展和影响预后的重要因素。此外 TIN 也偶见于原发性或梅毒引起的膜性肾病。另有作者报告 IgA 肾病中 37%肾小管有免疫复合物沉积，且此类患者肾功恶化之概率亦高。全身性免疫性紊乱时也可仅间质及小管受累如肾移植时的排异反应，另一为 TINU 综合征，即小管间质性肾炎伴眼色素膜炎。此征 1975 年始被报道，患者有急性 TIN 和眼色素膜炎和骨髓肉芽肿，表现有虚弱、厌食、发热、体重下降、多尿。眼部有流泪、眼痛、眼色素膜炎。实验室检查有血沉快、血 IgG 增高、血浆总蛋白增高（>8g/dL)、氮质血症、贫血，尿中有白细胞、蛋白尿、糖尿，间质性肾炎改变可自发缓解或于应用皮质激素后完全缓解，但眼色素膜炎常易复发。

2. 慢性 TIN

可有多种原因，且任何未经控制的急性者也可进入慢性。在小儿时期最多见于各种尿路梗阻（UTO）和重度的膀胱输尿管反流（VUR)。尤其<5 岁且伴有反复尿路感染者。其次为结石，外来肿物压迫及外科手术所致梗阻。遗传性疾患也可造成慢性 TIN 如 Alport syndrome、髓质囊性病、多囊肾（AD，AR)、家族性幼年肾单位肾痨、髓质海绵肾等。在小儿时期慢性 TIN 还可由代谢病引起，如：①胱氨酸病。②草酸盐过度产生或小肠过度吸收，造成肾排出草酸盐增多，则肾小管内草酸钙结晶沉积，受累小管萎缩，周围炎症细胞浸润和纤维化。病损先见于近曲小管（该处分泌草酸盐)，但严重处常见于髓质（该处管内浓度高)，且此类患者之草酸钙结石则由于梗阻更加重 TIN。③高钙血症：任何原因致高血钙则首先可见髓质小管上皮细胞局灶退变和坏死，后因受累小管萎缩和梗阻致近端小管扩张。其后肾小管基膜钙化及其周围间质浸润增生。受损处的钙沉着可致肾钙化。④钾不足：严重钾不足时主要为近曲小管受累（上皮空泡变性)。动物试验证实持久的低钾可致肾间质纤维化和瘢痕。⑤尿酸盐：尿酸负荷致肾受损，不定形尿酸盐结晶沉于肾间质引起周围巨噬细胞反应，与此同时在小管及集合管中也有其结晶最终导致间质纤维化、小管扩张、萎缩，此种损害只发生于血尿酸持续>595～773μmol/L（10～13mg/dL）时。

（二）病理生理

急性者主要是肾间质细胞浸润（以淋巴细胞为主，但也可有单核巨噬细胞、嗜酸细胞以及浆细胞和成纤维细胞)、水肿和肾小管细胞变平、萎缩、退行性病变、刷状缘消失。电镜下有线粒体损伤、胞浆空泡变性，粗面内质网扩张。免疫荧光检查，一般 Ig 和补体阴性，但由于红斑狼疮、梅毒、乙肝病毒感染引起者可见免疫复合物沉积。慢性者特点是间质纤维化和小管萎缩，并也常见肾小球硬化、萎缩、肾小球周围纤维化。

二、临床表现

急性者病情轻重悬殊，此与病因及肾间质受损程度和部位有关。可表现为急性肾衰竭、肾小管功能障碍，偶见肾病综合征。起病时乏力、厌食、体重下降、腹痛、头痛、苍白、呕吐。由感染引起者有发热，发生于感染初几天，而很少在 10～12d 后（此与感染致肾小球损害者不一)；由药物过敏引起者有发热（30%～100%)、皮疹（30%～50%)、嗜酸性细胞增多 3 大症状，此外，还有关节疼（15%～20%)。由本症导致的急性肾衰中 30%～40%为非少尿型。

慢性者潜隐起病，直至病程后期也常无明显临床症状。患者可有多饮多尿，夜尿，体重下降，乏力。高血压常为后期表现，一般无水肿。疾病后期表现慢性肾衰竭，伴显著高血压、高血压眼底改变、左心室肥厚，此时常难于区别原发病为肾小球疾病或间质炎症改变。因此时病理上多兼有肾小球硬化和间质纤维化。

三、辅助检查

（一）尿液分析

尿液分析可见红细胞、白细胞、蛋白等。尿沉渣瑞氏染色可见嗜伊红细胞对本症诊断有帮助。

（二）血常规检查

可见贫血、血白细胞增多，由药物引起可见嗜伊红细胞增多。

（三）肾功能检查

血尿素氮、肌酐水平增高，严重者可有电解质紊乱及代谢性酸中毒。

（四）肾脏影像学检查

肾脏B超可见肾脏体积增大，皮髓质交界不清，回声增强。

（五）肾脏病理检查

肾小球病变轻微，肾小管上皮细胞变性、坏死、脱落堵塞管腔，肾小管腔扩张，管腔内可见炎细胞浸润，肾间质水肿、炎细胞浸润，慢性者见间质纤维化。

四、诊断与鉴别诊断

（一）诊断

1. 明确TIN的病因

可以引起TIN的病因很多，除了特发性TIN之外，所有TIN都有病因可寻。明确病因对于TIN的治疗及预后判断很重要。

2. TIN的诊断

当患儿出现下列情况时都应考虑TIN的可能，并进行全面检查，以明确或排除TIN的诊断。

（1）出现原因不明的肾性贫血、肾性高血压（继发性TIN）、夜尿增多。

（2）无休克、急性血容量不足等情况而突然发生少尿或非少尿型急性肾衰竭。

（3）在慢性肾衰竭的基础上发生急性肾衰竭（基础血清肌酐浓度L，每天血清肌酐上升45μmol/L以上；基础血清肌酐浓度＞250μmoL/L，血清肌酐浓度每天上升90μmol/L以上）。或亚急性肾衰竭（每天血清肌酐浓度升高，但未达到急性肾衰竭的速度）。

3. 寻找TIN的证据

必要时做肾脏活组织检查。

（二）鉴别诊断

急性TIN应与急性肾小球肾炎、急性肾小管坏死（ATN）和血管炎区别。AGN多同时有水肿、血压高等表现。当患者有用药史发生急性肾衰竭时应区别ATN和TIN。注意TIN可能有发热、皮疹、关节痛等变态反应的表现，血中IgE增高，嗜酸细胞增多，高氯

（阴离子间隙正常）代谢性酸中毒，此外尿/血浆渗透压比例高，尿钠水平低，也助于区别ATN。镓扫描发现肾摄取增加提示非特异间质炎症反应。此外本症停药后90%以上肾功能可改善，确诊尚依赖于肾活体组织检查。对有造成TIN的病因存在、发生肾功能减退、肾小管功能障碍者应疑及本症，确诊依赖肾活体组织检查。

五、治疗

（一）恰当治疗涉及的各种病因

考虑与药物有关应停用并且注意勿用与原药有交叉反应者，如有报告发现由甲氧苯青霉素引起者，当换用萘夫西林或头孢噻吩而再次发生ATN者。由感染导致者应治疗感染，小儿由UTO或VUR引起者易反复感染和进行性肾损害，故应考虑给予外科手术矫正。

（二）支持治疗

支持治疗包括纠正水、电解质紊乱，必要时需行透析。

（三）有关激素和（或）细胞毒药物之应用

因缺乏前瞻对照研究目前未获结论。有些报告用于药物引起或特发性者有益。在一回顾性研究中应用泼尼松4～6周者其ARF恢复时间虽与未用者相似，但8周时治疗组血肌酐水平较对照组为低。

目前一般看法是开始一般治疗后肾功能不见好转或继续恶化者以及少尿型急性肾衰竭时给予泼尼松，小儿患者的效应较快并常可于2～4周内迅速减量。

第十四节　原发性肾病综合征

原发性肾病综合征（NS）是一种常见的儿科肾脏疾病，是由于多种病因造成肾小球基底膜通透性增高，大量血浆蛋白从尿中丢失而导致一系列病理生理改变的临床综合征。主要特点是大量蛋白尿、低清蛋白血症、高脂血症和水肿，前两项为必备条件。

一、病因及病理生理

（一）病因

肾病综合征按病因可分为原发性，继发性及先天性三种，原发性肾病综合征占90%以上，其次为各种继发性肾病综合征，先天性肾病综合征极为罕见。

原发性肾病综合征的病因不清楚，其发病往往因呼吸道感染，过敏反应等而触发，继发性肾病综合征病因则主要有感染，药物，中毒等或继发于肿瘤，遗传及代谢疾病以及全身性系统性疾病之后。

（二）病理生理

小儿原发性肾病综合征可呈多种病理类型的改变，但以病变占大多数，各种改变所占比率报道不一，可因患者年龄、患者来源（即属非选择病例或诊治困难的转诊病例）、及肾穿刺指征等因素而异。

由上看出小儿与成人不同，小儿以微小病变为主。此外患者来源不同其结果亦异。在非选择病例中以微小病变为主（76.4%），但转诊病例中由于多系皮质激素耐药或多次反复的难治病例，故微小病变所占比重下降，而非微小病变者增多。据我国儿科材料，以系膜增殖多见。

二、临床表现

诊断肾病综合征主要根据临床表现。凡有大量蛋白尿［1周内3次尿蛋白定性（+++）～（++++），24h尿蛋白定量不低于50mg/kg］、低清蛋白血症（血浆清蛋白低于25g/L）、高脂血症（血浆胆固醇高于5.7mmol/L）、高度水肿均可诊为肾病综合征。而肾炎型NS的诊断须有上述的条件。

三、辅助检查

（一）尿常规

尿蛋白明显增多，定性不少于（+++），24h尿蛋白定量不低于50mg/kg。尿沉渣镜检可见透明管型及少数颗粒管型。肾炎型NS患儿还可见红细胞，且易见到肾上皮细胞及细胞管型。尿蛋白减少或消失是病情好转的标志。

（二）血浆蛋白

血浆总蛋白低于正常，清蛋白下降更明显，常低于25g/L，有时低于10g/L，并有清蛋白、球蛋白比例倒置。球蛋白中a_2、β球蛋白和纤维蛋白原增高，γ球蛋白下降。IgG和IgA水平降低，IgE和IgM有时升高。红细胞沉降率增快。

（三）血脂增高

总胆固醇增高显著，其他脂类如甘油三酯、极低密度脂蛋白和低密度脂蛋白等也常增高。

（四）肾功能

单纯型者多正常。

四、诊断与鉴别诊断

（一）诊断

根据病史、临床症状表现和实验室检查资料可以诊断。

（二）鉴别诊断

1. 急性肾小球肾炎

急性肾小球肾炎有血尿、高血压、血补体降低、肾功能损害，但尿蛋白不显著（+）～（+++），小于1g/24h，水肿为非凹陷性，ASO升高，血甘油三酯、胆固醇、血浆蛋白正常。

2. 狼疮性肾炎

有皮肤、关节病变及多脏器损害，血清抗DNA抗体、抗Smith抗体阳性，易与原发性肾病综合征鉴别。

3. 乙型肝炎病毒相关肾炎

多在6岁以下发病，可有肾病综合征或肾病水平蛋白尿，高血压发生率不高，补体正常或下降，病程迁延，症状多变，血HRsAg、HBeAg、hBcAb阳性，常有肝大，可伴肝功能异常。肾活检病理改变多为膜性肾病，免疫荧光检查有HBV抗原。原发性肾病综合征伴乙型肝炎病毒感染与乙型肝炎病毒相关肾炎区别困难，但乙型肝炎病毒相关肾炎肾小球免疫荧光检查有 HBV 抗原。

4. 过敏性紫癜性肾炎

少数患者可有肾病综合征表现，但有皮肤紫癜等其他病史。

五、治疗

(一) 一般治疗

1. 休息

高度水肿者宜卧床休息，消肿后可活动。卧床时应经常变换体位，以防血栓形成。除显著水肿或并发感染、严重高血压外，其他无须卧床休息。应减少活动量，待病情缓解后逐渐增加。

2. 饮食与维生素

显著水肿和高血压时应短期限制水的摄入，低盐饮食（每日 1～2g），病情缓解后不必继续限盐。每日蛋白质摄入量为 1. 2～1. 8g/kg，以动物蛋白（乳、鱼、蛋、禽、牛肉）为宜。在应用糖皮质激素过程中还应每日补充维生素 D 500～1 000U 及适量钙剂400～800mg。

3. 防治感染

保持皮肤清洁，预防皮肤感染。常规预防接种应在肾病缓解后，停用糖皮质激素 3 个月以上再进行。如接触水痘患儿后，则应暂停糖皮质激素治疗。

(二) 药物治疗

1. 利尿剂消肿

一般应用激素后 7～14d 内多数患儿开始自行利尿消肿，故可不用额外加用利尿剂，但水肿严重、合并皮肤感染、高血压、激素不敏感或有腹腔积液者需应用利尿剂。常用药物有氢氯噻嗪，每日 1mg/kg，分 2～3 次口服。如 2d 内无效，可加至 2mg/kg，并加用螺内酯。上述治疗 效果差时可用强效利尿剂如呋塞米，每次 1～2mg/kg，每 6～8h 1 次，口服、肌内注射或静脉给药。

2. 糖皮质激素

为小儿 NS 药物治疗首选药。糖皮质激素用药原则：①药物的选择，以生物半衰期为 12～36h 的中效制剂为宜；②开始治疗时应足量，分次服用，尽快促使尿蛋白转阴；③尿蛋白转阴后进行的维持治疗阶段以隔日晨顿服为宜；④维持治疗不宜过短，应待病情稳定后再停药，以减少复发。

(1) 中程疗法：国内较多采用，常用于初治患儿。①诱导缓解阶段：泼尼松，每日 2mg/kg（总量不超过 60mg），分 3 次口服。若 4 周内尿蛋白转阴，则转阴后至少巩固 2 周。足量治疗时间不应少于 4 周，最长 8 周。②巩固维持阶段：以原足量的两日量，隔日早餐后顿服，连用 4 周。如尿蛋白持续阴性，则之后每 2～4 周减 2. 5～5mg，至每顿 0. 5～1mg/kg 时维持 3 个月，以后每 2 周减 2. 5～5mg，直至停药，总疗程约 6 个月。

(2) 长程疗法：常用于复发患儿。若诱导缓解治疗 4 周后尿蛋白仍未转阴，泼尼松可继续原剂量用至尿蛋白转阴后 2 周，一般用药 8 周，最长不超过 12 周，然后改隔日 2mg/kg 早餐后顿服，继用 4 周，以后每 2～4 周减量 1 次，具体方法同上，总疗程 9～12 个月（长程疗法）。

（3）短程疗法：因较易复发，国内较少应用。

（4）甲泼尼龙冲击治疗：对激素依赖者，尤其伴一定肾功能损伤时使用。方法：甲泼尼龙15～30mg/kg（总量不超过1000mg）加入葡萄糖液100～200mL中静脉滴注，每日或隔日1次，3次为一疗程。冲击后48h再继用泼尼松，隔日服用。冲击过程中注意并发感染、高血压、消化性溃疡、高凝等并发症或不良反应。

3. 免疫抑制剂

应用指征：激素耐药、依赖或频复发的肾病和（或）糖皮质激素不良反应严重或有糖皮质激素禁忌证者。

（1）环磷酰胺（CTX）剂量：2～3mg/（kg·d），分次口服，连用8周，或8～12mg/（kg·d）静脉冲击疗法，每2周连用2d，总剂量不超过200mg/kg，或每月1次静脉注射，每次500mg/m^2，共6次。静脉注射时注意当日足够液量摄入，以防止出血性膀胱炎，每1～2周查血常规，白细胞小于4×10^9个/L应暂停使用。

（2）其他免疫抑制剂：可根据病例需要选用，如苯丁酸氮芥、环孢素、硫唑嘌呤、霉酚酸酯及雷公藤总苷等。

（三）辅助治疗

高凝状态可用肝素。减低蛋白尿可用血管紧张素转换酶抑制剂（ACEI）等。

第十五节　泌尿系统感染

泌尿道感染（UTIs）简称尿路感染，是小儿时期常见的感染性疾病之一，女孩较多见，感染可累及尿道、膀胱、肾盂及肾实质。泌尿道感染根据感染部位可分为上尿路感染（肾盂炎和肾盂肾炎）与下尿路感染（膀胱炎和尿道炎）。

根据临床表现可分为症状性与无症状性（无症状性细菌尿）2类，根据病程可分为急性泌尿道感染与慢性泌尿道感染。小儿易发生泌尿道感染的内在因素包括生理解剖特点、先天畸形、尿路梗阻、膀胱输尿管反流、女孩的蛲虫感染等。致病源多为细菌，其中大肠埃希菌占50%～90%，其他少见的有支原体、真菌及病毒。感染途径多为上行感染，新生儿及小婴儿多由血行感染所致，而淋巴感染及直接感染较少见。

一、病因

（一）小儿易于发生泌尿系感染的原因

（1）生理特点因婴儿使用尿布，尿道口常受粪便污染，加上局部防卫能力差，易引起上行感染，女孩尿道短更是如此。小婴儿机体抗菌能力差，易患菌血症可导致下行感染。

（2）先天畸形及尿路梗阻前者较成人多见如肾盂输尿管连接处狭窄、肾盂积水、后尿道瓣膜、多囊肾均可使引流不畅而继发感染。此外还可由神经性膀胱、结石、肿瘤等引起梗阻。

(3) 膀胱输尿管尿液反流（简称尿反流）婴幼儿期常见。在正常情况下，输尿管有一段是在膀胱壁内走行，当膀胱内尿液充盈及排尿时，膀胱壁压迫此段尿管使其关闭，尿液不能反流。在婴幼儿时期，由于膀胱壁内走行的输尿管短，很多小儿排尿时关闭不完全而致反流。细菌随反流上行引起感染。尿反流的危害在于导致反流性肾病及肾脏瘢痕形成，多发生在5岁以下小儿。反流的程度与肾脏瘢痕成正比。轻度反流可随年龄增长而消失，但重度反流多需手术矫治。因此，对泌尿系感染患儿查明有无反流对明确诊断指导治疗均有重要意义。

(二) 致病菌

大部分由肠道杆菌致病。最常见的是大肠杆菌，其次为变形杆菌、克雷白杆菌及副大肠杆菌等。少数为粪链球菌和金黄色葡萄球菌等，偶由病毒、支原体或真菌引起。

(三) 感染途径

1. 上行感染

多见于女孩。

2. 血行感染

多发生在新生儿及小婴儿，常见于脓疱病、肺炎、败血症病程中。

3. 尿路器械检查

也可成为感染途径。

4. 其他

少数可由淋巴通路及邻接器官或组织直接波及所致。

二、临床表现

(一) 新生儿期

以全身症状为主，如发热、拒奶、苍白、呕吐、腹泻、腹胀、体重增长缓慢、呆滞少动、抽搐、黄疸等，而泌尿系症状罕见。

(二) 婴儿期

仍以全身症状为主，如发热、食欲不振、呕吐、腹痛、反复腹泻等，泌尿系症状随年龄增长而渐明显。部分患儿排尿哭闹，尿线中断，尿频及遗尿。

(三) 儿童期

多有典型尿频、尿急、尿痛等膀胱刺激症状，时有肾区及下腹痛，少数患者有一过性血尿，全身症状多不突出。有的患儿发热、寒战。

(四) 慢性感染者

病程多超过6个月。小儿较少见，症状轻重不等，可从无明显症状直至肾功能衰竭。病程久者可有贫血、营养不良、发育迟缓等。肾功损害时有高血压、多尿、肾小管功能障碍。

三、辅助检查

(一) 血常规

白细胞总数正常或升高；尿常规：清洁尿镜检白细胞大于或等于5个/高倍镜视野，应考虑泌尿系感染。可见成堆的脓细胞和满视野白细胞。

(二) B型超声检查

测定肾脏大小，了解肾脏外形、肾盂有无积液，有无囊肿、结石及畸形。

(三) 肾功能检查

急性期肾功能正常，慢性期常出现肾功能受损。

(四) 尿培养及菌落计数

是本病的重要诊断依据，两项检查须在应用抗生素之前同一标本送检。

(五) 放射性核素（同位素）检查

了解尿路有无梗阻、畸形。

(六) X线检查

静脉肾盂造影、排泄性膀胱造影。

四、诊断与鉴别诊断

(一) 诊断

1. 新生儿期可有发热、体温不升、拒乳、呕吐、腹泻、烦躁、嗜睡、体重不增。

2. 婴幼儿期可有发热、呕吐、腹泻、腹痛、腹胀、食欲减退、生长发育迟缓。可有排尿时哭闹、尿恶臭、因尿频而致顽固性尿布皮炎，可有排尿中断或夜间遗尿。

3. 儿童期下尿路感染时有尿频、尿急、尿痛（膀胱刺激症状）。年长儿可有排尿困难、尿液浑浊，一过性血尿。上尿路感染时有发热、寒战、腰痛、腹痛，体检有肾区叩击痛、肋脊角压痛等。

4. 离心尿白细胞≥5个/高倍视野或白细胞成堆，或见白细胞管型。尿白细胞排泄率为每小时20万～30万时为可疑，>30万有诊断意义。

5. 尿液细菌学检查：①新鲜尿液涂片：革兰染色，每高倍镜视野中细菌≥1个有诊断意义。②治疗前清洁中段尿细菌培养：菌落计数$>1\times10^{8}$个/L，可确诊为尿路感染；$(1\times10^{7}\sim1\times10^{8})$个/L为可疑；$<1\times10^{7}$个/L为污染。如症状明显，两次培养为同一细菌，虽菌落计数为可疑，仍可确诊。

具有上述第1～3项中之一项，同时有第4项者可拟诊为尿路感染，同时有第5项中之一者可确诊。

(二) 鉴别诊断

1. 急性肾小球肾炎

急性肾小球肾炎患者在病初由于少尿、血尿，有时可出现轻度膀胱刺激症状，尿常规检查中有少量白细胞，须与尿路感染区别。急性肾小球肾炎患者有水肿、高血压，尿常规检查中红细胞增多，尿培养阴性，有助于区别两者。

2. 肾结核

肾结核累及膀胱时可出现膀胱刺激症状、脓尿、血尿，易误为尿路感染。肾结核多见于年长儿，有结核接触史，起病缓慢，有低热、盗汗等结核中毒症状，结核菌素试验阳性，尿沉渣可找到结核杆菌，常规尿培养阴性，静脉肾盂造影可见肾盂、肾盏破坏明显。

3. 出血性膀胱炎

可作为尿路感染的特殊类型，在成人多由大肠埃希菌引起，儿童多由腺病毒11型、21

型引起。急性起病，男性多见，有严重的肉眼血尿和膀胱刺激症状，膀胱区有压痛。尿常规检查有大量红细胞、少量白细胞，尿培养阴性。症状在 3～4d 内自然缓解，病程不超过 7d，B 超检查肾脏正常，膀胱壁不规则增厚。

4. 白日尿频综合征

白日尿频综合征又称日间尿频。多为精神因素所致的神经性尿频。白日尿频，每次尿量少，或有尿意而无尿液排出，睡眠后尿频消失。有时尿道口轻微充血。尿常规检查无明显异常，尿培养阴性，症状多在 1～3 个月后自然消失。

五、治疗

（一）一般治疗

多饮水，注意外阴部清洁卫生，根治蛲虫。对发热、头痛、腰痛者可对症处理。对膀胱刺激症状明显者，可口服山莨菪碱等抗胆碱药、碳酸氢钠，严重者可应用镇静剂。

（二）基本药物治疗

基本药物治疗即抗菌治疗。上尿路感染选用血浓度高的药物，下尿路感染选用尿浓度高的药物。婴幼儿按上尿路感染用药。以尿培养的细菌药物敏感试验结果作为参考选用药物。

1. 轻型和下尿路感染

可口服阿莫西林－克拉维酸或替卡西林－克拉维酸，每日 50～100mg/kg，分 3～4 次口服，连用 7～10d。或口服头孢呋辛酯（新菌灵）、头孢羟氨苄、头孢克洛。可口服复方磺胺甲噁唑（SMZCo），每日 SMZCo 50mg/kg 分 2 次口服，连服 7～10d。也可应用呋喃妥因，每日 8～10mg/kg，分 3～4 次口服，连用 7～10d。氟喹诺酮类药物在动物实验中对幼年动物骨发育有不良影响，但有人认为动物实验中所用剂量 10 倍于人用的剂量，国外应用并无影响小儿骨发育的报道，儿科仍可应用。国内一般认为小儿应慎用，在 10～12 岁以上的儿童尿路感染可口服诺氟沙星，每日 10mg/kg，分 2 次口服，连用 7～10d，也可口服氧氟沙星。

2. 上尿路感染

可应用氨苄西林－舒巴坦，新生儿及婴儿用氨苄西林每日 75～100mg/kg，分 4 次静脉滴注；1 岁后小儿用氨苄西林每日 100～200mg/kg，分 3 次静脉滴注。可应用头孢噻肟，每日 100～200mg/kg，分 2～3 次静脉滴注，也可应用头孢曲松，每日 75～100mg/kg，分 1～2 次静脉滴注或肌肉注射。也可应用头孢哌酮－舒巴坦，每日 40～80mg/kg，分 2～3 次静脉滴注。也可应用氨曲南，每日 75～100mg/kg，分 2～3 次静脉滴注。上述治疗的疗程均为 10～14d。

3. 复发或慢性感染的治疗

根据尿培养结果（包括 L 型细菌培养）选用上述治疗 1 个疗程，然后用 SMZco，按 50mg/kg 或用呋喃妥因，1～2mg/kg，每晚睡前顿服，连用 4～6 个月。多饮水及排尿。同时检查有无泌尿系异常如膀胱输尿管反流，积极矫治尿路结构异常。

参考文献

[1] 王伟迪，等. 妇产与儿科常见病治疗学 [M]. 长春：吉林科学技术出版社，2017.
[2] 徐勤莉，邵国媛，詹雅茜. 儿科与妇产科 [M]. 天津：天律科学技术出版社，2017.
[3] 张娟，等. 新编临床妇产与儿科学 [M]. 长春：吉林科学技术出版社，2018.
[4] 黄晋，等. 实用临床妇产与儿科诊疗学 [M]. 长春：吉林科学技术出版社，2018.
[5] 亓学海，等. 临床妇产与儿科疾病诊疗 [M]. 北京：中国纺织出版社，2019.
[6] 王敏，等. 现代临床妇产与儿科疾病诊疗 [M]. 北京：科学技术文献出版社，2019.
[7] 蒋艳，等. 现代临床妇产与儿科疾病诊疗 [M]. 青岛：中国海洋大学出版社，2019.
[8] 徐敏，等. 临床妇产与儿科疾病诊断与治疗 [M]. 长春：吉林科学技术出版社，2020.
[9] 高艳萍，等. 儿科疾病诊疗指南 [M]. 天津：天津科学技术出版社，2019.
[10] 张姣姣. 儿科呼吸疾病诊断与治疗 [M]. 汕头：汕头大学出版社，2019.
[11] 世界卫生组织. 儿科常见病诊疗指南 [M]. 北京：人民卫生出版社，2018.
[12] 韩靖，等. 新编儿科诊疗技术 [M]. 昆明：云南科技出版社，2017.
[13] 董玉珍. 常见儿科疾病治疗精粹 [M]. 哈尔滨：黑龙江科学技术出版社，2020.
[14] 陈兰兰，等. 儿科重症监护与治疗技术 [M]. 长春：吉林科学技术出版社，2020.
[15] 于波，等. 儿科急危重症护理指南 [M]. 长春：吉林科学技术出版社，2020.
[16] 车媛媛. 儿科常见病诊断与治疗学 [M]. 天津：天津科学技术出版社，2020.
[17] 闫洁. 儿科临床营养典型病例荟萃 [M]. 北京：科学技术文献出版社，2020.
[18] 齐玉敏，等. 儿科疾病救治关键 [M]. 哈尔滨：黑龙江科学技术出版社，2020.